건강기능식품
약일까?
독일까?

**건강기능식품
약일까? 독일까?**

초판 1쇄 발행 2022년 11월 30일

지은이 김승환, 황석진, 김송이, 민선주, 이다영, 김수인, 정현채
표은식, 허나윤, 지승환, 신동주, 서다솜, 전상덕, 조재완
펴낸이 장길수
펴낸곳 지식과감성#
출판등록 제2012-000081호

교정 김우연
디자인 이헌
편집 이헌
검수 한장희
마케팅 고은빛, 정연우

주소 서울시 금천구 빛꽃로298 대륭포스트타워6차 1212호
전화 070-4651-3730~4
팩스 070-4325-7006
이메일 ksbookup@naver.com
홈페이지 www.knsbookup.com

ISBN 979-11-392-0737-8(13510)
값 15,000원

• 이 책의 판권은 지은이에게 있습니다.
• 이 책 내용의 전부 또는 일부를 재사용하려면 반드시 지은이의 서면 동의를 받아야 합니다.
• 잘못된 책은 구입하신 곳에서 바꾸어 드립니다.

지식과감성#
홈페이지 바로가기

건강기능식품 약일까? 독일까?

현직자가 알려주는 건강기능식품(영양제) 이야기

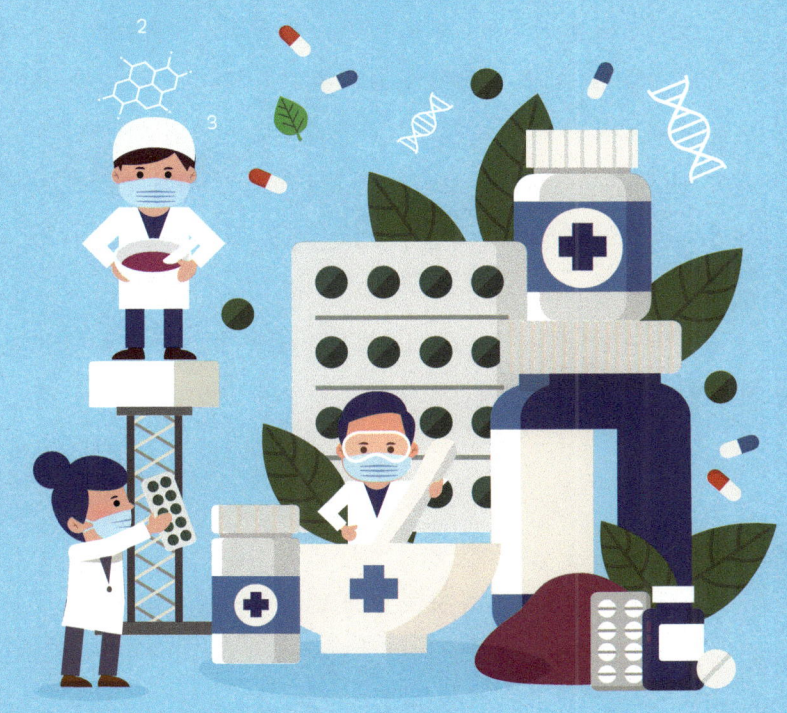

집필저자

김승환 · 황석진 · 김송이 · 민선주 · 이다영 · 김수인
정현채 · 표은식 · 허나윤 · 지승환 · 신동주 · 서다솜 · 전상덕 · 조재완

머리말

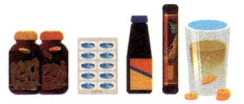

　필자가 대학 '식품공학과' 면접 당시 받았던 질문은 "왜 '식품'을 전공하고 싶은가요?"였다. 대학 면접에서는 단지 '식품'이 좋아서라고 답변을 하였지만 4년간의 대학생활을 하면서, 나 자신에게 수많은 질문을 던졌다. 이에 대한 답변을 대학원(석사, 박사) 면접 때 답변할 수 있었다. "의사는 의술로 병을 치료하지만, 식품연구가는 식품을 통해 병을 예방한다"라는 것이었다. 식품을 통해 더 건강한 사회를 만들고 싶다는 꿈이었다.

　이러한 결론을 내리는 데 4년이라는 시간이 걸렸고, 건강기능식품 업계로 이직하기 까지 4년이라는 시간이 더 걸렸다.

　2022년 기준, 국내 건강기능식품 시장은 6조 1,429억 원 규모로 급속하게 성장 중이다. 이러한 성장 가운데, 건강기능식품이 과연 인체에 유효한 효능을 나타내어 주는지, 많은 소비자들이 관심을 가지고 있다. 하지만 최근 잘못된 정보와 자극적인 뉴스만 안내하는 채널들이 많이 존재하고 있다. 우리 저자들은 이러한 정보와 오해를 바로잡기 위해 건강기능식품 업계의 현직자들이 『건강기능식품(영양제) 약일까? 독일까?』라는 책을 출판하기로 결심하게 되었다.

　이 책의 가장 큰 장점은 업계에 종사하고 있는 현직자가 주축이 되어 집필하였다는 점이다. 우리가 먹고 있는 건강기능식품이 만들어지기까지 많은 사람의 노력이 있었다는 것을 잊지 않았으면 한다.

　마지막으로 책에 서술된 내용들은 과학적 근거를 바탕으로 기술하도록 노력하였다. 다만, 병력 및 특이 체질이신 분들은 전문가와 충분한 상담 후에 복용하는 것을 권장한다.
　이 책을 통해 많은 사람들이 건강기능식품에 대해 올바르게 복용하여, 건강을 지키는데 유용하게 활용하기를 바란다.

저자 일동

CONTENTS

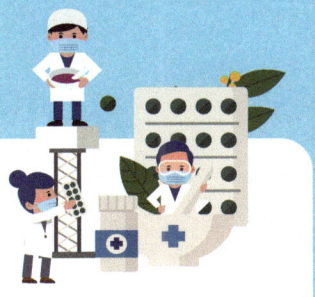

머리말 4

PART 01
한국인이 가장 즐겨 먹는
건강기능식품 원료 Best 10(2021년 식약처 기준)

1. 건강기능식품 전체 시장   12
    1) 시장 규모   12
    2) 해외 주요 수입 제품 브랜드별 소개   15

2. 홍삼   18
    1) 개요   18
    2) 제조과정   18
    3) 기능성 물질   20
    4) Q&A   22

3. 프로바이오틱스(유산균)   25
    1) 개요   25
    2) 제조과정   27
    3) 기능성 물질   28
    4) Q&A   29

4. 비타민과 무기질   32
    1) 비타민의 개요   32
    2) 비타민의 제조과정   32
    3) 비타민 분류   33
    4) 무기질의 개요   35
    5) 무기질의 분류   35
    6) Q&A   36

5. EPA 및 DHA 함유 유지(오메가-3) — 38
  1) 개요 — 38
  2) 제조과정 — 39
  3) 기능성 물질 — 40
  4) 기타 — 40
  5) Q&A — 44

6. 프락토올리고당(프리바이오틱스) — 47
  1) 개요 — 47
  2) 제조과정 — 47
  3) 기능성 물질 — 49
  4) Q&A — 50

7. 마리골드꽃 추출물(루테인) — 52
  1) 개요 — 52
  2) 제조과정 — 52
  3) 기능성 물질 — 53
  4) Q&A — 54

8. 밀크씨슬 추출물(카르두스 마리아누스) — 56
  1) 개요 — 56
  2) 제조과정 — 56
  3) 기능성 물질 — 57
  4) Q&A — 58

9. 단백질 — 59
  1) 개요 — 59
  2) 제조과정 — 60
  3) 기능성 물질 — 61
  4) Q&A — 62

10. 프로폴리스 추출물 — 65
  1) 개요 — 65
  2) 제조과정 — 65
  3) 기능성 물질 — 66
  4) Q&A — 67

11. 알로에(겔, 전잎) — 70
　1) 개요 — 70
　2) 제조과정 — 71
　3) 기능성 물질 — 71
　4) Q&A — 72

12. 헛개나무과병추출물 — 76
　1) 개요 — 76
　2) 제조과정 — 77
　3) 기능성 물질 — 77
　4) 숙취해소 제품과 헛개나무과병추출분말의 차이 — 78
　5) Q&A — 79

13. 참고문헌 — 81

PART 02
현직자가 답해 주는 건강기능식품 FAQ

1. 일반식품, 건강기능식품, 일반 의약품의 차이 — 88
　1) 정의와 기능 — 88
　2) 특징 — 93

2. HACCP 및 GMP 인증마크의 의미와 차이 — 100
　1) 인증마크의 의미 — 100
　2) 포장재 속 건강기능식품 인증마크 — 100
　3) 포장재 속 GMP 인증마크 — 101
　4) 포장재 속 HACCP 인증마크 — 106
　5) GMP와 HACCP 인증의 차이 — 109
　6) 다양한 인증마크 — 109
　7) 식품이력추적관리제도 — 110

3. 표시사항 및 광고 살펴보는 방법 — 111
　1) 건강기능식품의 표시사항 — 111

2) 표시면에 따라 다른 표시사항　　113
　　3) 일반식품 표시사항　　118
　　4) 광고　　119

4. 같은 제품명, 다른 유형의 제품　　124
　　1) 건강기능식품과 일반식품　　124
　　2) 건강기능식품과 일반식품 혼동할 수 있는 대표적인 사례　　125

5. 고시형과 개별인정형 원료 차이　　131
　　1) 고시형 원료　　132
　　2) 개별인정형 원료　　135
　　3) 원료에 대한 재평가　　140

6. 참고문헌　　142

PART 03
건강기능식품의 기획, 개발, 생산, 마케팅, 유통

1. 상품 기획　　144
　　1) 상품기획 시 사전 검토사항　　144
　　2) 기획의 단계(NPD, New Product Development Process)　　147

2. 제품 개발　　153
　　1) 개념　　153
　　2) 제제개발　　154
　　3) 소재연구　　158

3. 제품 생산　　163
　　1) 생산 공정　　163
　　2) 품질 검사 – 어떤 검사를 통과해야 할까?　　171

4. 제품 마케팅 172
    1) 건강기능식품의 마케팅 172
    2) 건강기능식품 마케팅의 종류 173
    3) 마케팅의 방법 180

5. 제품 유통 185
    1) 건강기능식품의 주요 구매처 185
    2) 건강기능식품 추천하는 구매방법 186

6. 참고문헌 190

PART 04
건강기능식품에 대한 소비자의 궁금증

1. 건강기능식품에 대한 소비자의 궁금증 192
2. 참고문헌 206

부록

1. 건강기능식품 제조업체 현황 208
2. 고시형 원료 현황 223
3. 개별인정형 원료 현황 230

PART
01

한국인이 가장 즐겨 먹는 건강기능식품 원료 Best 10
(2021년 식약처 기준)

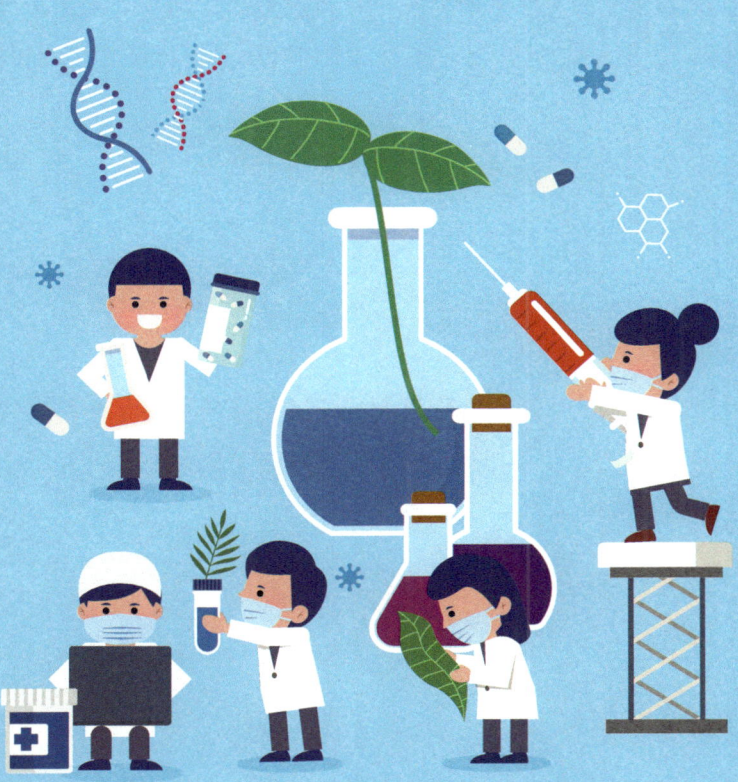

1 건강기능식품 전체 시장

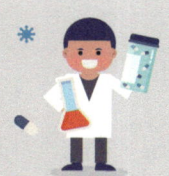

2002년 건강기능식품법이 제정되며, 현재 우리가 사용하는 '건강기능식품'이 개념이 정립되었다. 이 전까지 건강기능식품은 영양보충용식품, 건강보조식품 등으로 판매되었으나, 이러한 식품들이 국민의 건강증진과 질병예방에 직접적 영향을 미친다는 인식이 제고되며 기능성 및 안전성에 대한 과학적인 증명과 운영 관리 시스템의 차별화를 위해 법이 제정되었다.

'건강기능식품'은 인체에 유용한 기능을 가진 원료나 성분(이하 기능성 원료)을 사용하여 제조하거나 일상 식사에서 결핍되기 쉬운 영양소 식품으로 건강을 유지하는 데 도움을 주는 식품을 말한다. 즉, 식품의약품안전처는 동물시험, 인체적용시험 등 과학적 근거를 평가해 인정한 기능성 원료를 인정하고 있으며, 이런 기능성 원료를 가지고 만든 제품이 '건강기능식품'이다.

1) 시장 규모

(1) 국내

한국건강기능식품협회 발표 자료에 따르면, 국내 건강기능식품 시장 규모는 생산실적 기준으로 2021년 4조 321억 원으로 보며, 패널 가구 조사 기준으로는 2021년 5조 6,092억 원 및 2022년 6조 1,429억 원의 시장 규모로 추정하고 있다.

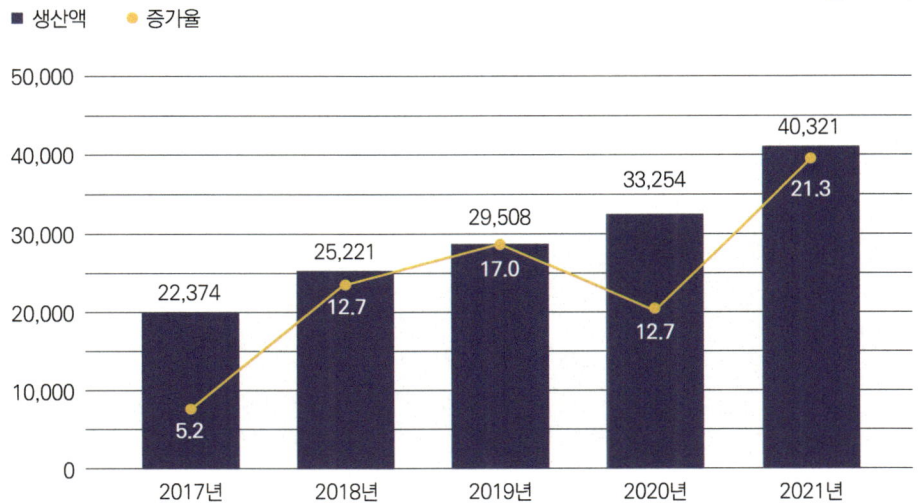

2021년 가장 많이 판매된 상위 기능성 원료는 홍삼, 프로바이오틱스, 비타민 및 무기질(종합 및 단일 비타민), EPA 및 DHA 함유 유지 (오메가-3) 순으로 작년과 동일했다. 상위 판매 합산 시장 규모는 전체의 약 60%를 차지하고 있으며, 홍삼 외에 원료들의 성장성이 꾸준할 것으로 전망한다.

가. 건강기능식품 품목별 생산실적 현황

2021년 생산 실적 기준, 가장 많이 생산된 품목은 홍삼이 부동의 1위를 유지하고 있으나, 생산실적과 점유율(-5%)은 역성장하였다. 반면 상위 20개 품목 중 작년 11위를 차지했던 엠에스엠은 점유율은 작으나(1.6%), 95%의 아주 큰 성장률로 올해 생산품목 7위를 차지하여, 앞으로도 주목할 만한 성장이 기대된다.

EPA 및 DHA 함유유지는 전년 대비 69.9% 성장했지만 2,367억 원 규모로 큰 폭의 증가세를 보였다. 그다음으로는 프락토올리고당(53.2%), 단백질(41.8%), 가르시니아캄보지아추출물(40.5%), 밀크씨슬추출물(39.2%) 순으로 높은 성장률을 보였다.

건강기능식품 품목별 생산실적 현황

(단위: 억 원)

구분	품목별 생산실적					점유율	증감율
	2017	2018	2019	2020	2021	2021	('21/20)
총계	22,374	25,221	29,508	33,254	40,321	100%	21.30%
홍삼	10,358	11,096	10,598	10,609	10,472	26.0%	-1.3%
개별인정제품	2,450	3,226	5,486	6,543	8,467	21.0%	29.4%
프로바이오틱스	2,174	2,994	4,594	5,256	7,677	19.0%	46.1%
비타민 및 무기질	2,259	2,484	2,701	2,988	3,354	8.3%	12.2%
EPA 및 DHA 함유 유지	625	755	1,035	1,393	2,367	5.9%	69.9%
누계(5품목)	17,866	20,554	24,414	26,790	32,337	80.2%	20.7%
프락토올리고당	29	108	462	1,043	1,598	4.0%	53.2%
엠에스엠(MSM, 디메틸설폰)	110	152	195	340	663	1.6%	95.0%
단백질	69	78	283	405	574	1.2%	41.7%
가르시니아 캄보지아추출물	296	375	386	350	492	1.2%	40.2%
밀크씨슬(카르두스 마리아누스) 추출물	1,042	823	451	411	486	1.2%	18.2%
누계(10품목)	19,410	22,090	26,191	29,340	36,150	89.6%	23.2%
기타품목	2,964	3,131	3,317	3,914	4,171	10.4%	6.6%

(2) 국외

가. 건강기능식품 시장 규모 및 현황

2020년 세계 건강기능식품 매출액은 약 1,582.1억 달러이며, 전년 대비 11.0%의 성장했다. 성장 추세는 앞으로도 지속될 것으로 보이는 바 2021년 세계 건강기능식품 시장은 5.6%의 성장하여 매출액 1,674.9억 달러 달성이 예상된다.

또한, 2023년과 2024년에는 각 1,791억 달러 및 1,868억 달러 시장 규모를 달성할 것으로 예상하고 있다.

2021년 시장 점유율 상위 3개국은 미국 (586억 달러, 35%), 중국(242억 달러, 14.5%), 서유럽·스칸디나비아(198억 달러, 11.8%) 순으로 조사 되었다.

국외 건강기능식품 시장 규모

(단위: 백만 달러/%)

구분	2016	2017	2018	2019	2020	2021(e)	2022(e)	2023(e)	2024(e)
매출액	121,245	128,361	135,567	142,469	158,211	167,485	173,924	179,121	186,805
성장률	5.7	5.9	5.6	5.1	11.0	5.9	3.8	3.0	4.3

2021년 세계 건강기능식품 지역(국가)별 시장 현황

(단위: 백만 달러)

지역(국가)	매출액	시장 점유율	전년 대비 성장률
미국	58,685	35.0%	5.3%
캐나다	2,432	1.5%	5.5%
서유럽·스칸디나비아	19,844	11.8%	4.2%
동유럽·러시아	9,157	5.5%	5.0%
일본	11,821	7.1%	2.1%
중국	24,249	14.5%	7.1%
인도·기타 아시아	18,582	11.1%	7.5%
라틴아메리카	14,836	8.9%	10.3%
멕시코	987	0.6%	8.9%
호주·뉴질랜드	3,199	1.9%	3.4%
중동	1,945	1.2%	7.0%
아프리카	1,748	1.0%	8.8%
총계	167,485	100.0%	5.9%

2) 해외 주요 수입 제품 브랜드별 소개

(1) 캘리포니아골드뉴트리션(California Gold Nutrition)

세계 최대 건강보조제품 및 생활용품 온라인 유통사 '아이허브(iHerb)'가 1996년 출시한 자체 PB 브랜드다. 동일한 성분을 함유한 경쟁사 제품 대비 약 1/2배 정도 저렴한 가격으로 판매하고 있다.

(2) 네이처 메이드(Nature Made)

1971년 이래로 45년간 건강기능식품 업계의 선두 주자인 파마바이트(Pharmavite)가 만든 브랜드다. 파마바이트는 네이처메이드(Nature Made®) 및 푸드스테이트 브랜드로 좋은 비타민, 미네랄 등을 전세계 판매하고 있다.

국내에서는 한국오츠카제약(주)에서 수입 판매한다.

(3) 자로우포뮬라(Jarrow formulas)

1977년 로스앤젤레스에서 설립된 자로우(Jarrow)가 만드는 건강기능식품 브랜드이다. 자로우는 '건전한 과학적 연구 데이터를 기반으로 잘 만들어진 식이 보조제, 제형이 최적의 건강을 증진을 도울 수 있다'는 비전을 바탕으로 브랜드 자로우포뮬라(Jarrow Formulas®)를 통해 건강기능 식품을 판매하고 있다.

자로우가 출시한 건강기능 식품은 소수의 제품에서 수백 가지의 제형이며, 건강 보조 식품 산업에서 최초 출시한 제품이 다수있다.

(4) 지앤씨(GNC)

지앤씨(General Nutrition Center, (GNC))는 1935년 펜실베니아에 '락줌(Lackzoom)'이라는 이름의 작은 건강식품 상점 개점하였다가, 1960년에 상점 이름이 변경된 이름이며, 다양한 브랜드를가지고 운영 중이다. 미국 내에 5,000개 이상의 전문과 전 세계 59개국 이상에서 판매되고있는 프랜차이즈 네트워크가 있으며, 한국에서는 동원그룹에서 운영하고 있다.

(5) 센트룸(Centrum)

세계에서 가장 큰 제약회사 중 하나인 화이자에서 직접 생산하는 종합 비타민 브랜드이다.

센트룸은 다양한 비타민과 미네랄을 함유한 멀티비타민제로 연령별, 성별 제품군을 갖추고 있다. 국내에서는 GSK(글락소스미스클라인컨슈머헬스케어 코리아)에서 판매 중이다.

(6) 솔가(Solgar)

1947년 뉴욕 맨해튼에서 탄생한 솔가(Solgar)가 만드는 동명의 프리미엄 비타민 브랜드이다. 의약학적인 치료보다 비타민과 미네랄을 통한 질병 예방이 효과적이라는 비전 아래 파슬리, 물냉이 등 자연유래 원료를 현재 50여 개국에서 450개 이상의 제품을 판매하고 있다.

(7) 오쏘몰(Orthomol)

1991년 독일에서 설립된 오쏘몰(Orthomol)의 동명의 건강기능식품 브랜드다.

Dr. Kristian Glagau는 1991년 Langenfeld의 개인 주택에서 두 명의 직원과 함께 Orthomol을 설립했다.

한국에서는 특히 제품으로 '비타민계의 에르메스', 유명 연예인이 먹는 '유명 연예인 비타민'으로 불린다. 한국에서는 동아제약에서 판매 중이다.

2 홍삼

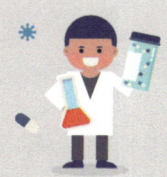

1) 개요

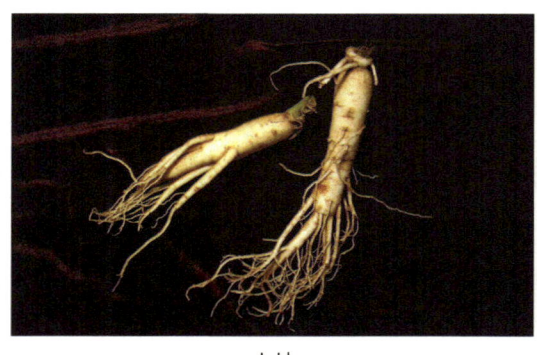
수삼

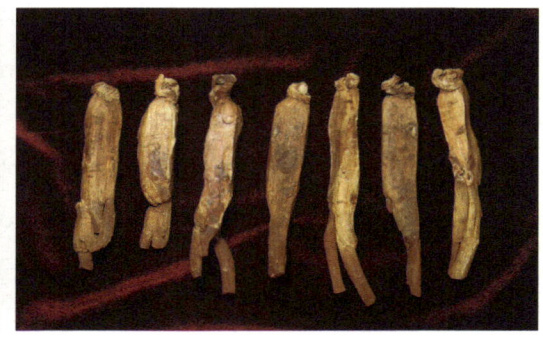
홍삼

홍삼은 수삼(Panax ginseng C.A. Meyer)을 증기 또는 여러 방법으로 찌고 익혀 말린 것이다. 수삼은 밭에서 수확한 생(生)인삼이다. 즉 홍삼은 인삼과 다른 종이 아니라 인삼을 어떻게 가공하느냐에 따라 달라진다.

식품의약품안전처의 홍삼 제조 기준에 의하면, 홍삼의 제조 기준으로 진세노사이드 기능성분 Rg1, Rb1 및 Rg3의 합이 2.5mg/g 이상 함유한다. 즉 홍삼 제품을 만들 때에는 기능성분(Rg1, Rb1 및 Rg3의 합) 함량 제조 기준에 적합한 원료를 사용해야 한다.

2) 제조과정

과거에 홍삼으로 제조하게 된 이유는 인삼의 보관 및 유통의 편의성을 위한 것이었다. 수삼은 약 70~80%의 수분을 함유하고 있어서 쉽게 상할 수 있고, 장기보관이 어렵다. 인삼을 증기로 찌면, 자연스럽게 살균을 할 수 있고, 효소를 불활성화하고 전분을 호화시켜 견고해진다. 이후 수분함량을 14% 이하로 건조시킴으로써 무게는 가벼워졌고, 장기보관 가능하다는 장점이 있다.

이렇게 건조한 홍삼, 흑삼 등을 가공 및 섭취 편의성을 위해서 농축액으로 제조한다. 농축액 제조 공정은 아래와 같다.

A. 추출
홍삼근과 홍미삼을 적정 비율(약 7:3)로 넣고, 정제수를 가하여 가열 추출한다.

B. 여과
추출된 용액을 냉각하고 여과하여 불용성 물질(홍삼박 등)을 분리한다.

C. 농축
90°C 이하에서 고형분 60% 이상으로 농축한다.

D. 원료 검사
고형분, 맛, 향, 색, 잔류농약 및 중금속 등의 품질 검사를 진행한다.

E. 포장
이물이 들어가지 않게 밀봉포장 하여 품질을 유지할 수 있도록 한다.

아래의 표처럼 가공방법에 따라 인삼이 다양한 이름으로 불리고 있다.

가공방법에 따른 삼의 종류

구분	수삼	백삼	태극삼	홍삼	흑삼
정의	말리지 아니한 인삼	수삼을 햇볕, 열풍 또는 그 밖의 방법으로 익히지 아니하고 말린 것	수삼을 물로 익히거나 그 밖의 방법으로 익혀서 말린 것	수삼을 증기나 그 밖의 방법으로 익혀서 말린 것	수삼을 찌고 건조하는 것을 여러 번 반복한 삼
가공방법	-	수삼을 자연건조 및 열풍건조를 통해 수분량 14% 이하로 건조	수삼을 75~90°C의 열수로 20~25분 처리 후 건조	수삼을 증기로 증숙, 건조를 1~2회 반복	수삼을 증기로 증숙, 건조를 9회 반복
특징	유통과정 중 부패하거나 손상이 일어나기 쉬워 냉장 보관 필요	사포닌 22종, 산성다당체 2~3%, 전분형태 유지	표피는 황갈색, 반증숙으로 사포닌 변화	사포닌 30종, 산성다당체 7~8%, 전분 호화, 효소 불활성화로 변질 예방	인삼 조직의 전분 입자 변화가 가장 큼, 사포닌 성분 변화 증가

3) 기능성 물질

홍삼의 주요한 기능성 물질로는 인삼사포닌, 페놀성물질, 알칼로이드, 산성다당체 등이 존재한다. 그중에서 인삼사포닌으로 불리는 진세노사이드(Ginsenoside)는 많은 세포 및 동물실험, 임상연구를 통해 가장 중요한 약리활성(지표물질) 성분으로 인정받고 있다. 처음에는 약 13종의 진세노사이드 성분이 분리되었으나, 최근 연구에서는 50여 종 이상의 진세노사이드가 분리되어 다양한 생리활성을 나타낸다.

진세노사이드는 2개의 수산기(-OH)가 있는 Diol계(Protopanaxadiol)와, 3개의 수산기가 있는 Triol계(Protopanaxatriol)로 나눈다. 아래의 그림은 R1, R2 구조에 따라 구분될 수 있는 다양한 진세노사이드의 구분 그림이다.

PPD 및 PPT ginsenoside의 종류

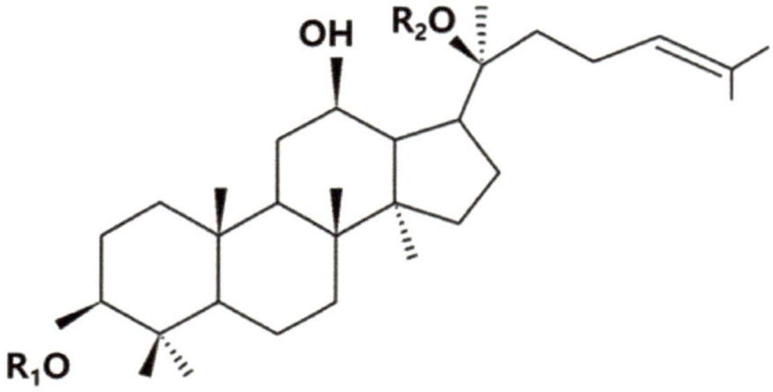

Ginsenoside	PPD type ginsenoside	
	R1 (C-3)	R2 (C-20)
Rb1	Glc(2→1)Glc	Glc(6→1)Glc
Rb2	Glc(2→1)Glc	Glc(6→1)Arap
Rc	Glc(2→1)Glc	Glc(6→1)Araf
Rd	Glc(2→1)Glc	Glc
Rg3	Glc(2→1)Glc	H
F2	Glc	Glc
Rh2	Glc	H
Compound K	H	Glc
Aglycon-PPD	H	H

PPT type ginsenoside		
Ginsenoside	R1 (C-6)	R2 (C-20)
Re	Glc(2→1)Rha	Glc
Rf	Glc(2→1)Glc	H
Rg1	Glc	Glc
Rg2	Glc(2→1)Rha	H
Rh1	Glc	H
F1	H	Glc
Aglycon-PPT	H	H

 수삼(fresh ginseng)에는 PPD 계열의 진세노사이드 함량이 Rb1(2.02mg/g), Rc(0.66mg/g), Rb2(0.63mg/g), Rd(0.15mg/g) 순으로, PPT 계열은 Rg1(2.01mg/g), Re(1.75mg/g), Rf(0.54 mg/g), Rg2(S)(0.13mg/g) 순으로 함유되어 있다고 알려져 있다.

 Rg3는 수삼이나 백삼에는 존재하지 않고 홍삼에만 특이하게 존재하는 진세노사이드로 열처리 과정 중 Rb1, Rb2, Rc, Rd의 당 부위가 분해되어 Rg3로 전환되며, 홍삼제품의 지표성분으로 활용되고 있다. 국내 시판되는 18종 홍삼농축액의 총 진세노사이드 함량은 11.9~57.9mg/g으로 평균적으로 28.6mg/g을 함유하고 있으며, 그중에서 Rb1, Rg1, Rg3는 각각 4.7, 0.8, 2.0mg/g이 함유되어 있다.

 홍삼의 기능성은 진세노사이드(Rg1, Rb1, Rg3의 합)의 섭취량에 따라 다양한 기능성을 표현할 수 있다. 진세노사이드 함량 3~80mg는 면역력 증진·피로개선, 혈소판 응집억제를 통한 혈액흐름·기억력 개선·항산화에 도움을 줄 수 있다는 표현을, 25~80mg는 갱년기 여성의 건강에 도움을 줄 수 있다는 표현이 가능하다.

4) Q&A

Q1. 다양한 홍삼 제품들, 어떠한 기준으로 선택하고 섭취하면 좋을까요?

🅐 홍삼을 섭취하게 되면 장내 미생물이 진세노사이드의 Glucose(포도당)와 같은 당을 이용하고, 더 작은 분자의 진세노사이드가 되어 장내 흡수에 용이하게 된다. 사람의 체질과 식습관에 따라 장내 미생물 분포가 다르다. 동일한 홍삼제품을 먹어도 어떤 사람은 효과를 느끼는 반면, 전혀 변화를 느끼지 못하는 경우도 있다.

인삼의 진세노사이드 Rb1이 홍삼이 되는 과정(증숙, 건조) 중에, Glucose가 분리되어 더 작아지고 흡수가 용이한 Rg3로 변화하게 된다. 이 때문에 인삼보다 홍삼이 더 선호되는 이유이다. 또한 이 Rg3 함량을 극대화하기 위해 유산균 발효를 하거나, 분리 정제 등의 공정을 적용한 홍삼 제품이 출시되었으며, 최근에는 Compound K까지 함유된 제품이 출시되었다.

혹시 홍삼을 먹고도 별 효과를 보지 못하고 계신다면, 자신의 장내 미생물이 진세노사이드를 많이 흡수시킬 수 있게 해 주는 역할을 잘 못하고 있을 가능성이 크다. 이럴 경우, Rb1, Rg1 보다는 Rg3 함량이 높은 제품으로 바꾸어서 섭취해 보는 것을 추천한다. 더불어 진세노사이드(Rb1, Rg1, Rg3)의 함량이 높은 제품이 우수한 제품이다.

Q2. 우리 몸에 어떠한 기전으로 작용하게 되나요?

🅐 아래 그림을 보면, 위에서 설명한 진세노사이드와 비슷한 구조인 것을 알 수 있다. 그렇다면, 이 구조의 화합물은 무엇일까?

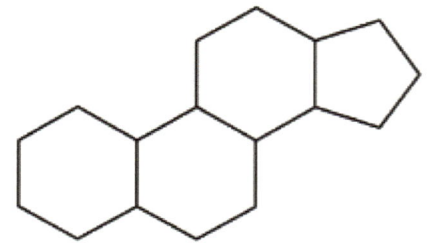

스테로이드 핵 구조

이 구조는 바로 스테로이드핵 구조이다. 여러분들이 알고 계시는, 그 스테로이드, 생명 현상에 매우 중요하고, 호르몬이기도 하고 운동선수들의 오남용 문제가 심각한 그 물질의 기본 구조이다.

기능성과 독성은 동전의 양면과 같다. 적절히 사용하면 약이 되지만, 무엇이든 과하면 독이 된다. 홍삼을 먹고 얼굴이 빨개지거나, 몸이 뜨거워지고, 심장이 가빠지는 경우 당연히 섭취를 중단하고 전문의의 상담을 받아 보는 것이 좋다.

식품의약품안전처에서는 홍삼 섭취 시 주의사항으로 당뇨치료제 및 혈액 항응고제 복용 시 주의가 필요하다고 밝힌 바 있다. 또한 알레르기 체질 등은 개인에 따라 과민 반응을 나타낼 수 있다. 이와 유사한 이상 사례가 발생할 경우, 전문가의 상담을 받아야 한다.

Q3. 홍삼 제품에 적혀 있는 **고형분**, 어떠한 의미를 가지는 것일까요?

A 홍삼의 고형분은 홍삼 원료의 제조 기준 중 중요한 요소이다. 일반적으로 홍삼을 주정과 물로 추출(추출액) 및 농축(농축액)한다. 추출액 및 농축액은 액상, 젤리 등의 원료, 건조를 통한 분말제형은 캡슐, 정제, 분말 등의 원료로 사용한다.

추출(추출액)을 농축하면 수분이 증발되고, 점도가 높은 액체(액상)로 만들어지게 된다. 이때, 고형분 60%의 의미는 수분이 40%, 나머지 홍삼성분이 60%라는 의미이다. 건강기능식품에서는 사용하는 홍삼농축액(홍삼엑기스)의 기준이 고형분 60% 이상 원료를 사용한다.

Q4. **일반홍삼**과 **발효홍삼**의 차이는 어떠한 점이 있을까요?

A 발효는 기능성과 인체 흡수율이 더 높은 진세노사이드를 만들기 위한 제조 공정이다. 우리의 장내미생물이 효율적으로 진세노사이드를 이용하면 좋겠지만, 그렇지 않은 사람들이 있기에, 홍삼을 발효시켜 진세노사이드 구성을 변경한 홍삼이다. 발효과정을 통해 미생물은 진세노사이드의 글루코스(Glc)를 이용하게 되고, 그 결과 분자량이 더 작은 진세노사이드가 생성된다. 혹시, 일반 홍삼에서 큰 효과를 보지 못하셨다면, 한 번쯤 구매해서 섭취해 보는 것을 추천한다.

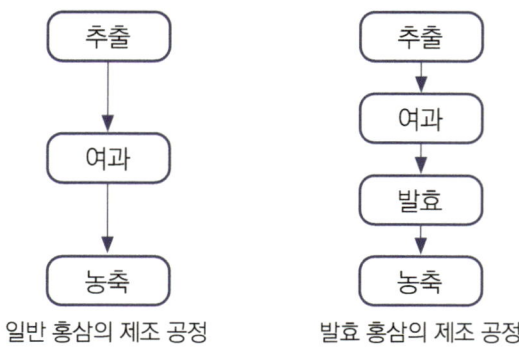

일반 홍삼의 제조 공정 / 발효 홍삼의 제조 공정

Q5. Rb1, Rg1, Rg3외에는 지표물질로 삼지 않는 이유는 무엇일까요?

A 홍삼에는 다양한 진세노사이드 기능성분이 있지만, 원료 및 제품 생산의 편의성을 위하여 가장 양이 많이 존재하는 Rb1, Rg1, Rg3를 지표물질로 정하고 있다.

Q6. 사포닌과 진세노사이드 어떤 차이가 있을까요?

A 사포닌은 'Sapona' 비누라는 뜻에서 유래되었다. 식물 성분 중에서 물에 녹아 거품을 내는 물질을 총칭한다. 그리고 인삼의 사포닌은 화학구조가 다른 식물들과 달라 '인삼(Ginseng) + 배당체(Glycoside)'의 합성어인 '진세노사이드(Ginsenoside)'라고 부르고 있다. 즉 인삼사포닌과 진세노사이드는 같은 물질을 부르는 말이다.

3 프로바이오틱스(유산균)

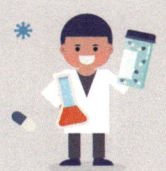

1) 개요

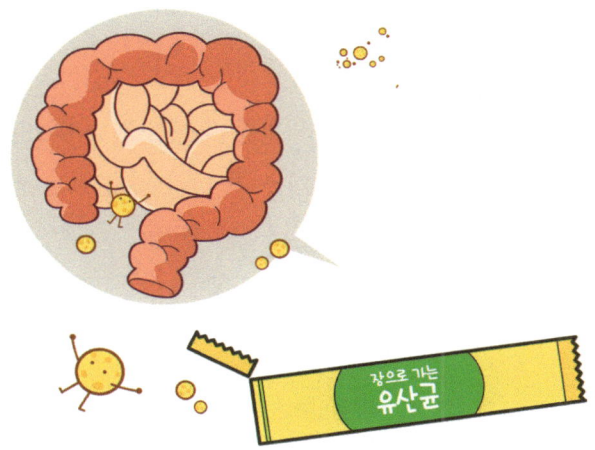

　세계보건기구(WHO)에서는 프로바이오틱스(Probiotics)란 인간 또는 동물이 적당량을 섭취하였을 때 숙주의 건강에 이로움을 주는 살아 있는 미생물로 정의하였다. 오래전부터 인간은 김치, 요구르트, 치즈 등 자연적으로 발효된 식품을 통해 프로바이오틱스를 포함한 다양한 미생물을 자연스럽게 섭취해 왔다. 가장 대표적인 프로바이오틱스는 당류를 발효하여 에너지를 얻고 젖산(유산)을 만들어 내는 유산균인 락토바실러스(*Lactobacillus*)와 비피도박테리움(*Bifidobacterium*), 엔테로코커스(*Enterococcus*) 등이 있다.
　대한민국 식품의약품안전처에서 건강기능식품 원료로 인정 및 고시하고 있는 프로바이오틱스를 고시형 프로바이오틱스라고 한다. 고시형 프로바이오틱스는 19종의 유산균이 포함되고 이들의 기능성은 유익균은 증가시키고 유해균을 억제하여 배변활동을 원활하게 하는 데 도움을 줄 수 있는 것으로 알려져 있다.

고시형 프로바이오틱스 현황

속명(Genus)	종명(Species)
Lactobacillus	L. acidophilus, L. gasseri, L. delbrueckii ssp. bulgaricus, L. helveticus
Lacticaseibacillus	L. casei, L. paracasei, L. rhamnosus
Limosilactobacillus	L. fermentum, L. reuteri
Lactiplantibacillus	L. plantarum
Ligilactobacillus	L. salivarius
Lactococcus	Lc. lactis
Enterococcus	E. faecium, E. faecalis
Streptococcus	S. thermophilus
Bifidobacterium	B. bifidum, B. breve, B. longum, B. animalis ssp. lactis

각 업체가 식품의약품안전처장으로부터 해당 원료 기능성에 대해 개별적으로 인정을 받은 개별인정형 프로바이오틱스는 장 건강 이외의 다른 기능성을 보유하고 있다. 생균 또는 열처리 등을 통한 사균 형태로 등재되어 있다. 생균 형태로는 15종이 개별인정형 프로바이오틱스로 등재되어 있고 사균 형태로는 3종이 등재되어 있다.

개별인정형 프로바이오틱스 생균 현황

생균 형태			
기능성	원료명	신청 업체명	인정 일자
식후 혈당 상승 억제에 도움	Lactobacillus plantarum HAC01	㈜에이투젠	2022.05.26.
면역 기능 증진에 도움	Weissella cibaria JW15	국립농업과학원	2022.05.24.
배변활동 원활에 도움	Bacillus coaqulans Unique IS-2 프로바이오틱스	㈜뉴트리원	2022.04.18.
혈중 콜레스테롤 개선	유산균복합물(AB-LIFE)	㈜서흥, ㈜사노피아벤티스코리아	2022.02.25.
혈중 중성지방 개선	Lactobacillus plantarum Q180	㈜종근당바이오	2021.12.29.
체지방 감소	Lactobacillus 복합물 HY7601+KY1032	㈜한국야쿠르트	2019.04.08.
면역과민반응에 의한 코상태 개선	L. plantarum IM76과 B. longum IM55 복합물	㈜네비팜	2019.11.13.
질 내 유익균 증식, 유해균 억제	리스펙타 프로바이오틱스	코스맥스엔에스㈜	2019.11.05.
갱년기 여성 건강	Lactobacillus acidophilus YT1	㈜휴온스내츄럴	2019.09.16.

체지방 감소	Lactobacillus gasseri BNR17	㈜에이스바이옴/㈜바이오니아	2017.11.29./2014.02.04.
자외선에 의한 피부손상으로부터 피부 건강 유지/피부 보습에 도움	프로바이오틱스 HY7714	㈜한국야쿠르트	2015.01.05.
여성 질 건강	UREX 프로바이오틱스	㈜빅솔	2014.07.03.
면역과민반응에 의한 피부상태 개선	Lactobacillus sakei Probio65	㈜프로바이오닉	2013.07.03.
면역과민반응에 의한 피부상태 개선	과채유래유산균 (L. plantarum CJLP133)	씨제이제일제당㈜	2013.05.27.
장 건강에 도움	프로바이오틱스(드시모네)	㈜바이오일레븐	2009.04.16.

개별인정형 프로바이오틱스 사균 현황

사균 형태			
기능성	원료명	신청 업체명	인정 일자
혈중 콜레스테롤 개선	Bifidobacterium breve IDCC4401 열처리 배양 건조물	일동제약㈜	2021.07.26.
면역과민반응에 의한 피부상태 개선	Lactobacillus rhamnosus IDCC3201 열처리배양건조물	일동제약㈜	2018.11.23.
꽃가루에 의해 나타나는 코막힘의 개선	Enterococcus faecalis FK-23 효소 및 가열처리분말	㈜대덕약업	2008.06.18.

2) 제조과정

프로바이오틱스의 원료는 종균 관리, 배양, 원심분리, 코팅, 동결건조, 분쇄 등의 과정을 통해 제조된다.

A. 종균 관리

다양한 분리원에서 프로바이오틱스를 배지와 배양 조건에 따라 선택적으로 분리 및 동정한다. 분리된 균주의 특징을 조사하고 장기간 냉동 보존을 위해 동결보호제를 첨가하여 균주 은행에 보관한다.

B. 배양

프로바이오틱스 배양 시 활용되는 모든 원료를 검사하여 배지를 제조한다. 배양은 전배양과 본배양(대량 배양)으로 구분된다. 전배양은 냉동 보관된 종균을 전배양 배지에 접종하는 것이다. 본배양은 배지에 접종하는 것이고, 프로바이오틱스 균종에 따라 배지 조성, 배양 조건(온도, pH, 시간), 혐기 조건 등이 다르게 적용된다.

C. 원심분리

본배양이 완료되면 배양액과 프로바이오틱스를 원심분리를 통해 분리하고 농축배수를 정하여 농축액을 제조한다.

D. 코팅

동결건조 시 결정화 및 열로부터 프로바이오틱스를 보호하기 위한 동결보호제를 농축액 대비 일정 비율로 첨가한다. 그리고 섭취 시 위장관에서 분비되는 액으로부터 보호하기 위해 코팅제도 추가로 첨가한다.

E. 건조(동결 또는 분무)

동결보호제와 코팅제가 첨가된 농축액을 분말 형태로 제조하기 위해 동결 건조를 실시한다.

F. 분쇄

동결건조가 완료된 프로바이오틱스를 분쇄한다.

G. 포장

분쇄가 완료되면 포장 단위에 따라 포장하여 저온 보관한다.

원료의 품질 검사를 통해 생균수 측정 및 분석, 타 미생물 오염 분석 및 이물 검사 등을 실시한다.

3) 기능성 물질

프로바이오틱스의 기능성분은 생균의 함량으로 정하고 있다. 기준 및 시험법에 따라 기능성 원료 1g당 생균 100,000,000 CFU(Colony forming unit) 이상 함유하고 있어야 한다.

고시형 프로바이오틱스는 일반적으로 경구로 투여되어 위와 소장을 거쳐 대장에 도달하여 유해균이 장벽에 정착하지 못하도록 한다. 또한 항균 펩타이드를 분비하거나 유산을 분비하여

pH를 낮추어 유해균의 성장을 억제한다. 추가적으로 장상피세포 간의 밀착 연접 단백질의 발현을 높여 장벽 기능을 개선하고 장 내에 존재하는 약 70%의 면역세포를 자극하여 면역 반응을 조절한다. 개별인정형 프로바이오틱스의 경우, 각 기능성별로 상이한 작용기전을 가지고 있다.

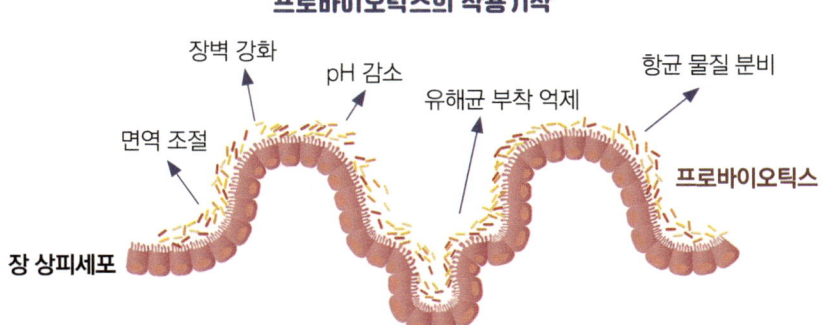

4) Q&A

Q1. 발효유(요구르트) 유산균과 프로바이오틱스 유산균의 차이점은 무엇인가요?

🅐 발효유나 프로바이오틱스 모두 장 건강에 도움이 되는 유산균이 함유되어 있다. 발효유는 식품으로 구분되며 맛이 다양하고 섭취가 용이하나 균수가 적고 대부분 위장관에서 사멸하기 때문에 장건강 개선에 유의미한 효과를 보기에 어렵다. 반면 프로바이오틱스는 건강기능식품으로 투입되는 균수가 훨씬 많고, 장까지 살아갈 수 있는 장용성 코팅 및 캡슐에 담겨져 있어 더 효과적이다.

* 장용성: 장에 도달하기 전, 위산에 의해 녹거나 방출되는 것을 방지하기 위한 기술

Q2. 프로바이오틱스와 프리바이오틱스의 차이는 무엇인가요?

🅐 프로바이오틱스(Probiotics)는 일반적으로 유산균으로 알고 있으며, 인간 또는 동물이 적당량을 섭취하였을 때 숙주의 건강에 이로움을 주는 살아 있는 미생물로 정의되어 있다.

프리바이오틱스(Prebiotics)는 프로바이오틱스의 먹이가 되어 활성을 높여 주는 것으로 정의한다. 올리고당으로는 프락토올리고당, 말토올리고당, 이소말토올리고당, 갈락토올리고당, 자일로올리고당, 겐치오올리고당 등이 있다.

프로바이오틱스를 섭취하지 않은 상태에서 프리바이오틱스는 섭취하면 크게 효과가 나타나지 않을 수 있다. 이에 프로바이오틱스, 프리바이오틱스를 함께 섭취하는 것을 추천한다.

Q3. 투입균수와 보장균수의 차이는 무엇일까요?

A 투입균수는 공장에서 제품을 만들 때, 투여한 균수이다. 보장균수는 유통기한 내에 제품을 복용했을 때 보장되는 최소한 균수이다. 투입균수의 경우, 의무사항이 아니므로 제품의 광고 및 표시 면에 판매사의 재량에 따라 다르다(표시를 하는 곳도 있고, 안하는 곳도 있다).

보장균수의 경우, 영양기능 정보표에서 확인할 수 있다. 또한, 섭취량을 잘 살펴보고 제품을 선택하는 것이 바람직하다.

Q4. 프로바이오틱스는 언제 먹는 것이 적합할까요?

A 정답은 없다. 섭취 시간별로 장점이 있기 때문이다. 먼저, 식후에 섭취하면 프로바이오틱스가 먹이로 삼을 수 있는 물질들이 많고, 위산이 중화된 이후이기 때문에 균의 생존력을 높일 수 있다.

또 식전이나 공복에 섭취하면 장까지 유산균의 도달 가능성을 높일 수 있으나 위산의 영향을 받아 사멸할 수 있는 가능성이 있어 물을 많이 마시면서 섭취하는 것이 권장된다.

장용성 제품의 경우, 언제 섭취해도 상관이 없다. 다만, 프로바이오틱스는 꾸준히 섭취해야만 효과를 기대할 수 있다.

Q5. 프로바이오틱스의 부작용은 어떤 것이 있나요?

Ⓐ 프로바이오틱스의 가장 흔한 부작용은 설사, 복통, 복부 팽만감, 구역 및 구토 증상 등이 있다. 간혹 피부 발진, 여드름, 패혈증, 장 허혈, 심내막염 등이 발생하는 경우도 있다. 섭취 후 없던 증상이 발생한다면 전문의 상담을 받을 것을 권장한다. 특히 과다복용에서 부작용 사례가 많이 발생하는 경우가 있으니, 권장섭취량을 지켜 섭취하는 것이 필요하다.

Q6. 나에게 맞는 프로바이오틱스 제품 선택 방법은 무엇일까요?

Ⓐ 건강기능식품 인증 및 GMP 마크 여부를 확인해야 한다. 그리고 섭취 목적을 명확히 해야 한다. 장 건강일 경우에는 고시형 제품을 선택하면 되지만 체지방 개선, 갱년기 여성 건강 개선 등의 기능성이 필요한 경우, 개별인정형 제품을 선택해야 한다.

추가적으로는 본인이 선호하는 제형과 섭취방법 등을 고려할 필요가 있다. 큰 폭으로 할인이 되는 제품이 있다면, 유통기한 내에 모두 섭취할 수 있는지 확인하고 제품 구매를 하는 것이 바람직하다.

Q7. 제품별로 보관온도가 다른 이유는 무엇인가요?

Ⓐ 프로바이오틱스의 기능성분은 생균이다. 온도와 습도에 민감한 생균의 특성 때문에 각 제조사에서는 생균의 안정성을 보장하기 위한 최적화된 제형 및 보관조건을 설정하는 연구를 수행한다. 이러한 연구 결과를 바탕으로 제품별 최적 보관온도를 소비자에게 안내하고 있다.

냉장보관 제품의 경우, 꼭 냉장 조건에서 보관해야 생균수를 유지할 수 있다. 실온보관 제품의 경우, 실온에 보관하여도 유통기한 내에 생균수가 보장될 수 있지만, 서늘한 그늘 또는 냉장 보관 하는 것이 생균의 생존율을 높일 수 있는 좋은 방법이다.

4 비타민과 무기질

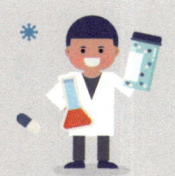

1) 비타민의 개요

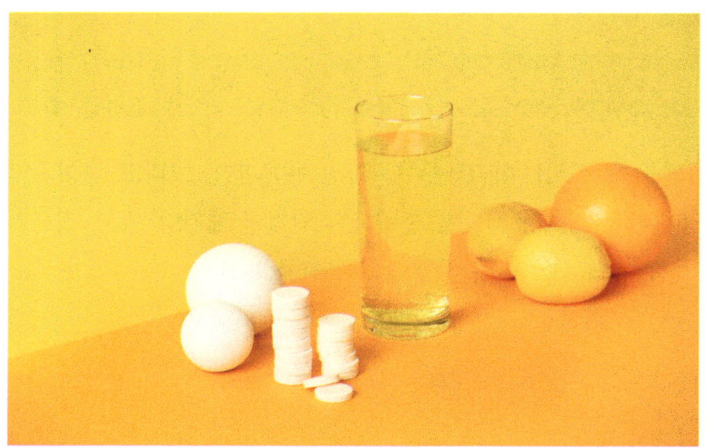

비타민 Vitamin (Vital 생명 + Amine 질소복합체)은 신체의 건강 유지, 정상적인 신체 기능을 조절하는 데 필수적인 영양소이다. 소량으로 인체에 작용하지만, 체내에서 합성이 불가능하거나 가능하더라도 필요량에 못 미치는 수준이기 때문에 반드시 섭취를 통해 보충해 줘야 하는 영양소이다.

비타민은 수용성 비타민 9종, 지용성 비타민 4종으로 구분할 수 있다. 어느 비타민이라도 결핍된다면 결핍증, 과다 섭취하게 된다면 부작용이 발생할 수 있다.

2) 비타민의 제조과정

가장 보편화된 비타민C는 대부분 합성비타민으로 옥수수를 주원료로 가공하여 만들어진다.

A. 옥수수 전분

옥수수 원료를 일정 온도 및 pH 조건에서 침지한 후 파쇄, 배아 분리공정을 거친다. 배아를 분리한 혼합물은 전분, 글루텐, 섬유질로 여과 공정을 거쳐 섬유질을 걸러 낸다. 섬유질을 걸러 낸 후 전분과 글루텐, 기타성분은 비중의 차이를 이용한 원심분리법으로 전분을 정제하고 세척하여 순수 전분 성분만을 얻어 낸다.

B. 포도당 추출

여러 개의 포도당으로 결합된 전분을 가수분해하여 포도당 성분을 추출한다.

C. 비타민C 합성

수소첨가, Acetobactor 미생물을 이용한 화학적 합성 및 발효과정을 거쳐 비타민C 합성한다.

D. 정제 및 가공

합성한 비타민C를 정제하여 다양한 제형으로 가공한다. 비타민C는 열, 공기, 빛 등에 노출된다면 손상을 받을 수 있으며 품질이 저하될 수 있으므로, 높은 수준의 작업환경과 철저한 관리로 만들어지게 된다.

3) 비타민 분류

우리 몸에 꼭 필요한 비타민, 제대로 알고 섭취하면 아래와 같은 결핍증을 예방할 수 있다.

(1) 수용성 비타민

수용성 비타민의 분류

구분	기능성 내용	일일 섭취량	결핍증상
비타민B1 티아민(Thiamine)	탄수화물과 에너지 대사에 필요	0.36~100mg	각기병, 식욕감퇴, 피로, 불안감
비타민B2 리보플라(Riboflavin)	체내 에너지 생성에 필요	0.42~40mg	설염, 구강염, 피부염
비타민B3 나이아신(Niacin)	체내 에너지 생성에 필요	니코틴산: 4.5~23mg 니코틴산아미드: 4.5~670mg	피부염, 피로, 소화장애
비타민B5 판토텐산 (Pantothenic acid)	지방, 탄수화물, 단백질 대사와 에너지 생성에 필요	1.5~200mg	피부염, 식용부진, 변비, 설사, 피로, 근육경련

구분	기능성 내용	일일 섭취량	결핍증상
비타민B6 피리독신 (Pyridoxine)	① 단백질 및 아미노산 이용에 필요 ② 혈액의 호모시스테인 수준을 정상으로 유지하는 데 필요	0.45~67mg	피부염, 빈혈, 근육경련, 우울증
비타민B7 비오틴(Biotin)	지방, 탄수화물, 단백질 대사와 에너지 생성에 필요	9~900μg	피부염, 결막염, 탈모
비타민B9 엽산(Folic acid)	① 세포와 혈액생성에 필요 ② 태아 신경관의 정상 발달에 필요 ③ 혈액의 호모시스테인 수준을 정상으로 유지하는 데 필요	120~400μg	성장부진, 빈혈, 기형, 조산
비타민B12 코발라민 (Cobalamin)	정상적인 엽산 대사에 필요	0.72~2,000μg	악성빈혈, 감각이상, 인지기능 저하
비타민C 아스코르브산 (Ascorbic acid)	① 결합조직 형성과 기능유지에 필요 ② 철의 흡수에 필요 ③ 유해산소로부터 세포를 보호하는 데 필요	30~1,000mg	괴혈병, 면역력 감소, 빈혈, 성장장애, 우울증

지용성 비타민의 분류

구분	기능성 내용	일일 섭취량	결핍증상
비타민 A 레티놀(Retinol)	① 어두운 곳에서 시각 적응을 위해 필요 ② 피부와 점막을 형성하고 기능을 유지하는 데 필요 ③ 상피세포의 성장과 발달에 필요	210~1,000ug RE	야맹증, 안구건조증
비타민D 칼시페롤(Calciferol)	① 칼슘과 인이 흡수되고 이용되는 데 필요 ② 뼈의 형성과 유지에 필요 ③ 골다공증 발생 위험 감소에 도움을 줌 (질병발생위험감소기능)	1.5~10μg	구루병, 골연화증, 골다공증
비타민 E 토코페롤 (Tocopherol)	유해산소로부터 세포를 보호하는 데 필요	3.3~400mg α-TE	신경 손상, 빈혈
비타민 K 필로퀴논 (Phylloquinone)	① 정상적인 혈액응고에 필요 ② 뼈의 구성에 필요	21~1,000μg	혈액응고 지연, 출혈, 골절, 혈뇨

4) 무기질의 개요

　무기질은 미네랄(Mineral)이라고 부르며 신체의 5%를 구성하는 미량 영양소이지만 신체유지에 매우 중요한 역할을 하는 필수영양소다. 몸에서 자체 합성할 수 없으며 반드시 식품, 영양제로 섭취해야 하며 무기질은 다량, 미량 무기질로 구분할 수 있다.

5) 무기질의 분류

(1) 다량 무기질: 하루 100mg 이상 필요한 무기질(칼슘, 칼륨, 마그네슘, 인, 나트륨)

다량무기질의 분류

구분	기능성 내용	일일 섭취량	결핍증상
칼슘	① 뼈와 치아 형성에 필요 ② 신경과 근육 기능 유지에 필요 ③ 정상적인 혈액응고에 필요 ④ 골다공증 발생 위험 감소에 도움을 줌 (질병 발생 위험 감소 기능)	210~800mg	골 연화, 골다공증, 구루병, 성장 지연
칼륨	체내 물과 전해질 균형에 필요	1.05~3.7g	부정맥, 무기력증, 혈압상승
마그네슘	① 에너지 이용에 필요 ② 신경과 근육 기능 유지에 필요	94.5~250mg	근육경련, 피로감, 불면증

(2) 미량 무기질: 하루 100mg 미만 필요한 무기질(철, 아연, 구리, 요오드, 크롬, 망간, 셀레늄, 몰리브덴)

미량무기질의 분류

구분	기능성 내용	일일 섭취량	결핍증상
철	① 체내 산소운반과 혈액생성에 필요 ② 에너지 생성에 필요	3.6~15mg	빈혈, 두통, 불면증
아연	① 정상적인 면역기능에 필요 ② 정상적인 세포분열에 필요	2.55~12mg	면역력 저하, 상처 회복저하
구리	① 철의 운반과 이용에 필요 ② 유해산소로부터 세포를 보호하는 데 필요	0.24~7.0mg	빈혈, 성장장애

요오드	① 갑상선 호르몬의 합성에 필요 ② 에너지 생성에 필요 ③ 신경발달에 필요	45~150μg	갑상선 기능 저하
크롬	① 체내 탄수화물, 지방, 단백질 대사에 관여	0.009~9mg	심혈관 질환
망간	① 뼈 형성에 필요 ② 에너지 이용에 필요 ③ 유해산소로부터 세포를 보호하는 데 필요	0.9~3.5mg	만성 피로, 소화불량
셀레늄	유해산소로부터 세포를 보호하는 데 필요	16.5~135μg	심혈관 질환, 면역저하, 신경손상
몰리브덴	산화·환원 효소의 활성에 필요	7.5~230μg	부종 및 무기력증

6) Q&A

Q1. 비타민은 다량 섭취 시, 소변으로 모두 배출된다고 한다. 비타민은 많이 섭취하여도 문제가 없을까요?

A 무엇이든 과다섭취는 금물이다. 수용성 비타민은 대부분 소변으로 배출되어 부작용을 찾기가 어렵지만 비타민B군을 과다 복용한다면 위장장애, 불면증, 피부발진, 혈압변동 등 부작용 증세가 알려져 있으며, 비타민C는 위장장애, 역류성 식도염의 부작용이 알려져 있다. 지용성 비타민(A, D, E, K)은 과다섭취 시 몸속에 축적되어 섭취 시 주의해야 한다. 주요 증상으로는 두통, 탈모, 신장, 심혈관 손상, 피부건조, 위장장애 등이 발생할 수 있다. 쉽게 접할 수 있는 비타민이라도 권장량을 지키고 올바른 섭취가 중요하다.

**Q2. 츄어블 타입의 비타민은 아이들에게 효과가 있을까요?
(츄어블: 캔디류, 츄어블 정제/연질, 젤리류)**

A 위 제형도 알약, 캡슐 등과 같이 동일한 기능성을 나타낸다. 아이들이 먹기 힘든 알약, 분말 제형보다는 아이들이 쉽게 먹을 수 있는 젤리, 캔디, 츄어블 등의 제형으로 섭취하는 것이 더욱 효과적일 수 있다.

다만, 건강기능식품 제형은 고함량 영양성분으로 인하여 일일 섭취량을 꼭 확인하고 섭취하는 것이 바람직하다. 캔디류 제형은 다량의 당, 당알코올이 포함될 수 있어, 섭취량을 준수해야 한다.

  * 비타민이 함유된 캔디류 제품은 가공하는 과정(높은 열, 빛, 기타성분 등)에서 손상이 발생할 수 있다. 각 식품회사들은 이점을 보완하기 위해 비타민을 추가로 첨가하거나 비타민 파괴요소를 줄이는 방법으로 철저히 품질관리가 이루어지고 있으므로, 비타민의 효과 및 함량에 대해서는 걱정할 필요가 없다.

Q3. 비타민D의 경우, 함량 표시가 IU, ㎍로 기재되는 이유는 무엇인가요?

A IU는 국제단위로 International Unit의 약자이다. 구조가 불분명하거나, 정확한 분자량을 표현하기에 어려움이 있어 국제적으로 같은 기준을 표현하고자 사용하는 단위다.

40 IU = 1 ㎍
1 ㎍ = 0.000001 g

비타민D는 매우 적은 용량의 일일 섭취량 기준을 가지고 있으므로 고함량 영양제를 섭취할 때는 과다복용을 주의해야 한다. 외국저널에서는 비타민D 과다복용 시 졸음, 혼란, 무관심, 정신병, 우울증, 혼수상태, 거식증, 복통, 변비, 소화성 궤양, 췌장염, 고혈압, 비정상적인 심장박동, 신장 이상, 신부전 등의 증상이 나타날 수 있다는 발표가 있다. 이에 비타민D에 대해서는 일일 권장섭취량에 적합한 양을 섭취하는 것이 바람직하다.

Q4. 일반식품의 비타민, 건강기능식품의 비타민/무기질 서로 다른 원료일까요?

A 일반식품, 건강기능식품에 사용하는 비타민/무기질은 모두 식품첨가물로 분류되며, 대부분 동일한 원료를 사용하고 있다. 다만 일반식품과 건강기능식품의 비타민 함량 및 용도의 차이가 있기에, 선택되는 비타민 제조사 및 가공방식의 차이는 발생할 수 있다.

  * 비타민/무기질은 일반식품, 건강기능식품 공통적으로 사용 가능한 원료다. 하지만 '밀크씨슬 추출물', '마리골드꽃 추출물' 등은 건강기능식품의 원료로만 사용이 가능하다.

5 EPA 및 DHA 함유 유지(오메가-3)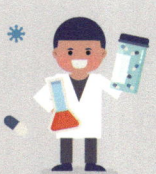

1) 개요

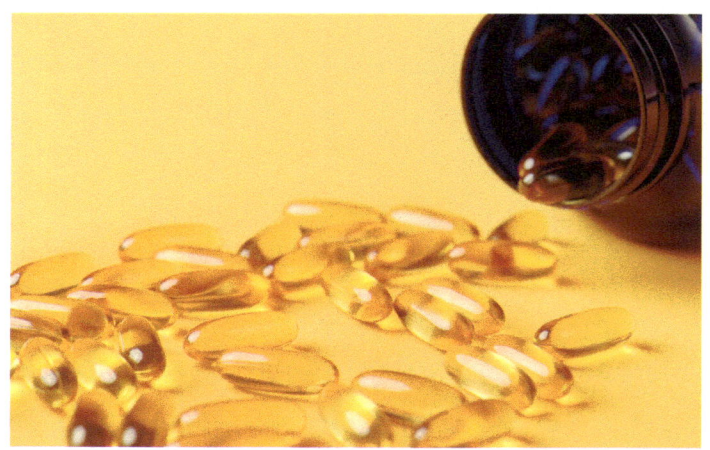

  식용 가능한 어류 및 조류, 바닷물범어유나 미세조류로부터 유지(기름) 성분을 추출하거나 또는 추출한 유지를 에스테르 공정을 통해 제조되고 있다. 이 공정에서 추출된 유지에는 EPA(Eicosa Pentaenoic Acid) 및 DHA(Docosa Hexaenoic Acid)가 다량 함유되어 있다. EPA와 DHA는 고도불포화지방산(PUFA, Polyunsaturated Fatty Acids)이며, 오메가-3(Omega-3)라고 불리고 있다.

(1) 주요 기능성

섭취량	효능
EPA 및 DHA의 합 0.5~2.0g 섭취	혈중 중성지질 개선·혈행 개선에 도움
EPA 및 DHA의 합 0.9~2.0g 섭취	기억력 개선에 도움
EPA 및 DHA의 합 0.6~2.24g 섭취	건조한 눈을 개선하여, 눈 건강에 도움

최근 혈관건강에 관심이 높아지면서 많은 사람들이 오메가3 제품을 찾고 있는 추세이다. 오메가-3, 오메가-6와 같은 지방산은 세포막의 주요성분이며, 뇌신경세포의 60%를 차지하고 있다. 이에 인체 모든 장기의 반드시 필요한 요소지만, 체내 합성이 되지 않아 반드시 섭취해야 하는 필수지방산이다.

다만, 의약품(항응고제, 항혈소판제, 혈압강하제 등) 복용 시 전문가와 상담하는 것이 필요하다.

2) 제조과정

EPA 및 DHA 유지는 추출, 정제, 에스터화 등을 과정을 통해 제조된다.

A. 오일 추출

동물성 원료[어류(고등어, 멸치, 정어리 등), 동물(바다물범)] 또는 식물성 원료(미세조류)를 가열, 압착, 헥산 또는 이산화탄소(초임계)를 이용하여 유지(기름)를 추출한다.

* 국내 유통되는 EPA 및 DHA 유지의 대다수는 초임계 유체 추출(Supercritical Fluid Extraction) 공정으로, 50℃ 이하로 저온 및 이산화탄소(CO_2)로 제조되고 있다.

B. 원유(Crude Oil) 획득 및 저장

추출 공정을 통해 얻어진 오일은 원유(Crude Oil)라고 명명한다.

추출 과정에서 헥산(n-Hexane) 용매를 사용한 경우에는 용매를 제거하는 공정을 진행한다.

* 국내에 판매되는 모든 유지(일반식품&건강기능식품)는 잔류 헥산을 엄격하게 관리되고 있으므로, 안심하고 섭취하여도 된다.

C. 정제

크로마토그래피를 통하여 정밀 정제를 진행한다.

D. 에스터화 반응

1, 3-위치특이성을 가지는 리파제 및 천연유지의 트리아실글리세롤에 아실 사슬 특이성(acyl chain specificity)을 가지는 리파아제 통해 에스테르 반응을 진행한다.

E. 탈색

산성 백토 등을 첨가하여 유지의 색상을 맑게 해 주는 공정을 진행한다.

F. 탈취

고온 및 스팀을 통한 증류를 하며, 고유의 냄새를 제거해 주는 공정을 진행한다.

원료의 품질 검사를 통해 산패도(산가, 과산화물가, 아니시딘가, 총산화가), 중금속(납, 카드뮴, 수은), 대장균군(음성) 등을 실시한다.

3) 기능성 물질

(1) EPA 및 DHA의 구조식

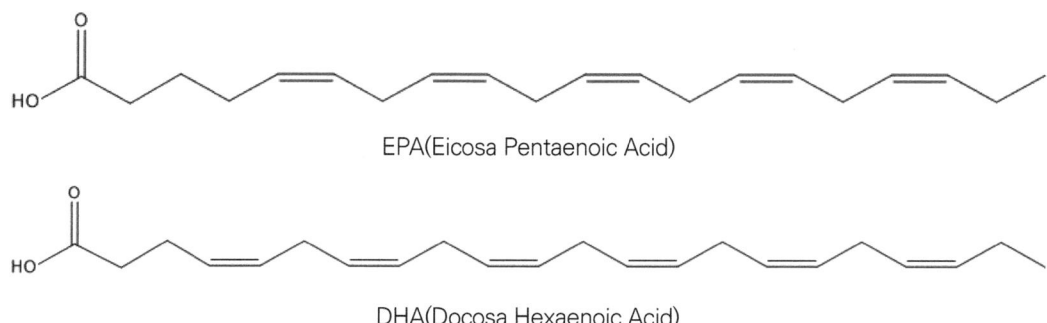

EPA(Eicosa Pentaenoic Acid)

DHA(Docosa Hexaenoic Acid)

EPA 및 DHA함유 유지는 오메가-3로 많이 알려져 있다. EPA는 혈행 개선에 도움을 주며, DHA는 뇌 신경조직과 눈 망막의 주성분이 된다. 체내에서 생성할 수 없기 때문에 외부로부터 반드시 섭취가 필요한 필수 불포화지방산이다. 또한 건조한 눈을 개선시켜 주는 기능성이 있다.

4) 기타

(1) 오메가-3의 형태

오메가-3의 형태에는 크게 세 가지가 있다.

첫 번째, TG형(1세대)

TG형의 오메가3은 글리세롤과 불포화 지방산 1개, 그리고 포화지방산 2개 (Tri-Acyl-glycerol, TAG)로 이루어진 형태이다. 구조상 글리세롤이 존재하기 때문에 흡수율은 높지만 불순물이 많고 인체에 필요한 불포화 지방산의 함유량이 낮다는 단점이 있다.

두 번째, EE형(2세대)

에탄올과 불포화 지방산 1개가 결합된 형태로 인체에 유해한 포화 지방산이 없다는 장점이 있지만 글리세롤이 없어서 흡수율이 낮다는 단점이 있다.

세 번째, rTG형(3세대)

글리세롤과 불포화 지방산 3개(Tri-Acyl-glycerol, TAG)로 이루어진 형태로 글리세롤이 있어 흡수율이 높고 인체에 필요한 불포화 지방산의 함유량이 높은 가장 이상적인 구조이다.

네 번째, MAG형(4세대)

글리세롤과 불포화 지방산 1개(Mono-Acyl-Glycerol, MAG)로 이루어진 형태로 존재한다. Tri-Acyl-glycerol 형태인 TG형, rTG형보다 빠르게 소화 및 흡수되는 장점을 가지고 있다. 차세대 기술로 오메가-3 제조사에서 개발하고 있고, 상용화까지는 다소 시간이 소요될 것으로 판단된다.

오메가-3의 형태

종류	TG형	EE형	rTG형
형태	불포화-글리세롤-포화/포화	불포화-에탄올	불포화-글리세롤-불포화/불포화
지방산의 형태	자연계 형태	인위적 형태	자연계 형태
추출방법	n-핵산	분자증류	분자증류 또는 저온초임계
장점	흡수율 높음	고순도, 고농축 가능	고순도, 흡수율 높음
EPA 및 DHA 순도	30%	50~80%	50~80%

(2) 기인 원료

가. 주원료

멸치, 정어리, 고등어 등 다양한 해양생물에서 얻어지는 정제어유 즉 동물성 오메가3는 식물성 오메가3에 비해 가격이 저렴하다는 장점이 있으나, 비린내가 심하고 해양오염으로 인한 중금속, 환경호르몬 축적 등의 위험이 있을 수 있다. 반면에 식물성 오메가3의 경우 바다에 사는 미세조류를 원재료로 하여 얻어진 오메가3로 동물성 오메가3에 비해 가격이 비싸지만 중금속이나 환경호르몬 축적의 위험이 없고 채식주의자도 복용 가능하다는 장점이 있다.

기인 원료

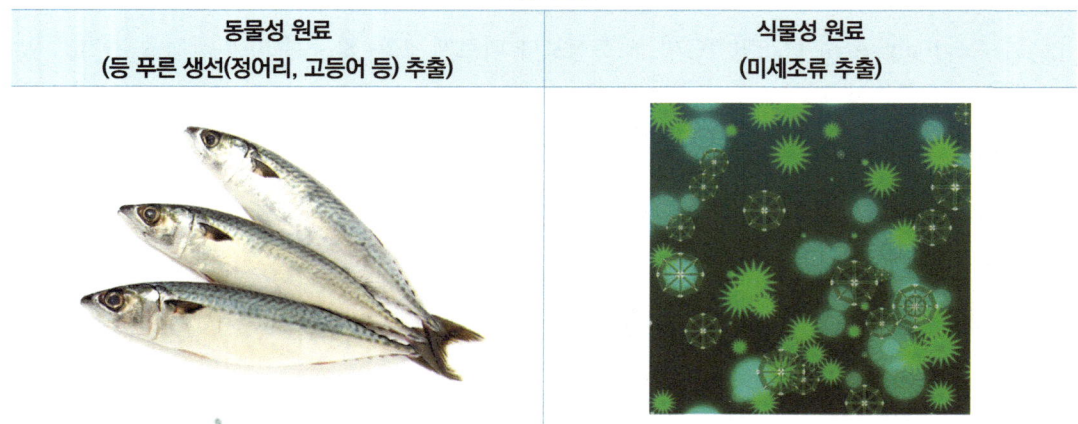

동물성 원료 (등 푸른 생선(정어리, 고등어 등) 추출)	식물성 원료 (미세조류 추출)

나. 연질캡슐 원료

오메가3 원료는 어유 고유의 비린내, 산패를 방지하기 위하여 연질캡슐에 충진하고 있다. 정제어유 오메가3는 동물성 피막을 주로 사용하고, 미세조류 오메가3는 식물성 피막을 사용한다. 캡슐 피막은 아래와 같은 원료들을 통해 제조된다.

연질캡슐의 피막 형태

동물성 피막(캡슐)	식물성 피막(캡슐)
젤라틴(우피 또는 돈피 등), D-솔비톨, 글리세린, 정제수 등	변성전분, 글리세린, 카라기난, 정제수 등

(3) 산패 관리

일반적인 식용유(콩기름, 카놀라유 등)와 마찬가지로, 오메가-3도 결국은 유지의 한 종류이기 때문에 산패에 취약하다. 오메가3를 포함한 유지류는 높은 온도와 습도, 공기접촉 등에 의해 산패가 촉진되기 때문에 이를 방지하는 것이 중요하다. 공기접촉을 막기 위해 개별포장을 하는 제품들이 증가했으며, 비교적 낮은 온도(40~50℃)와 이산화탄소(CO_2)를 사용하는 초임계 제품들을 추천한다.

(4) 원료의 순도

EPA 및 DHA를 함유하고 있는 유지의 순도가 오메가3 제품을 선택하는 데 가장 중요하다고 할 수 있다. 멸치, 정어리, 고등어 또는 미세조류 등에서 오메가3를 추출하는 방식이기 때문에 이를 얼마나 고함량으로 농축하고, 깨끗하게 정제하는지에 따라 순도가 달라진다. 시중에 판매되는 오메가3의 순도는 낮게는 30%에서 높게는 80%까지 순도가 나누어지는데 가능하면 순도가 높은 오메가3 제품을 섭취하는 것이 바람직하다. 최근에는 국산 오메가3 제품들도 원료를 대부분 외국에서 수입하기 때문에 순도 높은 제품을 만드는 회사에서 수입했는지 확인해 보면 좋다.

(5) 원료 제조사 및 인증마크

가. 오메가3 주요 제조사: KD Pharma, Alaska Omega, Nordic Naturals, Croda, Solutex, EPAX, Polaris 등

오메가3 제조사의 인증 현황

- Solutex의 인증 현황

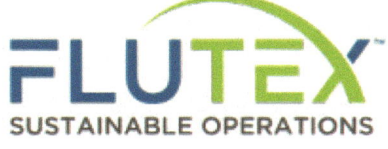 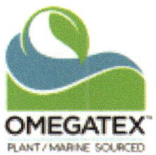 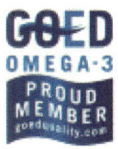

- Polaris의 인증 현황

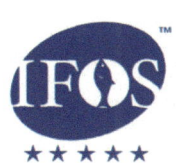 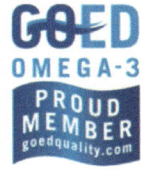 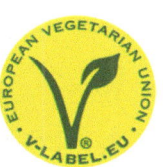

* 비건인증은 미세조류추출 오메가3에 한함

나. 인증마크의 종류

오메가-3와 관련된 인증마크

IFOS (International Fish Oil Standards)	GOED (Global Organization for EPA and DHA Omega-3)
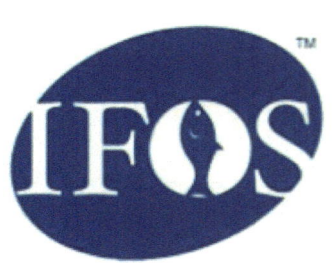	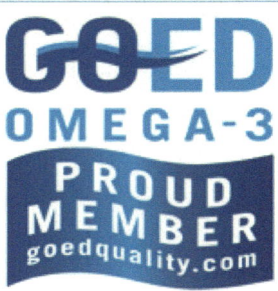
2004년에 설립되어, 오메가3 오일에 대한 품질 (오염 물질 및 불순물 등 엄격한 관리)을 인정하는 곳이다.	국제협회로 오메가3 생산 및 공급에 연관된 200여 회원으로 구성되어 신뢰할 만한 오메가3 제품 생산을 보장하기 위한 목적으로 설립되었다.

글로벌 인증인 IFOS, GOED가 부착된 제품을 선택하는 것이 추천한다.

5) Q&A

Q1. 오메가-3 언제 먹는 것이 좋을까요?

🅐 기름(유지) 성분으로 빈속에 섭취하면, 소화불량을 발생시킬 수 있다. 식사 후 오메가-3를 섭취하는 것을 추천한다. 특히 지용성비타민이 많이 함유한 토마토와 함께 섭취하면 비타민의 흡수율을 높이는 데에도 도움이 된다.

Q2. 연집캡슐 제형 이외에는 제형화할 수 없을까요?

🅐 오메가-3는 불포화지방산으로 구성되어 있어서 산패가 굉장히 빠르다. 오메가-3는 대부분 어유(고등어, 멸치 등)에서 추출하기 때문에 비린내도 많이 난다. 즉 산패나 냄새를 억제하기

위하여 연질캡슐 안에 내용물을 충전하고 있다. 피막이 공기와 접촉을 막아 주기 때문에 충전물의 산패를 억제해 주는 효과를 가진다.

오메가-3 오일을 가지고, Spray Dry(SD) 공정을 거쳐 분말화시킬 수 있다. 오일을 분말화한 대표적인 제품은 아이들이 먹는 '조제분유'이다. 국내 및 국외에도 분말화된 원료를 사용하여, 정제(알약)형태로 판매하는 제품도 일부 있다.

Q3. 비건이라면 어떠한 오메가-3를 섭취하는 것이 좋을까요?

A 우리가 알고 있는 대부분의 오메가3 오일은 EPA 및 DHA 함유유지로서 정제어유에 기인한 원료들이 대부분이다. 하지만 비건이라면 해조류에서 추출한 유지를 선택하는 것이 좋다. 하지만 정제어유(동물성) 대비 높은 가격대를 형성하고 있다.

가격에 부담이 되는 사람이라면, 아래 표를 살펴보길 바란다. 오메가-3, 오메가-6 다양한 종류들이 존재하고 있고, 유사한 기능성을 가진 것도 많다. 이에 아래의 기능성을 참고하여, 자신에게 부족한 제품을 섭취하는 것을 추천한다.

구분	오메가-6	오메가-6, 3	오메가-3
원료	달맞이꽃종자유, 보라지오일	들기름, 참기름 등	정제어유(다랑어, 고등어, 멸치 등), 해조류(미세조류)
지표 물질	감마-리놀렌산 (Gamma Linolenic acid)	리놀레산(Linoleic acid), 리놀렌산(Linolenic acid)	EPA(Eicosa Pentaenoic Acid) 및 DHA(Docosa Hexaenoic Acid) 함유 유지 (EPA와 DHA의 합)
화학식	$C_{18}H_{30}O_2$	$C_{18}H_{32}O_2$, $C_{18}H_{30}O_2$	$C_{20}H_{30}O_2$, $C_{22}H_{32}O_2$
기능성 (건강기능식품 공전)	혈중 콜레스테롤 개선, 혈행 개선, 월경 전 변화에 의한 불편한 상태 개선에 도움, 면역과민반응에 의한 피부상태 개선	필수지방산 보충	혈중 중성지질 개설, 혈행 개선, 건조한 눈을 개선(눈 건강) 도움
원료의 기인	육지(식물성)	육지(식물성)	해양(어유: 동물성), 해양(미세조류: 식물성)

Q4. 크릴오일, 대자종자유, EPA 및 DHA 함유 유지 유종별 차이점은 무엇인가요?

A 크릴오일, 대마종자유, EPA 및 DHA 함유 유지의 가장 차이점들은 아래 표와 같이 정리하였다. 크릴오일, 대마종자유는 건강기능식품이 아닌, 일반식품으로 분류되고 있다.

즉 객관적인 근거에 의해 기능성이 보장되는 건강기능식품을 추천하지만, 크릴오일, 대마종자유(햄프씨드오일)도 슈퍼푸드 등으로 선정되어 우수한 식품으로 인정받고 있음에는 틀림없다.

가장 좋은 방법은 아래 표와 같이 지표물질을 삼고 있는 성분들 중, 나에게 가장 부족한 부분을 섭취하는 것이 바람직하다.

이러한 오일들을 추천하는 섭취 방법으로는 크릴오일 및 EPA 및 DHA 유지는 원료에 기인한 비린 맛과 향이 강함으로 연질캡슐 제형으로 섭취하는 것을 권장하고, 대마종자유는 오일 상태로 섭취하거나 샐러드 드레싱 등으로 섭취하는 것을 권장한다(대마종자유는 필수지방산이 풍부하기 때문에, 가열한 경우 쉽게 산패가 되니 가열조리용으로 섭취하는 것은 추천하지 않는다).

구분	크릴오일	대마종자유 (햄프씨드오일)	EPA 및 DHA 유지
유형	일반식품 (어유)	일반식품 (기타식물성유지)	건강기능식품 (어유, 해조류)
기인 원료	남극 바다의 크릴새우 추출 유지	대마 종자(씨앗) 추출 (THC, CBD 미포함)	등 푸른 생선 (고등어, 멸치 등)
기능성 (건강기능식품 공전)	-	-	혈중 중성지질, 기억력, 건조한 눈(눈 건강) 도움
지표물질	인지질	리놀렌산	EPA 및 DHA

Q5. 미세조류 추출 오메가-3의 경우, DHA밖에 존재하지 않는데 그 이유는 무엇일까?

A 미세조류는 광합성을 통해 DHA만을 생성할 수 있다. 이 때문에 미세조류에서 추출한 유지는 DHA만을 포함하고 있다. 특히, DHA는 눈, 뇌, 태아 발달에 영향을 많은 영향을 준다고 알려져 있다. 임산부들은 미세조류 오메가-3를 꼭 섭취하는 것을 추천한다.

* EPA의 경우, 심혈관계 질환 및 염증 완화에 도움을 준다.

6 프락토올리고당(프리바이오틱스)

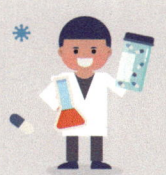

1) 개요

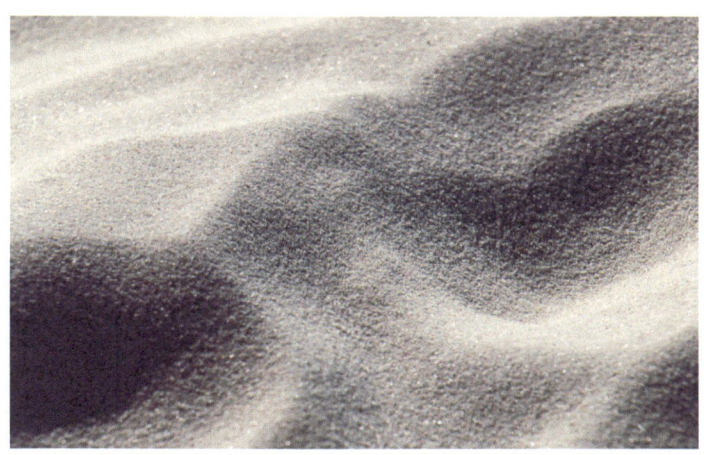

프락토올리고당(Fructooligosaccharides, FOS)은 프로바이오틱스의 성장을 돕는 프리바이오틱스 중 1개 물질(이 외에도 이눌린, 갈락토올리고당, 자일로올리고당, 락툴로스 등이 존재하며 프락토올리고당은 프리바이오틱스 중 가장 많이 연구된 물질)로 '장내 미생물의 균총과 대사를 통해 숙주 건강에 도움'을 주는 물질이다.

프리바이오틱스는 난소화성(체내 소화효소에 의해 분해되지 않는 것) 특징을 가진 식이섬유 범주에 포함되고, 프리바이오틱스와 식이섬유 모두 장 건강에 도움을 주는 물질이다.

2) 제조과정

프락토올리고당은 우리가 섭취하는 다양한 채소에서 섭취할 수 있지만 함유량이 많지 않다. 건강기능식품에 사용되는 프락토올리고당은 효소나 화학반응에 의한 가수분해, 이성화 혹은 중합반응으로 만들어진다.

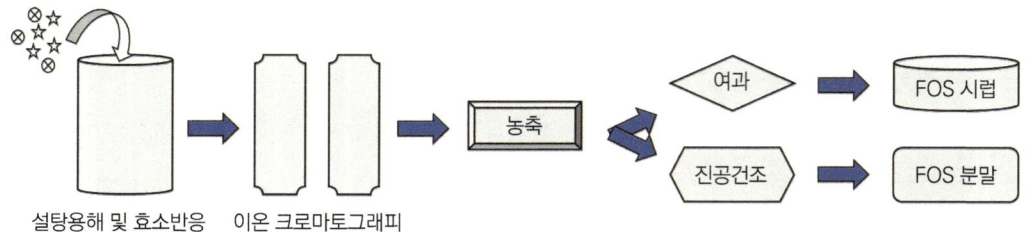

A. 효소 반응

프락토올리고당은 **수크로즈**(sucrose, 포도당과 과당이 각각 1개씩 결합된 이당류, 대표적인 식품으로 설탕)에서 전이효소(β-fructofuranosidase)를 이용해 추가로 과당 분자가 1~3개가 더 결합되게 만들거나 이눌린(inulin), 전분 등 특정 물질에서 가수분해를 통해 만들어진다(참고로 당뇨에 좋다고 알려진 이눌린은 돼지감자의 성분 중 하나라고 알려져 있는데 설탕 분자에 과당이 무수히 결합된 상태이다).

B. 정제/농축/순도 과정

이온 크로마토그래피(Ion exchange chromatography, IEX)를 통해 포도당과 설탕을 분리해 순수 프락토올리고당만 얻는 과정과 가열 등의 방법을 통해 농축한다. 순도분석은 고속 크로마토그래피(HPLC) 방법을 이용해 순도를 측정한다.

C. 액상 및 분말 형태 제조

위와 같은 과정을 거쳐 액상 혹은 분말 형태로 제조한다. 분말 형태는 진공건조 등을 통해 수분을 제거하고 판매된다. 요리용으로 판매되고 있는 프락토올리고당(시럽)은 올리고당이 전체 함유량에 55% 이상(수분이 없는 고형물 기준)이어야 판매할 수 있는 반면, 분말 형태로 스틱이나 대용량으로 판매하는 것은 프락토올리고당 전체 함량 중 90% 이상이어야 판매할 수 있다.

프락토올리고당은 수크로즈에 과당 분자가 1~3개가 더 붙어 있는 상태로 과당이 1개 더 붙어 있는 순서부터 1-케스토스(1-Kestose, GF2), 니스토스(Nystose, GF3), 프럭토실 니스토스(Fructosyl nystose, GF4) 모두를 지칭한다. 우리가 요리에 사용하는 **프락토올리고당(시럽)** 과 건강기능식품 목적으로 판매하고 있는 프락토올리고당 **분말**은 단일 물질이 아니라 위 3개의 성분이 일정 함량 이상으로 함유된 상태이다.

3) 기능성 물질

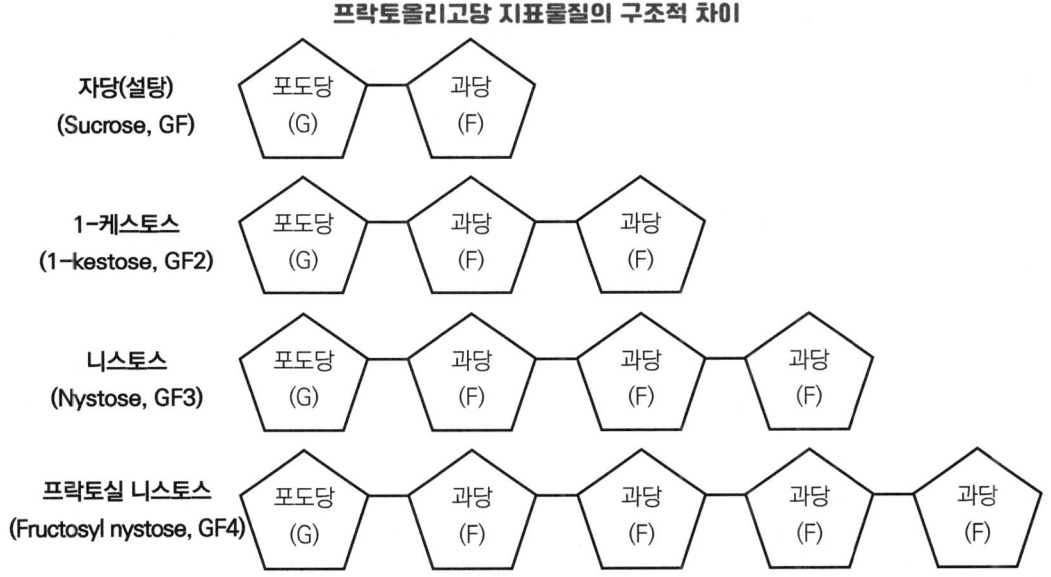

프락토올리고당 지표물질은 1-케스토스(GF2), 니스토스(GF3), 프럭토실 니스토스(GF4)이며 이 3개를 합한 양이 프락토올리고당 총량이다. 건강기능식품으로 표시된 프락토올리고당은 '장내 유익균 증식 및 배변활동 원활에 도움을 줄 수 있음'이라 명시 할 수 있고, 하루 3~8g(3,000~8,000mg)을 섭취하는 것을 권장한다. 개인에 따라 가스, 복통, 복부팽만감 등이 발생할 수 있으며 이상사례가 발생 시 섭취를 중단하고 전문가와 상담하는 것이 바람직하다.

4) Q&A

Q1. 프락토올리고당은 어떤 효능이 있나요?

A 프리바이오틱스 단독보다는 프리바이오틱스와 프로바이오틱스의 조합으로 체내에서 여러 가지 기능을 하는데 다음과 같다. ① 프리바이오틱스를 섭취한 유익균에 의해 만들어지는 여러 물질과 SCFAs(짧은사슬지방산, Short chain fatty acids)을 통해 대장내의 pH을 낮게 만들어 유해균 성장을 억제, 장내 환경 청결과 산성화를 형성해 유익균이 성장할 수 있는 좋은 환경을 유지하고 ② 변비를 방지하면서 ③ 장 세포끼리의 연접(junction)을 높여 투과성을 줄이며(쉽게 말해, 외부물질이 체내로 들어오는 것을 막음) ④ 장 근처에 있는 무수한 면역세포의 시스템을 돕고 ⑤ 무기질을 이온화해 무기질 흡수를 증가시킨다.

이외에도 알츠하이머(치매), 염증 등 여러 가지 효능이 있는 것으로 연구 결과가 나오고 있지만 식품의약품안전처에서 **프락토올리고당**의 기능성 내용은 '장내 유익균 증식 및 배변활동 원활에 도움을 줄 수 있음'이다. 건강기능식품은 치료의 목적이 아니라 예방, 기능 개선 등의 목적이므로 프리바이오틱스 효과뿐만 아니라 다른 건강기능식품 효능을 맹신하지 않는 것이 좋다.

Q2. 유산균과 함께 먹는 것(신바이오틱스)이 좋을까요?

A 프로바이오틱스 단일만 섭취하였을 때, 충분한 효과를 느꼈다면, 유산균과 함께 섭취하지 않아도 된다. 이와 반대로 프리바이오틱스(ex: 프락토올리고당) 단독 섭취는 장 건강에 영향을 미치기 위해 고용량을 섭취해야 하므로 프로바이오틱스와 프리바이오틱스를 같이 섭취하는 것이 시너지 효과가 있다.

프로바이오틱스와 프리바이오틱스를 함께 섭취(주로 스틱에 함께 담긴 분말)하는 제품을 신바이오틱스라 하는데 신바이오틱스의 경우 전체적인 함량이 개별적으로 먹는 것에 비해 부족할 수 있으므로 영양표시를 확인해 보는 것이 바람직하다. 예를 들어, 한 개의 스틱 하나가 3g인데 1g이 프로바이오틱스이고 2g이 프락토올리고당이라면 프락토올리고당의 최소 권장섭취량의 3g에 미치지 못한다. 그러므로 단독으로 각각 섭취하거나 함께 동봉된 제품(복합 기능성)의 경우 그 함유량을 확인하고 구매하는 것을 추천한다.

Q3. 당류일 텐데, 칼로리가 높지 않을까요?

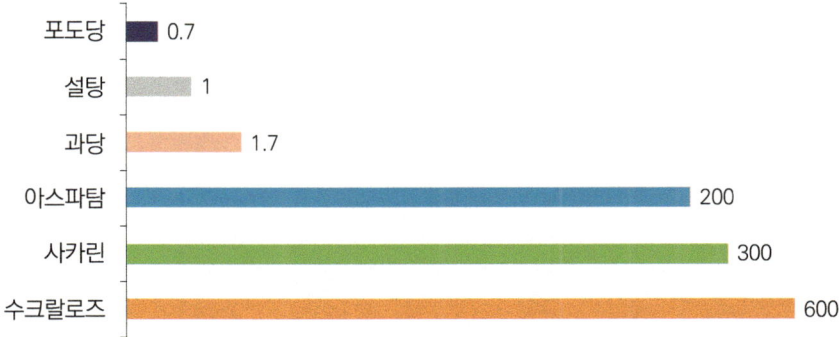

설탕과의 상대적 감미도

🅐 대부분의 단맛의 기준(감미도)은 설탕으로 하되 설탕을 1이라고 지정하면 포도당은 0.7, 과당은 1.7, 인공 감미료인 아스파탐은 설탕보다 단맛이 200배, 사카린은 300배, 수크랄로스는 600배 정도 된다.

프락토올리고당은 극히 일부를 제외하고 체내 소화 효소에 의해 분해되지 않아 포도당(glucose)과 같은 단당류를 만들지 않고 대장에 있는 세균에 의해 에너지를 형성하기 때문에 일반적인 탄수화물과 비교해 비교적 저열량이라는 특징이 있다(일반적인 탄수화물 칼로리는 4kcal/g인 반면, 식이섬유와 프리바이오틱스 대부분은 2~3kcal/g의 열량을 가진다).

요리로 사용하는 (프락토)올리고당은 감미도가 낮기 때문에 과량을 첨가할 수 있으니 주의해야 한다.

7 마리골드꽃 추출물(루테인)

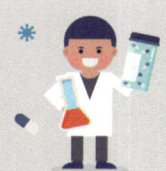

1) 개요

마리골드(*Tagetes erecta*)의 꽃을 헥산 또는 이산화탄소(초임계 추출)로 추출, 검화한 후 결정화시켜 제조한다. 결정화 과정 중 초산에틸 사용이 가능하며, 기능성분으로 루테인(Lutein)을 700mg/g 이상 함유하고 있는 것으로 정의하고 있다.

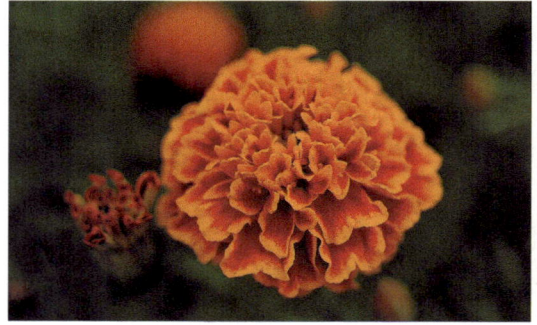
마리골드꽃

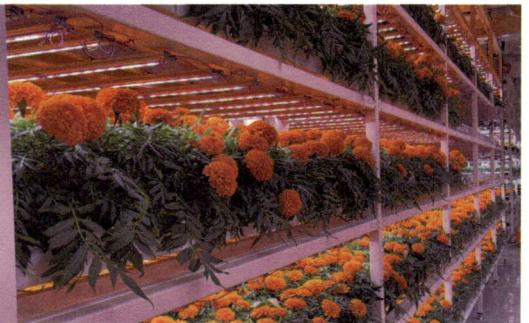
마리골드꽃 LED 수경재배

루테인을 과다 섭취하게 되면, 일시적으로 피부가 황색으로 변할 수 있다고 알려져 있다. 섭취량을 일일 섭취량에 적합하게 섭취한다면, 부작용에 대한 부분은 걱정하지 않아도 된다.

2) 제조과정

마리골드꽃에는 카르티노이드계의 지아잔틴과 루테인 색소가 다량 함유되어 있다. 마리골드꽃 추출물은 건조한 마리골드 꽃의 꽃잎에서 추출한 올레오레진을 비누화해 얻을 수 있는데, 기능 성분은 루테인(Lutein)이다. 세계적으로 마리골드꽃을 가장 많이 재배하는 나라는 인도이고, 국내에서도 대부분의 루테인은 인도에서 수입하고 있다. 국내에서도 대량 재배 및 우수한 품질의 마리골드꽃을 재배하기 위한 수경재배 연구가 진행되고 있다.

A. 마리골드꽃의 채집
마리골드가 개화하면 꽃을 채집하고, 세척 및 건조공정을 진행한다.

B. 용매 추출 및 농축
헥산(Hexane)을 투입하여, 유효성분인 루테인(Lutein) 성분을 추출하고 농축 공정을 진행한다.

C. 건조
잔류 용매(헥산)을 제거해 준다.

D. 비누화
수산화칼륨(KOH)를 이용하여 비누화(검화)공정을 거치게 된다.

E. 분리
초산에틸을 사용하여 루테인 성분을 분리한다.

F. 정제 및 건조
에탄올을 투입하여 침전 및 정제 공정을 진행 후, 에탄올을 휘발시키기 위해 건조 공정을 진행한다.

G. 블렌딩
마리골드꽃 추출물(루테인)은 높은 점도를 가진다. 이러한 점도를 완화하기 위해 해바라기유와 같은 식용유지와 함께 희석한다.

3) 기능성 물질

Lutein

지표물질로 알려진 루테인은 카로티노이드계 성분으로 체내에서 합성이 되지 않는다. 이로 인하여 음식 섭취로만 보충할 수 있다. 눈의 망막과 수정체에 축적되는 성분이며, 황반밀도를 증가시켜 눈을 보호해 주는 역할을 한다.

마리골드꽃을 추출하는 과정에서 루테인뿐만 아니라, 지아잔틴이라는 물질도 함께 포함된다. 루테인과 지아잔틴 복합물로 개별인정형[1] 원료로 지정되어 있다. 가장 우수한 기능성을 나타낼 수 있는 루테인과 지아잔틴 비율로 구성되어 있다.

4) Q&A

Q1. 마리골드꽃 추출물(루테인)을 먹으면 시력에 도움을 주는 원리는 무엇일까요?

A 노화로 인해 감소될 수 있는 황반 색소 밀도를 유지하며, 눈 건강에 도움을 줄 수 있다고 알려져 있다.

많은 사람들이 휴대폰과 컴퓨터, 태블릿PC 등 다양한 전자기기를 사용하고 있다. 이로 인하여, 갈수록 눈에 관련한 불편증상 및 질환이 증가하고 있다. 밤낮 할 것 없이 빛에 장시간 노출되다 보니 빛의 반사를 통해 사물을 인식하는 눈은 예전에 비해 과로에 시달린다. 눈 건강에 관련된 흔한 증상에는 대표적으로 안구건조증, 피로감 등이 있다. 그중에서도 시력상실의 원인이 될 수 있는 황반 노화 방지가 중요하다.

눈의 구조를 살펴보면 크게 각막, 수정체, 유리체, 망막, 황반으로 나눌 수 있다. 우리가 사물을 볼 때 빛은 사물에 반사되어 각막, 수정체, 유리체를 통과하여 망막의 황반에 초점을 맺는다. 따라서 망막과 황반이 손상되면 시력이 크게 줄어들고 자칫하면 실명할 수도 있다.

이러한 황반의 노화를 예방하고 눈 건강을 지키고자 마리골드꽃 추출물(루테인)을 섭취하기도 한다. 루테인은 천연색소인 카로테노이드의 한 종류로 망막의 황반에 고농도로 분포하여 황반을 보호하는 역할을 한다.

---

1 개별인정형 원료에 대해서는 Page 131를 참고하면 된다.

Q2. 최근 루테인에 대한 '흡연자 주의' 문의 문구가 추가되었습니다. 그 이유와 앞으로 흡연자들은 섭취하지 않는 것이 좋을까요?

A 식품의약품안전처, 고시 제2021-95호(2021.11.23.)되어, 2022년 11월 23일부터 섭취 시 주의사항에 대한 안내가 추가되었다. "흡연자는 섭취 시 전문가와 상담할 것"이라는 안내이다. 2020년 식약처의 기능성 원료 재평가 당시, 7만여 명의 코호트 연구결과 흡연자가 루테인 섭취 시 폐암발생을 증가시킨다는 연구가 바탕이 되었다.

하지만, 최근 미국 국립암연구소(NEI) 에밀리박사의 최근 연구는 아래와 같이 발표하였다.
- 베타카로틴: 흡연자가 섭취 시 폐암 발생률 증가
- 루테인: 변화 없음(폐암 발생과 연관성 없음)

한국과 미국의 연구 결과가 서로 상반되는 부분을 보이고 있다. 가장 중요한 것은 흡연자라 하더라도 전문가와 충분한 상담 후에 복용한다면, 눈 건강을 지키는 데 도움이 될 것이다.

Q3. 함께 섭취하는 좋은 원료들은 무엇이 있을까요?

A 최근 건강기능식품 시장에서는 루테인을 단독으로 사용하는 경우도 있지만, 유사한 눈 건강 기능성 원료와 함께 사용하는 경우가 많다. 특히 지아잔틴, 헤마토코쿠스(아스타잔틴)를 함께 사용하는 경우가 많다.

구분	마리골드꽃 추출물	루테인 지아잔틴 복합 추출물	헤마토코쿠스 추출물
기인원료	마리골드꽃	마리골드꽃	미세조류
지표물질	루테인	루테인과 지아잔틴	아스타잔틴
섭취량	10~20mg	12~24mg	4~12mg
기능성	노화로 인해 감소될 수 있는 황반색소밀도를 유지	노화로 인해 감소될 수 있는 황반색소밀도를 유지	눈의 피로도 개선

위의 원료 외에도 EPA 및 DHA 함유 유지(오메가-3), 지용성 비타민(비타민A, 비타민D, 비타민E)와 함께 섭취할 수 있는 복합기능성 제품을 복용하는 것도 추천한다.

8 밀크씨슬 추출물(카르두스 마리아누스)

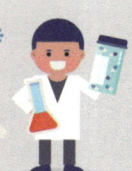

1) 개요

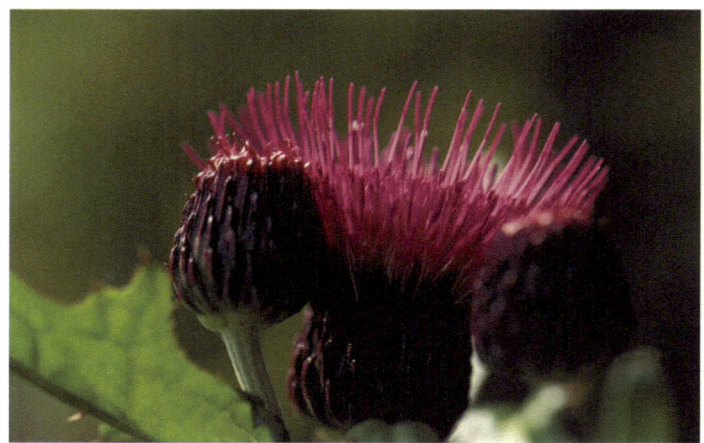

　밀크씨슬(*Silybum marianum*)은 지중해와 북아프리카가 원산지인 국화과 식물로 독특한 보라색 꽃과 흰색 정맥을 가지고 있는 식물이다. 우리나라에서는 '엉겅퀴'라고 불리는 여러해살이풀이며 밀크씨슬(Milk thistle)이란 이름은 성모 마리아가 엉겅퀴 나무 그늘에서 예수에게 젖을 먹이다가 몇 방울의 모유가 녹색 잎에 떨어져 흰 무늬가 생겼다는 전설에서 유래되어 '마리아 엉겅퀴'라고 불린다.
　실리마린은 항산화 효과를 가지고 있어 간세포를 보호하고 간 기능에 도움을 주는 것으로 알려져 있어 간장 치료제 또는 식이 보충제로 사용되고 있다.

2) 제조과정

　밀크씨슬 추출물은 그대로 주정(물·주정 혼합물 포함) 추출하거나 압착 또는 헥산으로 탈지하여 주정(물·주정 혼합물 포함) 추출한 후 여과, 농축, 정제 과정을 통해 제조된다.

A. 원료 검사 및 세척
밀크씨슬 씨앗의 원산지 및 품질을 검사하고 세척하여 농약 등을 제거한다.

B. 건조 및 분쇄
세척된 씨앗을 건조시키고 추출이 용이하도록 분쇄한다.

C. 추출
물 또는 에탄올에 분쇄된 밀크씨슬 씨앗을 섞어 추출한다.

D. 농축 및 건조
추출물을 압력을 낮추어 추출 용매를 분리 및 농축하고, 건조를 통해 분말 형태로 제조한다.

3) 기능성 물질

Silymarin

밀크씨슬 추출물의 기능성분은 실리마린(Silymarin) 함유량으로 정하고 있다. 기준 및 시험법에 따라 기능성 원료 1g당 320mg 이상 함유하고 있어야 한다. 완제품의 경우 일일 섭취량을 130mg으로 정하고 있다.

밀크씨슬 추출물의 가장 잘 알려진 기능은 간 보호와 간세포 재생이다. 또한 섬유조직의 증식을 막는 항 섬유화와 생체 내 항산화 물질을 증가시켜 항산화 효과를 보인다. 그리고 염증 유발 물질 생성을 억제하여 염증을 억제하는 효과를 가지고 있다.

밀크씨슬 추출물의 주요 성분인 실리마린은 세포 손상을 유발하는 활성산소를 제거하여 간세포막을 안정시켜 독성 물질의 침투를 막아 준다. 또한 단백질 합성을 촉진하여 간세포의 재생에도 도움을 준다.

4) Q&A

Q1. 밀크씨슬 추출물은 음주 전/후 섭취하여 간 독성 문제가 없을까요?

A 음주 전/후의 밀크씨슬 추출물 섭취로 인한 간 독성은 알려진 바가 없다. 그러나 과음하는 경우, 간 및 위장의 기능이 떨어져 있으므로, 고용량의 영양제를 섭취하면 독성이 있을 수 있어 주의가 필요하다. 평소 꾸준히 섭취하는 것이 간 기능 개선에 도움을 줄 수 있다.

Q2. UDCA(우르소데옥시콜산)과 실리마린의 차이점은 무엇일까요?

A 실리마린은 간세포를 보호하는 항산화 성분이다. 반면 UDCA는 전반적인 간 기능을 개선하는 성분으로, 체내 독소 및 노폐물 배출을 촉진해 간의 해독작용을 돕는다. 이와 더불어 담즙을 원활하게 배출하여 혈중 콜레스테롤 수치를 개선하고 손상된 간세포를 보호해 간 기능 개선에 도움을 준다.

작용 원리와 특징이 달라 본인의 증상과 섭취 목적에 맞는 제품을 선택하고, 함께 섭취하는 것도 추천한다.

Q3. 일일 섭취량 이상으로 섭취해도 좋을까요?

A 식약처에서는 밀크씨슬 추출물의 일일섭취량을 실리마린 130mg으로 설정하고 있다. 고용량을 섭취한다고 해서, 효과가 급격하게 나타나는 것이 아니다. 또한 과다한 복용은 설사, 복통 등의 부작용이 나타날 수 있음으로, 일일 섭취량에 적합하게 섭취하는 것이 바람직하다.

9 단백질

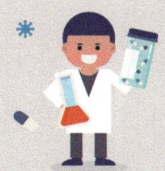

1) 개요

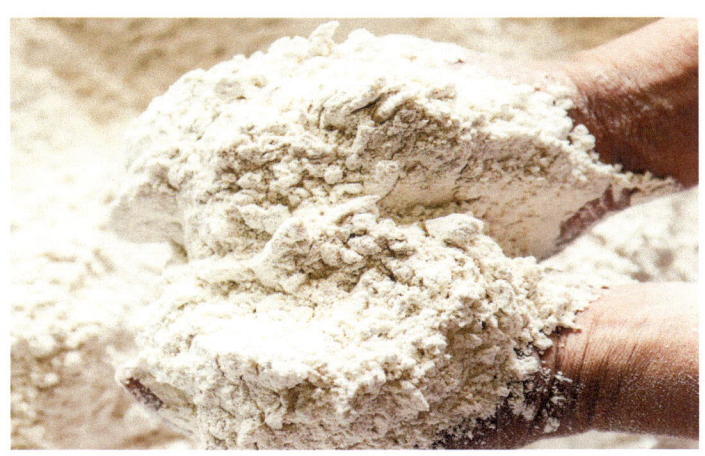

    건강기능식품으로 판매되는 단백질들은 일상식사에서 부족할 수 있는 단백질 보충 목적으로 만들어지며 크게 근육 합성을 위한 보충제와 노인에게서 근육 감소가 일어나는 근감소증(sarcopenia) 예방목적, 환자 등을 위해 소화와 흡수에 용이한 제품으로 제조되고 있다. 단백질은 근육, 결합조직 및 세포 골격 유지 단백질(피부, 뼈), 항체, 수용체, 호르몬, 에너지, 핵산 등 다양한 목적으로 사용되고 체내에서 완전히 합성되지 않아 매일 공급되어야 하는 필수 영양소이다.

아미노산의 분류

분류	세부 종류
필수(Essential)	히스티딘(Histidine), 이소류신(Isoleucine), 류신(Leucine), 메티오닌(Methionine), 페닐알라닌(Phenylalanine), 트레오닌(Threonine), 트립토판(Tryptophan), 발린(Valine), 리신(Lysine)
조건부 필수 (Conditionally non-essential)	아르기닌(Arginine), 글루타민(Glutamine), 글리신(Glycine), 프롤린(Proline), 티로신(Tyrosine), 시스테인(Cysteine), 타우린(Taurine)
비필수(Non-essential)	알라닌(Alanine), 아스파르트산(Aspartate), 글루탐산(Glutamate), 아스파라긴(Asparagine), 세린(Serine)

단백질은 여러 아미노산(amino acid)이 펩타이드 결합(peptide bond)을 통해 연결된 고분자 물질이며 외부에서 공급되어야 하는 필수 아미노산 9종, 체내에서 합성이 되는 비필수아미노산 5종, 상황에 따라 합성이 달라지는 조건적 필수 아미노산 7종으로 나누어진다.

2) 제조과정

단백질 보충제 제조에 주로 사용되는 원재료는 우유이며, 3% 단백질을 함유하고 있고, 이 중에서 80%은 카제인(casein)과 20% 유청(whey)의 형태로 존재한다. 유청단백분말은 아래와 같은 순서로 제조하게 된다.

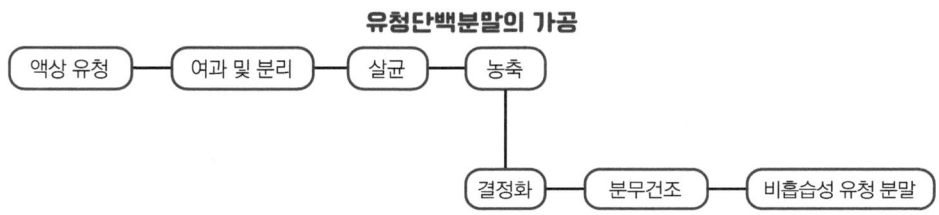

A. 우유에서 유청의 분리
우유에 산(acid)이나 효소(대표적으로 rennin)를 통해 카제인을 응고시켜 치즈 등을 제조하고 그 위 맑은 액인 유청을 회수한다.

B. 살균 처리
살균의 주요 목적은 식중독을 일으키는 병원성 미생물을 사멸시키고 부패를 일으키는 비병원성 미생물과 우유 내의 효소를 불활성화 시킨다. 살균은 저온장시간살균법, 고온단시간, 초고온순간살균법 등이 있다.

C. 분무건조 및 농축과 필터(filter) 과정
유청을 분무건조(spray dry)등을 이용해 액상 상태의 유청을 분말로 만들어 단백질 함량을 높일 수 있고 추가로 필터 과정과 이온 크로마토그래피 기기를 거쳐 앞서 만들어진 유청 분말보다 단백질 함유량이 더 높고 유당과 콜레스테롤 등을 제외한 단백질 분말을 만들 수 있다.

3) 기능성 물질

단백질은 앞서 소개한 아미노산이 수백, 수천 개가 모여서 단백질이라는 구조를 형성하게 된다. 따라서, 다른 건강기능식품처럼 특별한 지표물질이 존재하는 것은 아니다. 건강기능성식품으로 만든 단백질 제품은 일일 섭취량 기준 단백질 12.0g 이상 함유하여야 하고, 아미노산 스코어도 85점 이상 충족하여야 한다.

* 아미노산스코어: 필수아미노산 9종의 품질 점수를 나타내는 품질 지표

유청 단백질 분말의 종류

구분	WPC (whey protein concentrate)	WPI (whey protein isolate)	WPH (whey protein hydrolysate)
유당 농도	높음	적거나 거의 없음	높음
단백질 농도	높음	가장 높음	높음
단백질 소화력	보통	보통	높음
콜레스테롤	높음	적거나 거의 없음	높음
가격	낮음	높음	높음
섭취 권고	유당불내증과 콜레스테롤 걱정이 없는 사람	유당불내증과 콜레스테롤 걱정이 있는 사람	유당과 콜레스테롤 걱정이 없고 단백질 소화력이 낮은 사람

* 서로 간의 비교를 통해 높고 낮음으로 표시

농축유청단백질(whey protein concentrate, WPC)은 최대 80%까지 유청의 단백질을 농축하였으며 유당, 유지방 등이 포함되어 있다. 아시아계의 경우 우유의 유당(lactose) 때문에 설사를 하는 유당불내증(lactose intolerance) 인구가 많은데 우유를 먹고 설사를 하는 사람들은 WPC 제품은 피하는 것이 좋은 방법이다.

분리 유청단백(whey protein isolate, WPI)은 필터(filter, 여과) 공정을 통해 WPC에 존재하는 단백질을 90%까지 농축시켜 단백질 함유량을 높이고 유당의 비율이 더 줄어든 형태로 유당불내증이 있는 사람도 복통 없이 섭취할 수 있는 제품이다.

가수분해유청단백(Whey Protein Hydrolysate, WPH)은 주로 WPC 제품에서 단백질 분해 효소를 첨가해 단백질을 더 잘게 분해시켜 소화력을 개선시킨 제품이다. 상황에 따라 빠르게 체내로 흡수할 수 있는 장점이 있지만 WPH에 존재하는 유당은 WPC와 마찬가지로 그대

로 존재하기 때문에 설사의 위험이 있다. 또한 콜레스테롤(cholesterol)은 WPC와 WPH에서 높게 분포하지만, 필터 공정을 거친 WPI제품은 유당뿐만 아니라 콜레스테롤도 같이 걸러지므로 콜레스테롤을 주의해야 하는 사람들은 WPI제품을 선택하는 것이 바람직하다.

요산 수치가 높거나 통증 질환이 있는 사람은 단백질 섭취에 주의가 필요하다. 이는 단백질 분해물질인 요산이 체내에서 과다 생성됨에 따라 통풍을 유발할 수 있다. 일일 권장 섭취량을 지키는 것이 필요하고, 통풍 질환이 있다는 단백질 섭취를 가급적 피하는 것이 좋다.

4) Q&A

Q1. WPH 제품을 먹으면 근육이 더 성장하나요? (노인성 근감소증과 영아기 분유)

A WPH 제품은 WPC 제품에 단백질 분해 효소를 넣어 단백질보다 작은 크기의 단백질(펩타이드, 아미노산이라 말한다)로 가공된다. 이는 우리 위(stomach, 소화기계)나 장(intestine)에 존재하는 단백질 소화효소의 일을 줄여 소화시간을 단축해 경우에 따라 단백질 흡수율을 높일 수 있다.

하지만 소화와 흡수는 전혀 다른 별개의 과정이다. 소화는 단백질 같은 큰 분자가 펩타이드 및 아미노산 같이 저분자 물질로 분해되는 과정이고 흡수는 아미노산(혹은 아미노산이 몇 개 더 붙은 펩타이드)이 장 세포를 통과해 혈관으로 들어가는 과정을 말한다. 즉 소화가 아무리 잘 되었다 해도 우리 몸에서 흡수를 거부하면 전부 대장을 통해 변을 형성하게 된다.

WPH 보충제 광고에서는 단백질이 분해된 상태라 빠르게 체내로 흡수할 수 있다면서 WPC 제품보다 비싼 값에 판매하지만 정상적인 소화를 하고 건강한 성인에게서 조금 더 분해된 단백질을 먹었다고 해서 단백질 흡수율이나 근 성장에 유의적으로 차이가 날 만큼 효과가 나타나지 않는다.

그렇다면 WPH 제품은 누가 먹어야 할까? 바로 소화력이 약한 사람들에게 적합한 제품이라 할 수 있다. 노인의 경우 치아로 씹는 행위(저작운동)와 소화를 할 수 있는 능력(위장관 운동 및 소화 효소의 분비)이 약하기 때문에 양질의 단백질을 소화 및 흡수하기 어려운 부분이 있다.

또한 선천적인 문제로 단백질 소화를 하는 데 약한 영유아와 청소년, 성인, 수술 등의 문제로 소화에 제한이 있는 환자 등의 사람들에게 WPH는 위와 같은 사례들처럼 소화가 불편한 사람들에게 유용한 제품이라 할 수 있다.

Q2. 대두단백과 유청단백 어떤 것을 선택해야 할까요?

A 일반적으로 동물성 단백질은 필수아미노산이 다수 포함되어 있고 콩, 서류, 곡물 등의 식물성 단백질은 필수아미노산 함량을 적게 함유하고 있다.

단백질 보충제 광고에서도 식물성 단백질 보충제보다 동물성 단백질이 근합성에 우수하다고 홍보한다. 하지만 실제로 성인 남녀에게서 12주 웨이트 트레이닝을 실험한 결과 운동 후, 동물성 단백질(유청) 혹은 식물성 단백질(대두단백)의 섭취에 따라 유의미한 근육 증가의 차이는 없는 것으로 나타났다. 동물에서 추출을 하든 식물에서 추출을 하든 같은 아미노산일 뿐이고 그 함량만 다를 뿐 동일한 분자이다.

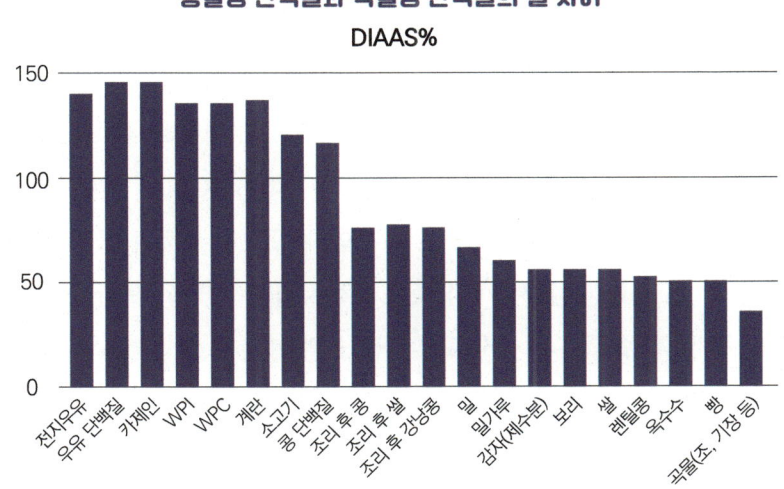

DIAAS(Digestible Indispensable Amino Acid Score)는 단백질 질을 평가하는 데 이용되는 방법이다. 100%에 가까울수록, 단백질 질이 우수하다고 평가하고 있다. **대두(콩)** 단백질(soy protein) 기점으로 그 미만의 식물성 단백질은 100% 이하의 수치를 보여 주고 있다.

대두단백질은 유청단백질보다 가격이 저렴하고 지방이 극미량이며, 유당이 존재하지 않기 때문에 금전적, 신체적(고지혈증, 유당불내증 등 관리를 해야 하는 사람), 신념적 섭취자(채식주의자)에게 좋은 단백질 급원으로 제공될 수 있다.

단순히 그래프의 높낮이를 보고 판단을 하는 게 아니라 내 상황에 맞춰 섭취를 하면 된다. 영양학에서는 어느 한 식품이나 식단만을 고집하는 게 아니라 다양하게 먹는 것을 권장하고 있다.

Q3. 대두단백질의 이소플라본이 남성에게 좋지 않나요?

A 대두(콩)에는 여성호르몬인 에스트로겐(estrogen)과 비슷한 이소플라본(isoflavone, 제니스테인(genistein), 다이드제인(daidzein), 글리시테인(glycitein) 등)이 존재한다. 이소플라본은 콩과작물의 대표적인 플라보노이드의 페놀계열 화합물로 체중조절, 심혈관계, 골다공증 등 유익한 효능이 있는 것으로 알려져 있다.

이소플라본은 에스트로겐과 유사해 체내에 흡수된 이소플라본이 에스트로겐 수용체(receptor)에 붙어 에스트로겐과 유사한 역할을 한다.

청소년기 남자가 많은 칼로리를 섭취해 비만이 되면 체내에 콜레스테롤이 많아지게 되고 우리 몸은 콜레스테롤을 대사하기 위해 여러 물질을 만들게 된다. 그중 대표적인 물질이 스테로이드(콜레스테롤이 재료가 되는) 호르몬이다. 성 호르몬인 테스토스테론과 에스트로겐 역시 스테로이드 호르몬이다.

우리 몸은 항상성(몸을 일정하게 유지하려는 성질)을 유지하기 위해, 많아진 테스토스테론을 에스트로겐 등으로 만들게 된다. 결국 남성도 여성의 유방과 비슷하게 여유증을 유발할 수 있는데, 대두단백질의 이소플라본 때문에 여유증을 유발시킬 수 있다는 불안감이 조성되었다.

하지만 이와 다르게, 식품 혹은 보충제로서 먹는 콩과 계열은 몇 달 혹은 몇 년 그리고 과량을 매일 섭취하지 않은 이상 체내 호르몬 합성에 큰 영향을 줄 수 없다. 식품과 보충제로 섭취할 수 있는 이소플라본의 양은 상당히 제한적이며, 약(drug)이 아닌 이상 여유증을 형성하기 어렵다.

10 프로폴리스 추출물

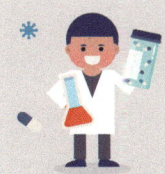

1) 개요

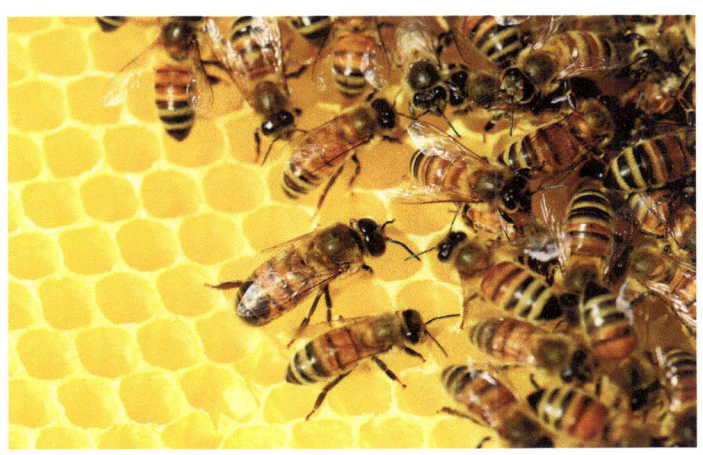

프로폴리스(propolis)의 사전적 정의는 꿀벌이 전나무, 버드나무 등 각종 나무로부터 모은 다양한 수액과 꽃에서 모은 꽃가루에 꿀벌 자신의 밀랍 등 분비물을 이용하여 만든 물질이다. 즉 꿀벌이 만드는 양봉의 부산물 중 하나로 한자어로는 봉교(蜂膠)라고도 불린다.

프로폴리스의 어원은 그리스어에서 유래되었으며, 본래 그리스어로 '외곽(suburb)'을 뜻한다. 프로(pro) '앞'+폴리스(polis) '도시'를 뜻한다. 두 어원을 합하면 도시 앞이라는 의미를 갖게 되는데, 또 다른 해석으로는 도시 전체를 지킨다, 꿀벌이 벌집을 지키기 위해 만들어 내는 방어체계다, '도시 전체의 안전과 질병을 막아 준다'라는 의미로도 해석이 된다.

2) 제조과정

프로폴리스는 원재료인 꿀벌집에서 채취하여 그대로 사용하지 않는다. 대표적인 방법으로는 에탄올 추출 방법을 통해 제조된다. 프로폴리스 같은 경우는 제품을 사람이 소비하기 위해 사용하려면 올바른 용제를 선택하는 것이 가장 중요하며, 일반적으로 에탄올 또는 예외적으로 글리콜만 사용해야 한다. 다른 알코올은 내부 및 외부 생리학적 상호작용이 충분히 알려져 있고 안전한 경우에만 사용할 수 있다.

A. 원괴 수집 및 세척
프로폴리스 원괴에서 왁스와 이물질을 제거하여 봉교 덩어리 수집한다.

B. 냉동 및 분쇄 공정
봉교 덩어리를 건조시켜 봉교 건조물을 얻거나, 봉교 건조물을 분쇄하여 봉교 분말 수득한다.

C. 여과(왁스제거)
알코올을 투입하고, 용융된 왁스와 오염 물질이 상층액에 부유된 물을 수집하고, 용융된 왁스와 오염 물질을 제거하고 봉교 덩어리를 수집하여 추가 건조한다.

D. 프로폴리스 추출
최종 추출물은 용도에 따라 희석되거나 농축될 수 있다. 대부분의 추출물은 낮은 용매 함량, 즉 매우 높은 프로폴리스 농도로 사용된다.

E. 건조
동결보호제와 코팅제가 첨가된 농축액을 분말 형태로 제조하기 위해 동결 건조를 실시한다.

F. 분쇄 및 포장
동결건조가 완료된 프로폴리스를 분쇄하여 포장한다.

3) 기능성 물질

Flavonoid

프로폴리스의 기능성분은 총 플라보노이드를 10mg/g 이상 함유하고 있어야 하며, 파라(p)-쿠마르산 및 계피산이 확인되어야 한다. 플라보노이드는 생체내의 면역력을 증강시키며 항산화, 항균·항염 등의 생리활성 기능을 나타내는 프로폴리스의 가장 중요한 성분으로 나타내며, 완제품의 경우 일일섭취량을 총플라보노이드로서 16~17mg으로 정하고 있다.

프로폴리스는 공복에 섭취 시 속쓰림 현상이 발생할 수 있음으로, 식사 후에 섭취하는 것이 좋다. 또한, 프로폴리스는 벌과 식물 등에서 유래하는 물질임으로 알레르기가 있는 사람이라면 섭취에 주의가 필요하다.

4) Q&A

Q1. 프로폴리스의 효능은 어떠한 것들이 있을까요?

A 프로폴리스는 건강에 도움이 될 수 있는 폴리페놀, 아미노산, 비타민, 지방산 등의 수백 가지 성분이 함유되어 있어 건강기능식품으로서 손색이 없다. 프로폴리스는 폴리페놀, 비타민 등의 18여 종 이상의 필수 지방산이 함유되어 있으며, 50여 종의 생리활성물질이 들어 있어 세포대사에 중요한 역할을 한다. 국내 건강기능식품으로서의 프로폴리스는 기능성은 항산화, 구강항균만 사용 가능하다.

프로폴리스의 주요성분인 플라보노이드는 비타민C가 파괴되지 않도록, 활성산소를 제거해 주는 '항산화' 역할을 수행한다. 또한 세균의 억제 효과(박테리아 세포 분열 및 세포질을 파괴하는 방식)가 있다. 항균효과는 구강으로 섭취하는 젤리, 액상, 스프레이 등으로 직접 접촉할 수 있는 제품으로 섭취하는 것을 추천한다.

Q2. 프로폴리스는 비건식품일까요?

A 프로폴리스는 꿀벌이 만든 벌집인 밀랍에서 추출한 비즈왁스로서 동물 유래 성분이다. 동물 복지 차원에서 봤을 때, 꿀벌이 모아 온 먹이를 착취할 뿐만 아니라, 채취하는 과정에서 많은 꿀벌이 죽기 때문에 꿀은 논비건으로 분류하고 있다.

Q3. 프로폴리스 향이 강하지만, 츄어블, 스프레이로 구강에 직접 접촉하는 형태로 만드는 이유는 무엇일까요?

A 프로폴리스를 츄어블 형태로 만든 가장 큰 이유는 '구강 항균' 기능성을 포함하기 위해서다. 일반 캡슐, 정제 제형의 제품은 구강에 직접 접촉하지 않기 때문에 '구강 항균' 기능성을 사용할 수 없다. 츄어블 제형의 제품은 구강 항균과 항산화 기능성 모두 효과를 볼 수 있다. 츄어블 외 스프레이와 액상 제형도 구강 항균 작용에 도움을 줄 수 있는 제품이다.

Q4. 다양한 프로폴리스(프로폴리스, 그린프로폴리스, 레드프로폴리스)는 어떠한 차이들이 존재할까요?

A 프로폴리스는 벌이 만들어 내는 항균물질이다. 그중 프로폴리스를 제외한 이름 앞에 색깔이 붙는 프로폴리스는 생산지역이나 나무의 종류에 따라 이름이 붙여진다.

① 그린 프로폴리스: 브라질 남부지방의 고산지대가 주산지로써, 브라질 영토의 3%에서 자생하는 바카리스를 통해 꿀벌이 만들어 낸다. 꿀벌들이 바카리스의 꽃, 줄기, 잎에서 꿀과 수액, 화분을 채취하면서 높은 함량의 녹색 색소인 엽록소가 함유되어 녹색을 띤다. 계피산인 아프테필린-C의 함량이 높은 것이 특징이며, 항균, 항염 효과가 뛰어나며 세포 손상을 제어해 주는 항산화 물질이 가득하다.

특히 그린 프로폴리스가 중요한 이유는 아프테필린-C가 신생혈관의 생성을 억제해 주기 때문이다. 신생혈관은 비정상적인 암세포가 성장하기 위해 만드는 것으로 암세포의 성장 및 전이를 막는 데 도움을 준다. 또한 NK세포(Natural killer cell)를 활성화에 큰 작용을 하는데 우리 몸에 바이러스나 암세포가 생기면 끝까지 쫓아가서 사멸시키기 때문에 암을 막아 주는 데 도움을 준다.

②: 브라질 북부지방 알라고아스라는 지역에 분포하는 나무가 있다. 이 나무의 표피, 즉 껍질이 붉은색을 띠는 특징이 있다. 이 나무에서 나오는 진액을 채취한 벌집에서 채취한 프로폴리스가 레드 프로폴리스이다. 이 나무는 개체수가 많지 않기 때문에 레드 프로폴리스의 생산량이

극히 소량이며 희소성을 가지고 있다. 폴리페놀이 많이 함유된 플라노보이드와 안토이사인, 이소플라본 등 일반 프로폴리스보다 폴리페놀류를 많이 함유하고 있기 때문에 우리나라에서 높은 판매량과 많은 인기를 갖고 있는 제품이다.

원료	프로폴리스	그린프로폴리스	레드프로폴리스
유형	건강기능식품	건강기능식품	건강기능식품
기인 원료	나무의 분비물을 벌이 채취하여 벌의 침(타액) 및 밀랍(beeswax)과 함께 섞어 만든 것	브라질 남부지방에 자생하는 바카리스를 통해 꿀벌이 채취	브라질 북부지방 알라고아스라는 지역에 분포하는 껍질이 붉은색을 띠는 나무에서 나오는 진액을 채취
기능성 (건강기능식품 공전)	① 항산화 작용 ② 구강에서의 항균작용		
지표물질	총플라보노이드		

11 알로에(겔, 전잎)

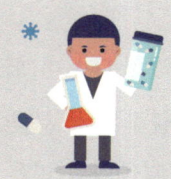

1) 개요

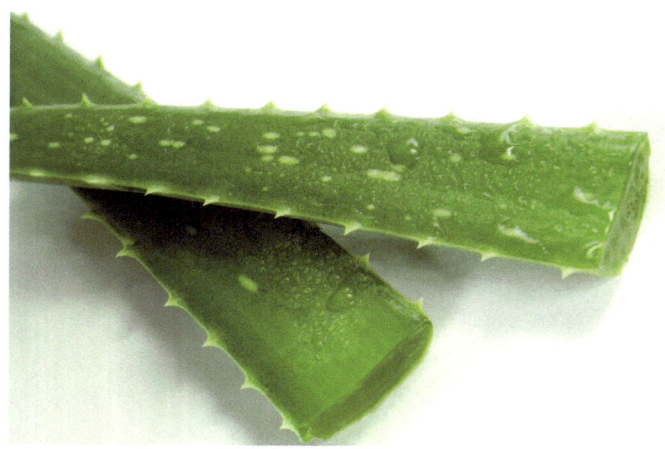

알로에는 백합과에 속하는 다년초이며, 다육질 잎을 갖는 다즙성의 CAM(Crassulacean Acid Metabolism) 식물로, 3,500년 이상 광범위하고 다목적인 민간 치료제로 널리 사용되어 왔다.

알로에를 원료로 한 건강기능식품 기능성원료에는 알로에 전잎, 알로에 겔, 알로에 추출물, 알로에 복합추출물 등이 포함되어 있으며, 알로에는 껍질까지 모두 포함하는 알로에 전잎과 하얀색 겔만 사용하는 알로에 겔 등으로 구분된다.

알로에 전잎에는 안트라퀴논, 알로인 등 즉 무수바바로인이 15~40% 함유되어 있으며, 기능성으로는 배변활동 원활에 도움을 줄 수 있다. 건강기능식품 인정 요건으로 알로에 전잎 제품의 일일 섭취량은 20~30mg으로 제한된다.

알로에 겔은 고형분 중에서 총다당체로 정하고 있으며, 그 함량이 30mg/g 이상 함유하고 있어야 하며, 기능성으로는 피부건강·장 건강·면역력 증진에 도움을 줄 수 있으며 일일 섭취량은 총다당체 함량으로서 100~420mg으로 제한된다.

2) 제조과정

알로에 겔의 원료는 잎 수확, 성분 추출, 농축, 탈색, 동결 건조, 분쇄 등의 과정을 통해 제조된다.

A. 알로에베라 잎 수확

신선한 알로에 식물의 바깥쪽 잎을 수확한다.

B. 성분 추출

알로에베라 잎을 잘라서 투명한 알로에베라 겔을 추출한다.

C. 농축

200:1로 농축 후 불순물을 여과시켜 깨끗한 알로에 겔을 만든다.

D. 탈색

색상을 맑게 해 주는 단계이다.

E. 동결 건조

동결보호제와 코팅제가 첨가된 농축액을 분말 형태로 제조하기 위해 동결건조를 실시한다.

F. 분쇄

동결건조가 완료된 알로에 겔을 분쇄한다.

G. 포장

분쇄가 완료되면 포장 단위에 따라 포장한다.

3) 기능성 물질

무수바바로인(Aloin A)

알로에 전잎의 기능성분은 안트라퀴논계화합물(무수바바로인으로서)을 2.0mg/g 이상 함유하고 있어야 한다. 알로에 전잎의 규격항목으로 성상, 안트라퀴논계화합물(무수바바로인으로서, 0.005% 이하), 대장균군을 정하여 관리하고 있으며, '배변활동 원활에 도움을 줄 수 있음'이라는 기능성을 표기할 수 있도록 설정되어 있다. 완제품의 경우 일일 섭취량을 무수바바로인으로서 20~30mg으로 정하고 있다.

알로에 겔의 기능성분은 고형분 중에서 총다당체로 정하고 있으며, 그 함량이 30mg/g 이상 함유하고 있어야 한다. 알로에 겔 제품의 규격 항목으로 성상, 총다당체, 안트라퀴논계화합물(무수바바로인으로서, 0.005% 이하), 대장균군을 정하여 관리하고 있으며, 피부건강, 장 건강, 면역력 증진에 도움을 줄 수 있음이라는 기능성을 표기할 수 있도록 설정되어 있다. 완제품의 경우 일일 섭취량을 총다당체 함량으로서 100~420mg으로 정하고 있다.

4) Q&A

Q1. 알로에 겔 어떠한 원리로 기능성이 나타나는 것일까요?

🅐 알로에 겔 효능으로는 크게 세 가지로 나누어 볼 수가 있다.

제일 먼저 가장 잘 알려진 것은 장 건강이다. 알로에 속에 들어 있는 안트라퀴논 성분 때문이다. 이것은 장의 수분 함량을 증가시키고 점액 분비를 자극하여 장의 연동을 증가시킨다. 위장, 소장에서 흡수되지 않고 대장으로 와서만 활성화가 되어 배변 활동에 많은 도움을 준다.

두 번째로는 피부건강에 도움을 준다. 알로에는 오래전부터 피부 트러블 및 상처 치료에 사용해 왔으며 화장품으로도 쉽게 접할 수 있다. 알로에 겔은 화상 및 피부 손상에도 효과적이며 항산화 성분이 들어 있어 자외선으로 인한 피부 손상 및 노화로 인한 손상에도 효과적으로 알려져 있다.

세 번째로는 면역력 증진이다. 각종 질병을 일으키는 박테리아와 균에 대응이 강하다. 알로에 성분인 아세틸화 만난은 혈소판과 백혈구의 수를 증가시키고 세포를 보호하여 면역력을 높이는 데 도움이 된다.

그 밖에도 혈당 조절, 구강 건강, 콜레스테롤 수치를 낮추는 데도 도움이 된다고 한다.

Q2. 알로에 전잎, 알로에 겔 어떠한 차이가 존재하나요?

A 알로에 기능성 원료는 알로에 베라, 알로에 아보레센스, 알로에 사포나리아의 전잎과 알로에 베라의 잎에서 분리한 겔이다.

* 알로에 기능성 원료의 종류

종류	알로에 전잎	알로에 겔
유형	고시형 원료	
기능 성분	안트라퀴논계화합물(무수 바바로인으로서) 2.0mg/g 이상	고형분 중에서 총다당체를 30mg/g 이상 함유 * 안트라퀴논계화합물(무수 바바로인으로서): 0.005% 이하(단, 알로에 겔 100% 기준, 원료의 농축배수 및 알로에 겔 환산 함량에 따라 환산 적용함)
기능성 (건강기능식품 공전)	배변활동 원활에 도움을 줄 수 있음	피부건강·장 건강·면역력 증진에 도움을 줄 수 있음
일일 섭취량	무수 바바로인으로서 20~30mg	① 피부 건강: 100~420mg ② 장 건강: 110~125mg ③ 면역력 증진: 100~290mg

Q3. 식품에 사용할 수 있는 알로에 원료는 무엇이 있을까요?

A 식품에 사용할 수 있는 알로에 목록으로는 아래 표와 같으며, 알로에 껍질을 제외한 잎 혹은 잎에서 얻은 액즙을 식품원료로 사용하도록 허가하고 있다.

품목명	이명 또는 영문	학명 또는 특성	사용부위(생약명)
베라 알로에	알로에 베라, Aloe barbadensis	Aloe vera (L.) Burm. f	잎(껍질 제외)
알로에	노회	Aloe barbadensis L. / Aloe ferox Miller / Aloe africana Miller 또는 Aloe spicata Baker의 잡종	잎에서 얻은 액즙(노회)
알로에 사포나리아	-	Aloe saponaria Haw	잎(껍질 제외)
알로에 아보레센스	알로에 아르보레스켄스, Aloe mutabil	Aloe arborescens Miller	잎(껍질 제외)

Q4. '알로에 전잎' 안전성 문제로 건강기능식품 원료에서 퇴출되는 이유는 무엇인가요?

A 알로에 전잎이란 알로에 잎에서 먹을 수 없는 부분을 제거한 뒤에 건조하거나 분쇄 및 농축하여 먹을 수 있도록 만든 것이다. 우리나라에서는 2008년부터 기능성 원료로 인정받았으며, 효능으로는 배변활동에 원활하게 도움을 주는 것으로 인정받아 건강식품에 활용이 되었다. 하지만 알로에 전잎이 기능성 원료에서 퇴출되는 이유는 하이드록시안트라센(Hydroxyanthracene derivatives), 'HADs' 유도체 성분 때문이다.

이 성분은 '안트라퀴논계화합물' 성분이며 알로에에 15~45% 함유되어 있다. 이것을 장기 섭취할 경우 대장 기능을 떨어뜨리고, 신장염이나 간염 등의 부작용이 발생할 가능성이 있다.

최근 유럽, 대만 등에서도 알로에 껍질이 포함된 알로에 전잎을 식품에 사용하는 것을 제한하였으나 '알로에 겔'은 알로에의 껍질이 제거된 제품이므로 건강기능식품 기능성 원료로 유지한다.

알로에 잎 구조

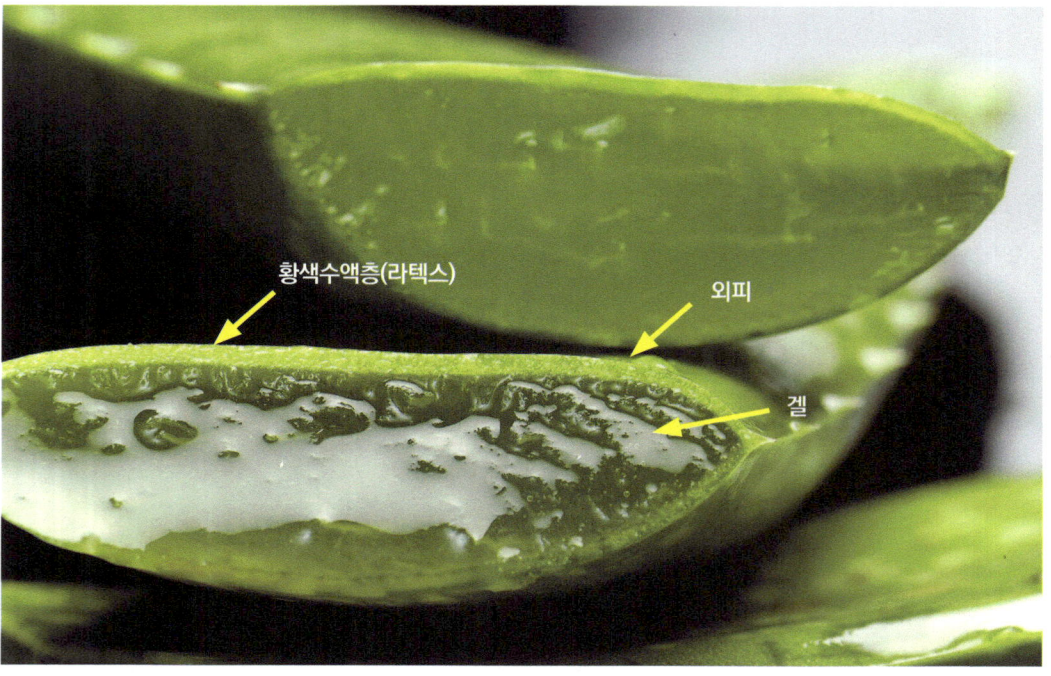

- 알로에 잎은 초록색 외피, 황색 수액층인 라텍스와 투명색 젤로 구성
- 라텍스에 안트라퀴논계 화합물(하이드록시안트라센 유도체, HADs)을 함유

Q5. 알로에(원료)는 대부분 동결건조 분말로만 생산되어 존재하나요?

Ⓐ 국제암연구기관에 올라온 알로에베라젤추출물은 그림에서 보듯 잎 펄프의 안쪽 부분만 획득하여 추출한 후 동결건조 하여 사용하고 있다.

즉 껍질 안에 있는 젤에는 아세틸화만난 등 다당체 및 미네랄 등 수용성 성분이 주성분이지만, 알로에 껍질 라텍스에는 알로인 및 유도체 등 오일에 가까운 성분이다.

알로에베라 전잎 추출물은 껍질을 벗기고 젤을 동결건조 사용하고 피부에는 장내 박테리아가 없기 때문에 안전하다.

알로에베라 전잎을 섭취할 경우는 알로인이 장내 박테리아로부터 가수분해가 되어 알로에모딘안트라논이 산화되어 알로에모딘안트라퀴논이 된다.

Q6. 알로에는 식품으로 섭취하는 것, 화장품으로서 바르는 것 어떤 것이 좋을까요?

Ⓐ 알로에는 많은 효능을 가진 식물이다. 알로에의 주된 효능은 신진 대사를 좋게 하고 면역력을 높여 주는 데 도움을 준다. 그뿐만 아니라 피부 건강에도 보습 효과 및 지성 피부를 중성화시키는 데 효과가 있다. 그렇기 때문에 알로에를 먹는 것뿐만 아니라 화장품 용도로 사용하는 것 모두 추천한다.

12 헛개나무과병추출물

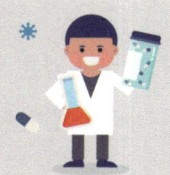

1) 개요

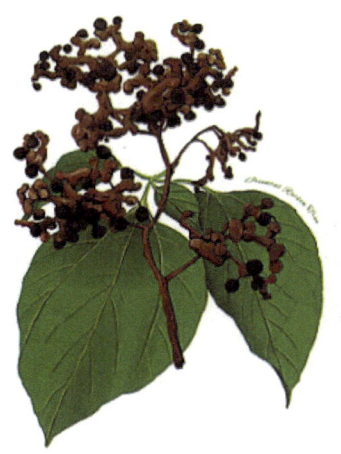
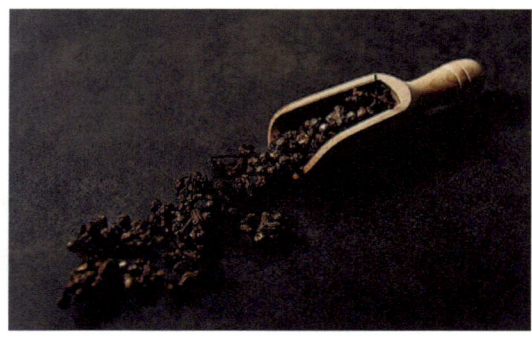

헛개나무의 학명은 *Hovenia dulcis*로 한약재로도 사용되어 생약명은 지구자(枳椇子)이다. 갈매나무과에 속한 헛개나무는 본초학에 따르면, 열병, 목마름, 구토, 딸꾹질, 소아 감적, 이뇨, 음주 중독 개선에 도움을 주는 것으로 알려져 있다.

우리는 편의점, 약국 등 다양한 유통채널을 통해 헛개나무열매를 사용하여 제조, 가공한 제품들을 찾아볼 수 있다. 음주 후 찾게 되는 숙취해소 음료 제품들에 반드시 들어가는 원료 중 하나가 헛개나무이다. 이만큼 우리는 헛개나무가 보편적으로 간에 관련하여 도움을 준다고 알고 있다. 하지만, 숙취해소에 도움을 주는 제품들은 건강기능식품이 아닌 일반 식품으로 제조과정에서 사용되는 원료가 다르다고 볼 수 있다.

식품의약품안전처에서 개별적으로 인정하는 기능성 원료(개별인정형 원료)의 정식 명칭은 '헛개나무과병추출분말'이며 헛개나무의 과병을 사용하여 제조된다. 과병은 '열매의 꼭지'라는 뜻으로 열매자루라고도 불리며, 헛개나무의 과병은 열매 주변에 자라나 불규칙적인 모양을 갖추고 있다.

우리가 흔히 인식하고 있는 헛개나무 제품들과 식품의약품안전처에서 건강기능식품 원료로 인정하고 있는 헛개나무과병추출분말은 기능성에서 다른 점이 있다. 현재 3곳의 업체에서 헛개나무과병에 대한 식품의약품안전처의 개별적인 기능성 원료 인정을 받았으며 공통적으로 '알콜성 손상으로부터 간을 보호하는 데 도움을 줄 수 있음'이라는 기능성을 인정받았다. 한 곳의 업체에서는 '운동능력 향상에 도움을 줄 수 있음' 및 '스트레스로 인한 피로 개선에 도움을 줄 수 있음'이라는 기능성을 추가로 인정받았다. 해당 기능성에 대한 효과를 얻기 위해 필요한 헛개나무과병추출분말 일일 섭취량은 2,460mg이다.

2) 제조과정

식품의약품안전처에서 기능성 인정을 받은 헛개나무과병추출분말의 제조 방법은 논문에 공개되어 있으며 주요 제조과정은 아래와 같다.

A. 헛개나무과병 수확 및 세척
지정된 재배지에서 지정된 재배시기에 맞추어 헛개나무과병을 수확 및 세척한다.

B. 열수 추출 및 농축
세척이 끝난 헛개나무과병을 물과 1:10 비율로 95°C에서 4시간 추출하고, 추출물의 수분을 증발시켜 고형분 함량 40%로 농축한다.

C. 부원료 혼합
열수 추출 및 농축을 하여 6:4 비율로 부형제인 덱스트린을 혼합한다.

D. 분무 건조 및 살균
덱스트린을 혼합한 헛개나무과병농축액을 분무 건조하여 분말이 되도록 가공/살균한다.

3) 기능성 물질

제조업체에서는 원료의 일정한 품질을 제공하기 위해 원재료 수급, 제조 공정, 지표성분, 지표성분 시험법 등을 표준화하며 원료의 성분 변동이 크지 않도록 관리한다. 이 과정을 위해 원료에 대한 지표성분이 필요하며 특이성, 대표성, 안정성 또는 용이성을 고려하여 설정하고 있다.

Quercetin

대부분의 제조업체에서는 원료의 지표성분을 설정하여 평균적으로 검출되는 지표성분의 함량을 기준 규격으로 설정한다. 천연물 원료는 특성상 매번 같은 함량이 검출되는 것이 불가능하여 지표성분 기준 함량의 80~120% 범위를 지켜 관리하게 된다. 이와 같이, 식품의약품안전처에서 기능성 원료 인정을 받은 생명의 나무의 헛개나무과병추출분말은 퀘르세틴(Quercetin)을 지표성분으로 설정하고 있다. 제조업체에서 주장하는 퀘르세틴의 기준 함량은 7.4㎍/g으로 제조된 원료 또는 제품의 퀘르세틴 함량이 5.92~8.99㎍/g 범위 내에서 검출되어야 한다.

헛개나무과병추출분말으로 제조된 제품을 구매할 때는 사용된 원재료의 부위 및 지표성분에 대한 함량이다. 기능성 원료로서 헛개나무과병추출분말로 되어 있는 건강기능식품을 구매해야 한다. 추가로 헛개나무과병추출물은 알코올성 간 손상으로부터 간을 보호하는 효능이 있으나, 간 질환이 있는 환자들은 섭취를 피하는 것이 바람직하다.

4) 숙취해소 제품과 헛개나무과병추출분말의 차이

식품으로 판매되고 있는 숙취해소 제품은 『식품 등의 표시 또는 광고 실증에 관한 규정』 제4조에 따라 인체적용시험 또는 인체적용시험 결과에 대한 정성적 문헌 고찰(systematic review)을 통해 과학적 자료로 입증하여 숙취해소에 대한 표시가 가능하다. 숙취해소 음료 또는 숙취해소제는 주로 음주 전후 갈증 및 숙취를 해소하기 위해 일회성으로 섭취한다.

하지만, 알콜성 손상으로부터 간을 보호하는 데 도움을 받고 싶거나, 운동능력 향상 및 피로 개선에 도움을 받고 싶을 때에는 식품의약품안전처로부터 인정받은 헛개나무과병추출분말로 가공(제조)되어 건강기능식품 인증마크가 표시된 제품을 섭취해야한다.

헛개나무과병추출분말로 진행한 인체적용시험은 일회성이 아닌 12주간 수행되어 효과를 입증하였으므로 간 보호, 운동 능력 향상, 피로 개선 등의 효과를 보고 싶다면 꾸준히 복용하는 것을 권장한다.

5) Q&A

Q1. 어떠한 작용으로 효능을 나타내게 되나요?

Ⓐ 식품의약품안전처에서 인정을 받은 헛개나무과병추출분말의 효능은 아래와 같은 작용기전을 따르고 있다.

① 알콜성 손상으로부터 간을 보호하는 데 도움을 줄 수 있음

동물실험(알코올 투여 모델)에서 마우스의 혈액 검사를 분석한 결과 헛개나무과병추출분말을 섭취한 마우스에서 알코올 탈수소효소 활성도가 증가하였으며 간효소인 alanine aminotransferase(ALT), aspartate aminotransferase(AST) 활성이 감소되고 세포가 손상되거나 파괴될 때 나오는 lactate dehydrogenase(LDH) 활성이 감소됨을 확인하였다.

② 운동능력 향상에 도움을 줄 수 있음

동물실험(treadmill을 이용한 강제 달리기 운동 모델)에서 랫드 혈액 검사를 분석한 결과 헛개나무과병추출분말을 섭취한 랫드에서 운동으로 인한 혈중 AST(아스파르테이트 아미노전이효소, 심근경색증이나 간질환의 지표가 되며, 과도한 운동 후에 상승하는 것으로 나타남) 활성이 감소되고 혈중 LDH(근활동 중 근세포에서 젖산 생성과 함께 세포 손상의 지표로 운동 후 활성이 증가하는 것으로 나타남) 활성이 감소되어 혈중 lactate(젖산 역치, 운동 시 증가하는 지표로 높은 강도의 운동으로 젖산역치가 발생함) creatine kinase(크레아틴인산화효소, 근손상을 유발하는 지표로 운동 후 증가하는 것으로 나타남) 농도가 감소됨을 확인하였다.

③ 스트레스로 인한 피로 개선에 도움을 줄 수 있음

동물실험(강제 수영 스트레스 유도 모델)에서 마우스 혈액 검사를 분석한 결과 헛개나무과병추출분말을 섭취한 마우스에서 스트레스 지표인 cortisol 및 adrenocorticotropic hormone를 감소하고 산화적 손상으로부터 골격근 조직을 보호하여 피로회복을 촉진시키는 것을 확인하였다.

Q2. 헛개나무과병추출분말은 음주 전과 후 언제 먹는 것이 좋을까요?

A 대부분의 숙취해소제는 일회성으로 음주 전 또는 음주 후에 섭취를 하지만, 음주 전에 섭취하였을 때 효과가 더 좋다고 한다. 이는 음주 전 숙취해소제를 섭취해야 알코올이 체내로 들어왔을 때 알코올 분해를 즉각 도와주어 숙취해소에 도움을 주기 때문이다. 다만, 헛개나무과병추출분말은 일회성으로 섭취하는 것보다는 꾸준히 복용하는 것을 권장한다.

헛개나무과병추출분말의 효능 평가 결과로는 평소 알코올 섭취로 인하여 간수치가 정상범위보다 높은 대상자들로 인체적용시험을 진행한 결과 12주간 하루 2,460mg 복용한 시험군의 간 수치가 감소되었다.

Q3. 간 건강 관련 건강기능식품들은 간 독성 유발 가능성이 없을까요?

A 간은 에너지 및 영양소 대사, 담즙의 합성, 빌리루빈 대사, 혈액응고, 약물 및 독소의 해독을 한다. 일반적으로 몸에 들어가는 모든 물질은 간을 거치며, 간은 독성 또는 해로운 물질로부터 몸을 보호하게 된다. 많은 양의 물질이 간을 거치게 되면 간에 부담이 가해지게 된다.

이는 의약품 및 건강기능식품, 일반식품에도 공통적으로 적용된다. 따라서, 식품의약품안전처에서는 건강기능식품 원료에 대한 안전성을 검토하며, 원료에 대한 독성 및 최대 섭취량을 고려하여 소비자들이 원료를 안전하게 섭취할 수 있도록 관리한다. 건강기능식품은 식품의약품안전처에서 안내하는 일일 섭취량에 맞도록 섭취해야 한다.

하지만 간 질환이 있는 사람은 건강기능식품을 섭취하더라도, 전문가와 먼저 상담하여 섭취 가능 여부를 확인해야 한다.

13 참고문헌

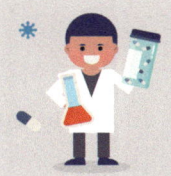

1) 2022건강기능식품 시장 현황 및 소비자 실태조사, 한국건강기능식품협회, 2022
2) 건강기능식품 정보, 식품안전나라
   (https://www.foodsafetykorea.go.kr/)
3) 국가통계 e-나라지표, 식품안전나라
   (https://www.mfds.go.kr/index.do)
4) 건강기능식품 생산 실적, 국가통계포털
   (https://kosis.kr)
5) 한국식품연구원, 인삼 산업 활성화를 위한 신공정 및 소재화 기술개발, 미래창조과학부, 2013
6) 경희대학교 산학협력단, Rg3, Rk1 성분이 강화된 흑삼 추출물을 이용한 주름개선 기능성 화장품 소재 개발, 중소기업청, 2015
7) 식품기획부, 2016 가공식품 세분시장 현황 인삼/인삼제품류 시장, 한국농수산식품유통공사, 2016
8) 국립농업과학원, 특용작물의 농약잔류성 시험기준과 방법 및 시험성적서 평가기준 설정, 농촌진흥청, 2016
9) 식품기준과, 홍삼, 식품의약품안전처, 2017
10) 박훈, Ginsenoside 대사에서 장내미생물의 역할과 유산균을 활용한 생물전환, KSLABP, 2019
11) 원예산업과, 2020 인삼통계자료집, 농림축산식품부, 2020
12) 한아름, 베트남 인삼 시장동향, KOTRA & KOTRA 해외시장뉴스, 2021
    (https://dream.kotra.or.kr/kotranews/cms/news/actionKotraBoardDetail.do?SITE_NO=3&MENU_ID=430&CONTENTS_NO=1&bbsSn=254&pNttSn=190673)

13) Gibson et al, Dietary modulation of the human colonic microbiota: Introducing the concept of prebiotics. J. Nutr, 1995

14) Hill et al, Expert consensus document: The International Scientific Association for Probiotics and Prebiotics consensus statement on the scope and appropriate use of the term probiotic. Nat. Rev. Gastroenterol. Hepatol, 2014

15) 건강기능식품정책과, 건강기능식품의 기준 및 규격 고시전문(제2018-67호), 식품의약품안전처, 2018

16) 식품기준과, 건강기능식품의 기준 및 규격 일부개정고시(제2021-65호), 식품의약품안전처, 2021

17) 발효유, 식품과학기술대사전
(https://terms.naver.com/entry.naver?docId=293762&cid=48181&categoryId=48265)

18) Mechanisms of Action of Probiotics, Orbitbiotech
(https://orbitbiotech.com/mechanisms-of-action-of-probiotics/)

19) 건강기능식품 원료별 정보, 식품안전나라
(https://www.foodsafetykorea.go.kr/portal/board/board.do?menu_grp=MENU_NEW01&menu_no=2660)

20) 이상선 외 8명, New 영양과학, 지구문화사, 2008

21) 건강기능식품기준과, 건강기능식품의 기준 및 고시(고시 제2010-7호), 식품의약품안전처, 2010

22) 수용성 비타민, 약학용어사전
(https://terms.naver.com/entry.naver?docId=5817207&cid=59913&categoryId=59913)

23) 건강기능식품정보, 식품안전나라
(https://www.foodsafetykorea.go.kr)

24) 이재환 외 2명, 전문가를 위한 식용유지학, 한림원, 2015

25) 윤석후 외 8명, 식용유지학, 수학사, 2015

26) American Oil Chemist's Society, 2006
27) American Association Cereal Chemists, Approved methods of the AACC, 8th ed., 1983
28) American Oil Chemist's Society, Official methods and recommended practices of the AOCS, 4th ed., 2006
29) 건강기능식품정책과, 프락토올리고당, 식품의약품안전처, 2015
30) 서이슬 외 1명, 올리고당의 이해, 한국유산균프로바이오틱스학회, 2015
31) Takumi et al, 1-Kestose, the Smallest Fructooligosaccharide Component, Which Efficiently Stimulates Faecalibacterium prausnitzii as Well as Bifidobacteria in Humans, Foods, 2018
32) 문기성, 프로바이오틱스, 프리바이오틱스 및 신바이오틱스 연구동향, 한국식품과학회, 2019
33) 황혜원 외 1명, 프리바이오틱스 최신 연구 현황 및 제품 개발 동향, Food Science and Industry, 2019
34) 식품기준과, 식품공전 해설서, 식품의약품안전처, 2019
35) Guarino et al, Mechanisms of Action of Prebiotics and Their Effects on Gastro-Intestinal Disorders in Adults, Nutrients, 2020
36) Pal Kaur et al, Plant Prebiotics and Their Role in the Amelioration of Diseases. Biomolecules, 2021
37) 식품기준과, 건강기능식품의 기준 및 규격 일부개정고시 (고시 제2021-65호), 식품의약품안전처, 2021
38) 건강기능식품 원료별 정보, 식품안전나라
(https://www.foodsafetykorea.go.kr/portal/board/board.do?menu_grp=MENU_NEW01&menu_no=2660)
39) 건강기능식품기준과, 건강기능식품의 기준 및 규격 일부 개정고시(고시 제2011-68호), 식품의약품안전청, 2011
40) 식품기준과, 모노그래프(밀크씨슬 추출물 편), 식품의약품안전처, 2021
41) Khazaei et al, A review on the mechanisms of the effect of silymarin 42) in milk thistle (Silybum marianum) on some laboratory animals. Veterinary Medicine and Science, 2022

43) 우르소데옥시콜산, Wikimedia
(https://ko.wikipedia.org/wiki/%EC%9A%B0%EB%A5%B4%EC%86%8C%EB%8D%B0%EC%98%A5%EC%8B%9C%EC%BD%9C%EC%82%B0)

44) 우르소데옥시콜산, Medscape
(https://reference.medscape.com/drug/carduus-marianum-holy-thistle-milk-thistle-344521#0)

45) 신원선, 식품첨가물로써의 이용을 위한 유청단백질의 가공, 식품기술, 1996

46) 건강기능식품정책과, 단백질, 식품의약품안전처, 2017

47) R. Wolfe et al, Factors contributing to the selection of dietary protein food sources, Clin Nutr, 2017

48) 식품기준과, 식품공전 해설서, 식품의약품안전처, 2019

49) Lynch et al, No Significant Differences in Muscle Growth and Strength Development When Consuming Soy and Whey Protein Supplements Matched for Leucine Following a 12 Week Resistance Training Program in Men and Women: A Randomized Trial, Int J Environ Res Public Health, 2020

50) 최효수 외 1명, 우유와 유제품의 살균기술, 한국식품과학회, 2020

51) E. Reed et al, Neither soy nor isoflavone intake affects male reproductive hormones: An expanded and updated meta-analysis of clinical studies, Reprod Toxicol, 2021

52) R.Krell, PROPOLIS, VALUE-ADDED PRODUCTS FROM BEEKEEPING, FAO, 1996

53) 박명윤 외 2명, 파워푸드 슈퍼푸드, 푸른행복, 2010

54) 식품기준과, 프로폴리스 추출물, 식품의약품안전처, 2015

55) 김성국 외 2명, 프로폴리스의 생물학적 특성. 한국생명과학지, 2021

56) 플라보노이드, Wikimedia
(https://ko.wikipedia.org/wiki/%ED%94%8C%EB%9D%BC%EB%B3%B4%EB%85%B8%EC%9D%B4%EB%93%9C)

57) Zhang et al, Activation of a mouse macrophage cell line by acemannan:

the major carbohydrate fraction from Aloe vera gel. Immunopharmacology, 1996

58) Ramamoorthy et al, Acemannan, a beta-(1,4)-acetylated mannan, induces nitric oxide production in macrophage cell line RAW 264.7. Mol Pharmacol, 1966

59) Pugh et al, Characterization of Aloeride, a new high-molecular-weight polysaccharide from Aloe vera with potent immunostimulatory activity. J Agric Food Chem, 2001

60) Lee et al, Acemannan purified from Aloe vera induces phenotypic and functional maturation of immature dendritic cells. Int Immunopharmacol, 2001

61) 배진홍, 한외여과 공정에 의한 알로에 베라 겔 농축, 한국생명공학회지, 2008

62) 이남재 외 1명, 전처리 농축 정도에 따른 Aloe Vera gel의 동결건조분말의 물성, 한국식품과학지, 2009

63) 윤선아 외 2명, 알로에 다당체 Acemannan의 면역증강 효능, 생약학회지, 2016

64) 김경록, 면역조절 기능성 식품의 구조 및 작용, BRIC, 2016

65) Aggett et al, "Scientific Opinion on the safety of hydroxyanthracene derivatives for use in food", EFSA Journal, 2017

66) 2017년 건강기능식품 상시적 재평가 결과보고서, 식품의약품안전처, 2017

67) 건강기능식품 시험법 선진화 연구, 식품의약품안전평가원, 2018

68) 2020년 식품의약품 통계연보, 식품의약품안전처, 2020

69) 안전감시국 식의약안전팀, 알로에 건강기능식품 안전실태조사, 한국소비자원, 2021

70) 이호승 외 2명, 쑥쑥 크는 건강식품…年7조 시장으로, 매일경제, 2021
 (https://www.mk.co.kr/news/business/view/2021/02/131092/)

71) Na et al, The Effects of Hovenia dulcis Fruit Hot Water Extracts on Anti-fatigue and Improvement of the Exercise Performance in SD Rats, Yakhak Hoeji, 2013

72) Na et al, Hotwater Extract of Hovenia dulcis Peduncle Improves

Exercise Performance and Anti-fatigue Effect in Mice, Korean Journal of Pharmacognosy, 2013

73) Na et al, Anti-fatigue Activity of Hovenia dulcis on a Swimming Mouse Model through the Inhibition of Stress Hormone Expression and Antioxidation, American Journal of Chinese Medicine, 2013

74) Park et a, A Randomized, Double-blind, Placebo-controlled Study to the efficacy and Safety of NMED-01and NMED-02 in Mild Alcoholic Liver Subjects, The Korea Journal of Herbology, 2013

75) Hong et al, Effects of Dextrin and β-cyclodextrin on Protective Effect of Hovenia dulcis Fruit Extract Against Alcohol-induced Liver Damage in vivo, Journal of Food Hygiene and Safety, 2015

76) Park et al, HPLC Determination of Bioactive Flavonoids in Hovenia dulcis Fruit Extracts, Journal of Chromatographic Science, 2015

77) Kim et al, A standardized extract of the fruit of Hovenia dulcis alleviated alcohol-induced hangover in healthy subjects with heterozygous ALDH2: a randomized, controlled, crossover trial, Journal of Ethnopharmacology, 2016

78) 국가생약정보 지구자 websearch (https://nifds.go.kr/nhmi/hbdc/ofcmhbdc/view.do?selectedDmstcOfcmNo=456&selectedMdntfNo=844&FindDrgnmNo=0&existMainPhoto=false&pageIndex=1&pageSize=10&searchText=%EC%A7%80%EA%B5%AC%EC%9E%90&searchTarget=all&sortField=prdlstNm&direction=ASC)

79) 전통의학 정보포털 지구자 websearch (https://oasis.kiom.re.kr/oasis/herb/monoDetailView_M05.jsp?idx=364&tab=5&keyword=&work_seq=null&srch_menu_nix=#view01)

PART 02

현직자가 답해 주는 건강기능식품 FAQ

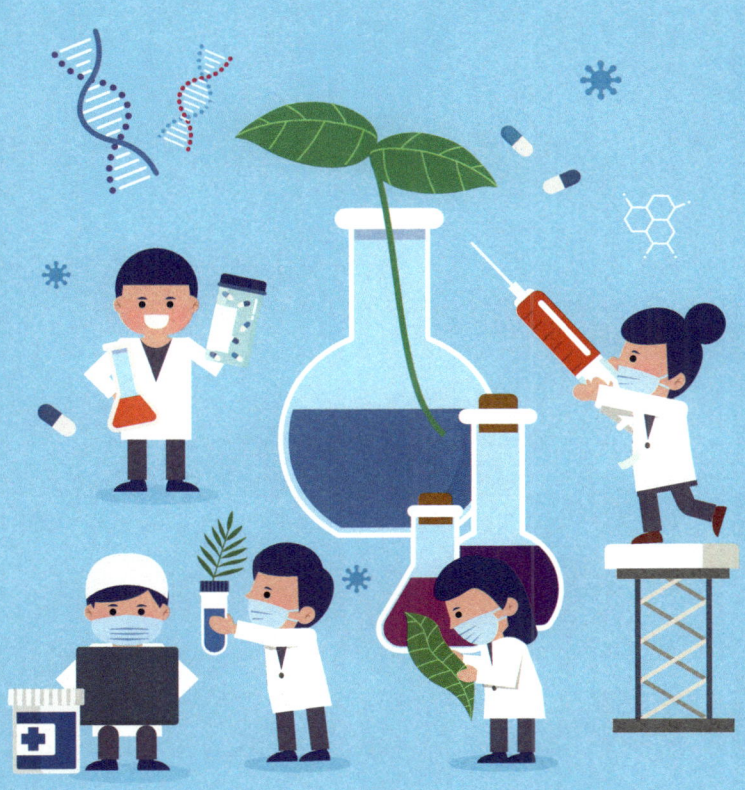

1. 일반식품, 건강기능식품, 일반 의약품의 차이

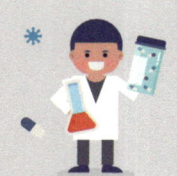

1) 정의와 기능

구분	일반식품(건강식품)	기능성표시 일반식품	특수용도식품	건강기능식품	의약품
정의	식품의약품 안전처에서 기능성이나 안전성을 인정받지 못한 경우 일반 식품	영양성분 28종, 건강기능식품 원료 29종을 활용한 기능성을 표시한 식품	식사를 대신하거나 보충하여 영양을 균형 있게 공급하는 식품	인체에 유용한 기능성을 가진 검증된 원료나 성분을 사용하여 제조한 식품	질병 진단·치료 또는 예방의 목적으로 사용되는 것
소비자층	일반 소비자	일반 소비자	질병, 수술 등 일반인과 생리적으로 특별히 다른 영양요구량을 가지거나 체력 유지·회복이 필요한 소비자	일반 소비자	일반 의약품: 일반 소비자 전문의약품: 의사의 진료를 받은 소비자

- **식품의 기능**

1차 기능	영양기능
2차 기능	식품의 맛, 향기, 텍스처 따위에 영향을 주는 감각 기능
3차 기능	생리 활성 성분이 질병 예방과 건강 향상에 도움을 주는 생체 조절 기능

기능성 식품은 물리적, 화학적 작용을 가하여 기능을 고도화시키는 것에 목적을 둔다. 이는 생체기능의 조절, 질병의 예방 및 방지를 기반으로 한 식품으로 지표 물질을 기반으로 분말, 정제, 캡슐, 과립, 액상, 환, 젤리 등의 형태로 다양한 유형의 제품으로 제조되고 있다.

기능과 목적, 형태에 따른 구분으로 일반식품, 기능성표시식품, 특수용도식품, 건강기능식품으로 구분되며 질병의 예방 및 방지의 목적이 아닌 치료의 목적을 기반으로 제조된 의약품으로 나누어진다.

제품군별 정의와 관련 제품

구분	법규	정의	설명	관련 제품
일반 식품	식품 위생법	'식품'이란 모든 음식물(의약으로 섭취하는 것은 제외한다)을 말한다. '건강 식품'이란 건강의 유지와 증진을 위하여 먹는 식품. 자연식품, 의약품과 유사한 효과를 내는 식품, 전통적으로 몸에 좋다고 하는 식품 등을 말한다.	- 범위 일반적으로 시중에 판매 중인 식품 & 기능성 표시를 할 수 없는 식품. - 요건 HACCP의 기준만 따르면 되고 다른 추가적인 심사 기준이 존재하지 않음. - 주의점 소비자들은 일반식품에 포함되어 있는 건강 식품과 건강기능식품을 많이 혼동하는 일이 발생. 건강식품은 건강에 좋다고 인식되는 제품을 일반적으로 통칭하는 것이므로 특정 기능성을 가진 원료, 성분을 사용해 안전성과 기능성이 보장되는 건강기능식품과 확연한 차이 발생.	대웅생명과학 녹용홍삼 CJ 구증구포 흑삼진
특수 용도 식품	식품 위생법	특수용도식품이란 조제유류, 영아용 조제식, 성장기용 조제식, 영·유아용 이유식(등록완료)/임산·수유부용 식품, 특수의료용도 등 식품, 체중조절용 조제식품 등을 말한다.	- 요건 식품을 소비할 대상이 영유아, 병약자, 노약자, 비만자 또는 임산부 등 영양요구량이 일반인과 비교할 때 특별히 구분되어야 함. 식품의 성분구성이 영양적으로 매우 우수하다 하더라도 그 식품의 용도가 일반식품과 비교하여 특별히 구별되지 않으면 특수영양식품으로 간주할 수 없음.	메디웰 당뇨식

			- 제조방법 특수영양식품은 식품원료에 영양소를 가감시키거나 식품과 영양소를 배합하는 등의 방법으로 제조된 식품이어야 함(단순히 일반식품에 영양성분을 첨가시켰거나 감소시켰다고 해서 이 요건을 충족시킨 것으로 간주할 수 없음). 특수 영양식품에 가감되는 영양소의 함량은 그 식품의 용도에 적합하도록 규격이 정해져야 하며 이 규격에 따라 제조된 식품만이 특수영양식품임.	메디웰 균형영양식 메디웰 유아 영양식
건강 기능 식품	건강 기능 식품에 관한 법률	"건강기능식품"이란 인체에 유용한 기능성을 가진 원료나 성분을 사용하여 제조가공한 식품을 말한다.	- 기능성 원료의 종류 '건강기능식품'은 기능성 원료를 사용하여 제조 가공한 제품으로 고시형 원료와 개별인정형 원료로 구분할 수 있음. ① 고시된 원료: 기능성원료는 식품의약품안전처에서 「건강기능식품 공전」에 기준 및 규격을 고시하여 누구나 사용할 수 있는 '고시된 원료' ② 개별인정형 원료: 개별적으로 식품의약품안전처의 심사를 거쳐 인정받은 영업자만이 사용할 수 있는 '개별인정형 원료' - 기능성 종류 '건강기능식품'의 기능성은 의약품과 같이 질병의 직접적인 치료나 예방을 하는 것이 아니라 인체의 정상적인 기능을 유지하거나 생리기능 활성화를 통하여 건강을 유지하고 개선하는 것을 말하는 것으로, '영양소 기능', '질병발생 위험감소 기능' 및 '생리활성 기능'이 있음.	대웅생명과학 프리바이오틱스 +프로바이오틱스 대웅제약 아이즈업 컴포트 (눈 건강)

			① 영양소 기능: 인체의 성장·증진 및 정상적인 기능에 대한 영양소의 생리학적 작용을 하는 기능. ② 생리활성 기능: 인체의 정상 기능이나 생물학적 활동에 특별한 효과가 있어 건강상의 기여나 기능 향상 또는 건강유지·개선 기능. ③ 질병발생 위험감소 기능: 식품의 섭취가 질병의 발생 또는 건강상태의 위험을 감소하는 기능.	
의약품	약사법	'사람이나 동물의 질병을 진단·치료·경감·처치 또는 예방을 목적으로 사용하는 물품 중 기구나 기계가 아닌 것'이다.	– 의약품의 종류 전문 의약품, 일반 의약품, 의약외품 – 주의점 '건강기능식품'이 질병에 간접적으로 작용하여 생체조절기능에 초점이 맞추어진 제품이라고 한다면 '의약품'은 질병에 직접적으로 관여하여 치료나 예방에 목적을 두고 있음.	전문의약품 대웅제약 '펙수클루정' 일반 의약품 대웅제약 '임팩타민 파워A' 의약외품 대웅제약 '우루샷'

구분	법규	정의	설명	관련 제품
기능성 표시 식품	식품 등의 표시·광고에 관한 법률	기능성표시식품은 안전성 및 기능성에 관한 일정한 과학적인 근거에 따라 식품관련 사업자의 책임 하에 특정한 보건 목적이 기대된다는 취지의 표시를 실시하는 것으로 소비자청 장관에게 신고된 것이다.	- 범위 건강기능식품의 기능성 원료 29종 및 식품의약품안전처장에게 인정받은 새로운 원료(개별인정형 원료)의 기능성 등은 표시. 어린이, 임산·수유부, 노인 등 건강 민감계층과 관련된 내용 등은 기능성 범위에서 제외함. - 요건 우수건강기능식품 제조기준 적용 업소에서 제조·가공된 원재료 또는 성분을 사용하여 인증기준적용업소 등에서 제조·가공되어야 함. 식품 등에 함유된 기능성 원재료 또는 성분의 함량은 1일 섭취기준량의 30% 이상을 충족하고 최대함량기준을 초과하지 않아야 함.	파스퇴르 쾌변 사과
		고시와 관계없이 「식품 등의 표시·광고에 관한 법률 시행령」 별표 1 제3호가목에 따라 「건강기능식품의 기준 및 규격」에서 정한 영양성분 (28개)의 기능 및 함량은 표시·광고 가능하다고 규정된다.	- 종류 비타민A, 베타카로틴, 비타민D, 비타민E, 비타민K, 비타민B1, 비타민B2, 나이아신, 판토텐산, 비타민B6, 엽산, 비타민B12, 비오틴, 비타민C, 칼슘, 마그네슘, 철, 아연, 구리, 셀레늄(셀렌), 요오드, 망간, 몰리브덴, 칼륨, 크롬, 식이섬유, 단백질, 필수지방산	대웅생명과학 파워비타씨 항산화작용 비타민C 500mg

식품, 의약품의 품목별 특징

일반식품	건강에 도움이 되는 성분이 함유되어 있지만 식품의약품안전처에서 기능성이나 안전성을 인정 받지 못한 경우 일반 식품에 속하게 된다.
기능성표시식품	과학적으로 기능성이 검증된 건강기능식품 기능성 원료 29종 및 영양소 28종을 활용한 기능 및 영양 강화식품으로 제품에 "○○효능에 도움을 줄 수 있다고 알려진 ○○성분이 들어있습니다" 라는 표시가 가능한 식품이다.
특수용도식품	영아, 유아, 병약자, 노약자, 비만자 또는 임산부, 수유부 따위의 영양 관리 목적 또는 식사를 대신할 수 있게 식품 원료에 영양소를 조절하여 만든 식품이다.
건강기능식품	건강기능식품은 건강을 유지 및 개선하는 데 도움을 주는 식품이다. 식품의약품안전처는 동물시험, 인체적용시험 등 과학적 근거를 평가하여 기능성원료를 인정하고 있으며, 건강기능식품은 이런 기능성원료를 가지고 만든 제품에 속하게 된다.
의약품	질병을 치료하거나 예방할 목적으로 식품의약품안전처에서 의약품 허가를 받아야 일반적으로 부르는 '약'에 속하게 된다.

일반 식품은 성분의 효능을 기대할 수 없다. 하지만 건강기능식품은 성분의 효능으로 인한 건강 유지 및 질병의 개선을 기대 할 수 있으며 의약품은 성분의 효능을 통한 치료나 예방을 목적으로 섭취하고자 하는 용도이다.

- 건강기능식품은 특정 기능성을 가진 원료, 성분을 사용해서 안전성과 기능성이 보장되는 일일 섭취량이 정해져 있고, 일정한 절차를 거쳐 건강기능식품 문구나 마크가 있는 제품이다. 반면, 건강식품은 건강에 좋다고 인식되는 제품을 일반적으로 통칭하는 것으로 건강기능식품 문구나 마크는 없다.

2) 특징

(1) 원료에 따른 분류

가정주부 김 모(50) 씨는 최근 tv 프로그램을 통해 비타민C의 중요성을 배워 가족과 함께 섭취하고자 비타민C를 찾아보았다. 하지만 인터넷 검색, 홈쇼핑, 마트, 약국에서 찾아보았을 때 너무 많은 제품이 있어 혼란을 느꼈다. 비타민 C가 들어 있는 식품도 있었고 약 모양을 한 캡슐, 발포형 등 매우 다양한 제품이 있었지 때문이다. 분명 같은 비타민C인데 일반 식품도 있었으며 건강기능식품, 일반 의약품으로 표시가 되어 있었다. 제약사가 만드는 의약품이라 품질에 더욱 믿음이 가지만 그렇다고 건강기능식품이라고 품질이 떨어지는 건 아닌 것 같다. 일반 식품, 의약품과 건강기능식품 비타민C에는 어떤 차이점이 있을까?

약국, 매장 진열대를 확인해 본다면 분명 같은 원료로 구성된 다양한 제품을 확인 할 수 있을 것이며 그때마다 소비자들은 어떠한 제품을 사야 될까 고민하는 현상이 종종 발생된다. 일반적으로 소비자가 가장 많이 접하고 가장 익숙한 비타민은 비타민C일 것이다. 그만큼 비타민C가 함유된 제품은 다양한 식품 유형이 있다. 예를 들어보자면 비타민C가 함유된 일반식품(오로나민C, HALLS, 비타C 박스 등), 건강기능식품(센트롬, 고려은단 비타민C 1000 등), 일반 의약품(아로나민 골드, 레모나, 고려은단 비타민C 등)으로 존재하며 같은 비타민이지만 일반식품, 건강기능식품, 일반 의약품으로 구분되는 것을 확인할 수 있다. 이처럼 같은 성분이라도 다른 식품 유형을 가진 제품이 존재함으로 구매할 때 항상 자신에게 맞는 제품을 고르고자 노력해야 한다.

(2) 같은 성분이지만 다른 유형의 제품

유형별 차이

구분	의약품	건강기능식품	기능성표시식품	일반식품
소관 법률	약사법	건강기능식품법	식품위생법 및 식품 등의 표시·광고에 관한 법률	식품위생법
소관부처	식품의약품안전처	식품의약품안전처	식품의약품안전처	제조 가공업 신고 (시/군/구)
표시/광고	허가된 효능, 효과 (유효성) 기재 약효에 대한 성분만 표시하면됨	인정된 범위내에서 기능성 표시 허용 원재료명에 투입된 모든 원료를 표시	건강기능식품의 기능성 원료 29종 및 식품의약품안전처장에게 인정받은 새로운 원료의 기능성 등은 표시·광고를 허용 기능성 내용 및 "본 제품은 건강기능식품이 아닙니다" 라는 문구를 주표시면에 표시하여야 함	허위표시, 과대광고가 아닌 범위 내 유용성 표시 허용
	사전심의 (O)	사전심의 (O)	사전심의(O)	사전심의(x)
품질관리 기준	GMP(의무)	GMP(의무)	건강기능식품 GMP업소에서 생산한 기능성 원료 HACCP 인증을 받은 업소에서 제조·가공한 식품	HACCP (유형별 의무사항)
부작용관리	부작용 보고	부작용 보고	해당 없음	해당 없음

함량 시험	비타민 복합제제 (90.0~150.0%) 비타민 단일제제 (90.0~130.0%)	표시량의 80~150%(원료에 따른 차이가 존재)	기능성 함량 1일 섭취량의 30% 이상 최대함량기준을 초과하지 않은 함량	해당 없음
제제학적 시험	미생물한도 시험 붕해/용출 시험 제제 균일 시험법	붕해 시험	해당 없음	해당 없음

앞선 표에서 보았듯이 일반식품, 기능성 표시제품, 건강기능식품, 일반 의약품에 적용되는 기준과 법령의 차이는 매우 확연하게 차이가 나며 자신이 원하는 목적에 맞는 제품을 섭취하여야 최대한의 효율을 얻을 수 있다.

(3) 각 식품 유형을 구별하는 방법

가. 구분하기 가장 쉬운 방법은 먼저 제품 포장지를 확인하는 방법

나. 국가기관 포털을 통하여 제품을 검색하는 방법
- 건강기능식품, 의약품의 경우 국가기관 포털을 통해 검색 가능하다.
- 건강기능식품(식품안전나라, 건강기능식품 검색)
- 의약품(의약품안전나라, 의약품 등 정보 검색)

다. 제품 포장지를 통한 확인 방법

제품 포장지 확인하는 방법		
일반식품	제품 앞면에 기능성, 효능과 관련된 어떠한 문구도 확인할 수 없으며 주로 제품에 포함된 원료가 제시되어 있다.	
기능성 표시 일반식품	제품 앞면에 "해당 제품은 건강기능식품이 아닙니다"라는 문구와 "○○ 효능에 도움을 줄 수 있다고 알려진 ○○ 성분이 들어있습니다"라는 표시문구가 존재한다.	

건강기능식품	건강기능식품으로서 인증을 받은 제품일 경우 GMP, 건강기능식품이라는 문구가 반드시 존재한다.	
일반 의약품	일반 의약품으로서 인증을 받은 제품인 경우 제품 전면에 일반 의약품이라는 문구가 반드시 존재한다.	

(4) 비슷한 이름으로 소비자들이 혼동할 수 있는 제품

가. 의약품에서 건강기능식품으로의 변화

종합비타민 제제 시장이 포화 상태가 되면서 몇몇 광고 품목만 살아남는 현상이 발생하여 중소업체들 제품은 매출이 거의 나오지 않는 현상이 발생하고 있다. 그래서 언제부턴가 공급이 중단하였으며 해당 제품은 건강기능식품으로 전환, 출시해 마트용으로 공급을 진행하는 형상이 많아져 소비자들에게 혼동을 줄 수 있는 현상이 연출되고 있다.

나. 건강기능식품으로의 재출시 목적

이러한 현상이 많아지는 이유는 건강기능식품으로 전환을 한다면 유통망을 확대하면서 일반이 대한으로 홍보 및 마케팅에 주력해 매출이 성장하는 효과가 있다. 또한 약국 유통은 정책이 까다로워 많은 제약이 존재하였다면 일반 유통은 상대적으로 제약이 적다는 이유도 작용을 한다. 해당 이유로 현재 많은 제약 업체들이 기존의 일반 의약품을 건강기능식품으로 전환을 고려하고 있어 많은 기존의 제품과의 더욱 많은 혼동이 예상된다.

건강기능식품으로 재출시된 의약품

구분	센트룸	베로카	비타민 C1000	살사라진	토비콤
제조사 (성분, 종류)	화이자 (종합 비타민, 일반 의약품)	바이엘코리아 (종합비타민, 일반 의약품)	고려은단 (비타민 C, 일반 의약품)	휴온스(복부 비만 치료제, 일반 의약품)	안국 약품 (눈 영양제, 일반 의약품)
건강기능식품으로의 변경 연도	2017년	2019년	2011년	2021년	2021년

과거 일반 의약품으로 분류되던 많은 제품들이 현재는 건강기능식품으로 재출시되고 있는 상황이다. 이에 따라 평소 먹는 종합 비타민 제품이 있다면 자신이 섭취하고 있는 제품이 건강기능식품인지 일반 의약품인지 확인해 보는 것이 좋다.

(5) 소비자들이 자주 오해하는 제품

가. '건강기능식품'으로 인지되는 '건강식품'

- **슈퍼푸드**

건강에 관심 있는 소비자들은 일각에서 '슈퍼푸드'라는 말을 많이 들어 보았을 것이라 생각한다. 슈퍼푸드의 일종으로 미국의 영양학 권위자인 스티븐 프랫(Steven G. Pratt) 박사가 세계적인 장수 지역인 그리스와 오키나와의 식단에 공통적으로 등장하는 먹을거리 14가지를 선정하여 섭취를 권장한 건강식품을 말한다. 대표적인 슈퍼푸드에는 아몬드와 블루베리, 브로콜리, 단호박, 밤, 콩, 케일, 귀리, 오렌지, 연어, 플레인 요구르트가 있다.

영양소가 풍부하거나 면역력을 강화시키고 대부분 저칼로리라는 점이 특징이다. 이러한 이유로 인해 뉴스에서 슈퍼푸드를 섭취하면 몸에 좋다고 알려져 있어 일반 소비자들은 슈퍼푸드를 건강기능식품으로 오해하는 현상이 발생하고 있다. 그러나 식약처로부터 기능성을 인정받은 원료가 아닌 천연물 원료 소재를 기반으로 하기에 건강기능식품으로 오인 또는 혼동을 야기할 수 있다.

사전적인 정의로서 살펴보자면 '슈퍼푸드'는 '건강을 증진시키는 다양한 요소들로 이루어진 영양 밀도가 높은 음식들'이라고 통상적으로 불리는 마케팅 용어이다. '슈퍼푸드'는 기능성 함량, 복용 용량에 대한 정확한 기준이 있는 건강기능식품과는 엄연히 다른 식품으로서 섭취하였을 때 건강을 조금 더 고려할 수 있는 '건강식품'이라고 보는 편이 가까울 것이라고 생각한다.

- **효소**

SNS 등의 광고를 보게 되면 매우 다양한 효소 제품이 존재한다는 것을 알 수 있으며, 다이어트, 속쓰림 감소 등 몸에 좋은 작용을 한다고 광고가 되어져 있다. 하지만 대부분의 효소 제품은 건강기능식품이 아닌 일반 식품군으로 분류되고 있다. 실제 식품의약품안전처의 '건강기능식품' 제품명 검색란에 '효소'를 검색해 보면 단 18개의(2022년 8월 14일 기준) 제품밖에 없는 것을 알 수 있다. 또한 직접적으로 효소를 섭취하는 것이 아닌 효소를 사용하여 기능성 성분의 함량, 흡수율 등을 증가시키고자 효소를 사용한 사례밖에 존재하지 않는다.

• 크릴오일

최초 기름을 녹이는 기름으로 광고가 되었으며 인지질 56%, 58%로 소구 기존 어유(해양 상위포식자) 등에 대비 먹이사슬 최하위에 자리 잡고 있어 중금속으로부터 보다 안전함을 강조하였으며, 성인병, 고콜레스테롤 식이환자 등에게 급여를 권장하였다. 하지만 건강기능식품으로서는 허가되지 않았기에 때문에 '정제어유(일반식품)'으로 제조 및 판매되고 있다.

크릴오일을 이용한 제품

구분	일반식품	일반식품
제품 사진		
제품명 (제조사)	리턴업 남극 크릴오일(CJ웰케어)	남극크릴100(대웅생명과학)

나. '의약품'으로 인지되는 '건강식품'

• 한방제품

한방제품이라고 한다면 쌍화탕, 경옥고, 우왕청심환등 약국에 가면 우리에게 익숙한 다양한 제품을 확인할 수 있다. 하지만 우리에게 익숙한 제품 속에서도 일반 의약품, 일반 식품 등 제품마다 분류가 다르게 되어있다.

첫째, '탕'이라는 글자를 유심히 보자. 한방제품이라고 한다면 '쌍화탕'이라는 제품은 대부분의 소비자들은 알고 있을 것이다. 하지만 시중에 판매되고 있는 제품을 확인해 본다면 '쌍화탕', '쌍화골드', '진쌍화' 등의 이름이 비슷한 제품이 많아 소비자들이 제품을 구매할 때 많은 혼동을 주곤 한다.

가장 큰 차이는 식품의약품안전처에서는 일반 의약품으로 분류된 제품에만 '탕'이라는 문구를 넣을 수 있도록 규제를 설정하였다. 한방 제품 구매 시 제품명에 '탕'이라는 글자가 보인다면 일반 의약품이라고 생각하고 '탕'이라는 글자가 없다면 성분표를 확인하여 어떠한 식품의 유형인지를 확인하고 섭취하는 것이 바람직하다.

쌍화를 이용한 일반 의약품과 일반식품

구분	일반 의약품	일반식품
제품명	쌍화탕(광동제약)	쌍화골드(대웅생명과학)

둘째, 한방제품 중 현대에서도 의학적인 가치를 인정받아 일반 의약품으로 분류된 것이 존재한다. 가장 큰 예로 경옥고, 공진단, 우황청심원이 존재한다. 3가지 한방제품은 예로부터 왕실과 고위 관료들만 복용했을 만큼 귀한 대접을 받은 한방제품으로 현대에서 또한 효능 인정받아 일반 의약품으로 분류가 되었다.

하지만 경옥고, 공진단 또한 쌍화탕과 쌍화골드처럼 일반식품으로 분류되나, 경옥골드, 경공단 등 유사한 이름의 제품들이 있으니 제품 구매 시 성분표를 확인하여야 한다.

한방 소재 및 제품명을 활용한 식품 및 의약품

구분	건강기능식품	인삼·홍삼음료	기타가공품
제품명	광옥고	경옥골드	상아공진보
	일반 의약품	**일반 의약품**	**일반 의약품**
	경옥고	공진단	우황청심원

(6) 유통채널에 따른 제품의 분류

식품, 의약품, 건강기능식품 등 판매 채널에 따라 유통 가능한 품목들을 하기와 같이 정리하였다. 제품명과 판매되는 유형의 품목들을 확인하여 구매하고자 하는 제품의 유형을 확인할 수 있다.

유통처별 판매 가능 유형

편의점	일반 의약품(안전상비의약품), 의약외품, 건강기능식품, 일반식품
약국	전문의약품, 일반 의약품, 의약외품, 건강기능식품, 일반식품
온라인	건강기능식품, 의약외품, 일반식품
마트, 슈퍼	일반 의약품(안전상비의약품), 의약외품, 건강기능식품, 일반식품
다단계판매업 및 방문판매업	건강기능식품, 일반식품

2 HACCP 및 GMP 인증마크의 의미와 차이

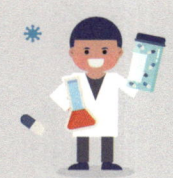

1) 인증마크의 의미

건강기능식품을 구매할 때, 포장재에 아래와 같은 인증마크가 표시되어 있는 것을 볼 수 있다. 이러한 인증마크를 반드시 확인하고 구매하라는 말을 익히 들어 보았을 것이다. 그런데 인증마크를 보아도 각각 무엇을 인증받은 것인지 정확히 알기 어렵다. 제품명이나 사용된 원료가 유사한 제품이지만, 표시된 인증마크와 제품의 유형이 다른 경우가 있어 혼란을 더한다. 이번 장에서는 각 인증마크의 의미와 차이에 대해서 알아보고, 똑똑하게 구별하는 방법을 서술하였다.

식품산업 분야에 사용되는 주요 인증마크

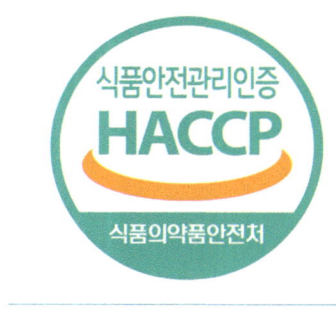	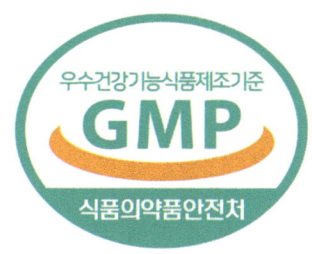	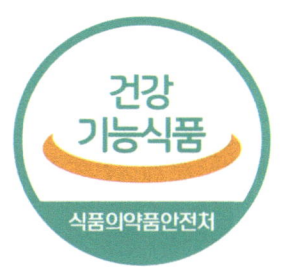
HACCP	GMP	건강기능식품

2) 포장재 속 건강기능식품 인증마크

건강기능식품 인증마크가 표시된 제품은 식약처에서 인정한 기능성 원료를 사용하였으며, 그 함량이 식약처에서 정해 준 기준 범위 내에 있고, 정해진 검사 및 평가를 통과하였음을 의미한다. 원료 함량의 기준 범위는 식약처에서 안전성과 기능성을 보증할 수 있는 만큼으로 설정한 것이다. 함량이 기준 범위보다 초과거나 미달이면, 부작용을 초래하거나 효능이 나타나지 않을 수 있으므로 건강기능식품이 아니며, 인증마크를 부여받을 수 없다. 일반식품이나 기능성표시식품이 만약 건강기능식품과 동일한 기능성 원료를 사용하더라도, 함량의 차이나 기능성 평가의 부재, 제조방법의 차이 등으로 건강기능식품이 되지 못하는 경우가 많다. 특히 일반식품의 경우에는 아무리 기능성 원료가 함유되어 있더라도 기능성분(지표성분)의 함량이 미미해 기능성을 기대하면 안 된다. 혹은 기능성 평가가 되지 않은 제품일 수 있다. 따라서 '기능성'에 대해 기대가 있는 소비자라면, 건강기능식품 마크를 꼭 확인해야 하는 것이다.

또한 건강기능식품 인증마크가 표시된 제품은 GMP 인증 업체에서 제조된 건강기능식품이라는 것을 의미한다. 기능성표시식품 및 일반식품의 경우에는 유형별로 HACCP 인증을 받은 업체에서 제조하는 것이 의무이고, GMP 인증은 건강기능식품 제조업체에만 의무 적용이다. HACCP과 GMP의 의미와 차이에 대해서는 뒤에 서술하겠으며, 두 인증 모두 제품의 안전성, 안정성 보증을 목표로 한다.

3) 포장재 속 GMP 인증마크

(1) GMP란?

건강기능식품을 제조하는 영업자는 우수한 건강기능식품의 제조 및 품질관리를 위하여 식품의약품안전처장이 고시하는 우수건강기능식품 제조 및 품질관리 기준(이하 '우수건강기능식품제조기준')을 준수하여야 한다. 우수건강기능식품제조기준(이하 'Good Manufacturing Practices' 또는 'GMP')이란, 품질이 보장된 우수한 건강기능식품을 제조·공급하기 위하여 제조공정의 구조 설비를 비롯하여 건강기능식품의 원료·자재 등의 구입으로부터 제조·포장 등 모든 공정관리와 출하에 이르는 제조 및 품질관리 전반에 걸쳐 지켜야 할 사항을 규정한 기준이다.

2022년부터 모든 건강기능식품은 GMP 기준 적용 업소에서 의무적으로 생산되어 왔다.

- **참고(GMP 의무적용 시점)**
- 연 매출 20억 이상 건강기능식품 제조업체('18.12. 적용 완료)
- 연 매출 10억 이상 건강기능식품 제조업체('19.12. 적용 완료)
- 연 매출 10억 미만 건강기능식품 제조업체('20.12. 적용 완료)
- '17.02.14. 이후 신규 건강기능식품 제조업체(영업 허가 시점부터 적용)

지방청별 건강기능식품 GMP 지정 현황('21.08. 기준)

전체 (GMP)	서울청		부산청		경인청		대구청		광주청		대전청	
	지정	미지정	지정	미지정	지정	미지정	지정	미지정	지정	미지정	지정	미지정
443 (421)	60	3	24	2	89	5	20	3	59	3	169	5

- 코로나19 장기화로 GMP 지정 준비 중인 33개소 의무적용 시기 1년간 유예 ('21.12.01)
- 유예업체 중 GMP 지정 9개소, 폐업 4개소, 진행 중 20개소
- GMP 미지정 22개소: 유예 20개소, 휴업 2개소

(2) GMP의 개요 및 종류

가. GMP의 종류와 차이

구분	건강기능식품 GMP	KGMP	cGMP
적용 제품	건강기능식품	의약품	화장품
적용 법률	건강기능식품에 관한 법률, 식품 등의 표시광고에 관한 법률	약사법	화장품법

나. GMP 조직도

GMP 적용업소는 하기 조직도와 같이 공장 내 업무에 따라 책임 소재 및 담당 업무를 명확히 분류한다. 제조관리부서와 품질관리부서는 GMP라는 공동의 목표 아래 각기 다른 팀별 과업을 가지고 있으므로, 팀간 건전한 견제와 원활한 GMP 협업을 위해 반드시 나누어 존재한다. 제조관리부서는 주로 생산 일정이나 수량, 수율, 납기에 목표를 두고, 품질관리부서는 생산 전·중·후로 제품이 법적 및 자사 기준에 적합한지 확인하고 보증하는 것이다. 담당과 책임을 명확히 함으로써, 효율적인 GMP 운영이 가능해지고 문제 발생 시 추적이나 해결이 쉬워진다.

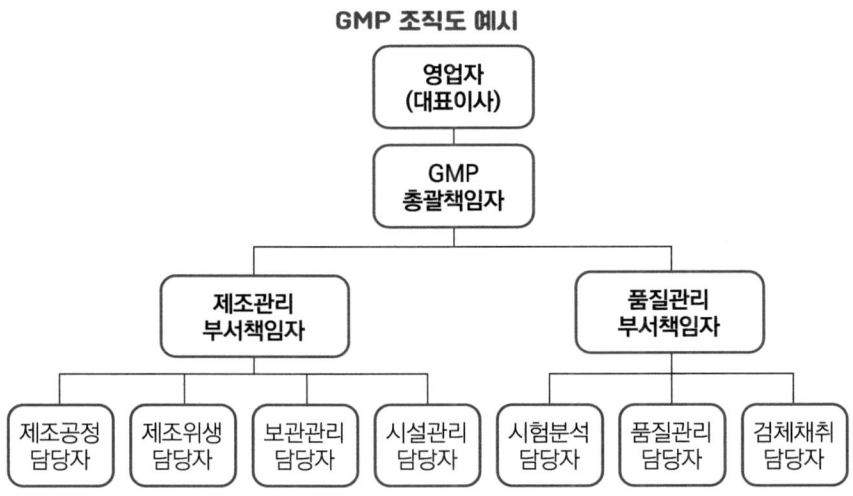

다. GMP 4대 기준서

건강기능식품 GMP 인증을 받기 위해서, 조직도 구성 외에 준비해야 할 사항이 있다. 'GMP 4대 기준서'라고 불리는 문서인데, 쉽게 말해 공장의 매뉴얼이다. 4대 기준서의 정확한 명칭은 제품표준서, 제조관리기준서, 제조위생관리기준서, 품질관리기준서인데, 건강기능식품제조영업자는 건강기능식품의 제조관리와 품질관리를 적절히 이행하기 위하여 기준서를 작성하고 공장 내 비치하여야 한다. 기준서 내용으로는 원부자재, 반제품, 완제품의 규격부터 공장 내 시설설비 및 위생 기준, 다양한 품질검사 내용까지 거의 모든 사항들을 규정하고 있다고 해도 무방하다.

(3) GMP의 역사와 필요성

우리나라에서는 1977년 KGMP(우수의약품 제조 및 품질관리기준)가 제정됐으나 당시 자율적용이라 활성화되지는 못했다. 1980년대에 이르러 제약업계에 도입되었고 1995년 5월부터 모든 제약회사에 GMP 실시가 의무화되었다. 이후 화장품, 위생용품에 도입되었고, 2004년부터는 건강기능식품에도 도입되었다. 식품의 경우에는 당시 식약청 고시 제2004-7호「우수건강기능식품제조기준(GMP)」에 따라 일반식품이 아닌 건강기능식품에만 적용된다. 2020년 12월 1일부터는 매출액이 10억 미만인 건강기능식품을 제조하는 업체까지도 GMP 의무적용이 시행되고 있다. 미국, 유럽, 일본 등 선진 각국은 건강기능식품과 식이보조제의 제조에 있어 GMP 적용을 권장하는 것이 글로벌 추세다.

GMP는 원부자재의 구입부터 완제품의 출하에 이르기까지 건강기능식품의 모든 공정 단계에 기준을 만들고 지키며 표준화 및 체계화된 관리를 하는 것이다. 이렇게 관리함으로써 일관된 품질의, 안전하고 안정되고 유효한 건강기능식품을 생산하는 것을 보증한다.

이와 같이 GMP는 우수한 품질의 건강기능식품을 만든다는 것 자체로도 의미가 있지만, 제품 포장재에 인증마크를 부여함으로써 소비자에게 양질의 정보를 제공하여 구매의 주체성을 높이고 선택권을 넓혀 준다는 의미도 있다. 기능성표시식품이나 일반식품이 아닌 건강기능식품을 구매하고 싶은 소비자라면 '건강기능식품 인증마크' 혹은 'GMP 인증마크'를 확인하면 되니까 말이다.

(4) GMP 인증 취득 과정

건강기능식품제조업소가 GMP 인증을 받기 위해서는 아래와 같은 절차를 거쳐야 한다.

가. 영업의 허가

A. 영업의 허가

건강기능식품제조업(영업소에 대한 식품의약품안전처장의 허가)

B. 영업의 신고

건강기능식품판매업(영업소 소재지의 시장·군수·구청장에게 신고)

나. GMP 인증

영업 허가를 마친 건강기능식품제조업소는 서류 및 현장 심사를 거쳐 GMP 인증을 취득한다. 식약처는 불시점검, one-strike out 제도(1회 부적합 시 인증 취소)를 적용하여 건강기능식품제조업소가 상시 GMP 적용 상태를 유지하도록 하고, 부적격인 업소는 즉시 퇴출시킨다.

GMP 실시상황 평가표

구분		실시상황평가표			
		평가점수	점수비중(%)	평가항목 수	항목비중(%)
시설	작업장	30	15	15	10.6
	보관시설	3	1.5	2	1.4
	제조 및 품질관리 시설	12	6	6	4.2
	소계	45	22.5	23	16.2
기준서	제품표준서	15	7.5	13	9.2
	제조관리기준서	25	12.5	22	15.5
	제조위생관리기준서	15	7.5	12	8.4
	품질관리기준서	15	7.5	7	4.9
	소계	70	35	54	38.0
구성 및 책임자	소계	18	9	13	9.2
관리	제조공정관리	14	7	14	9.9
	제조위생관리	7	3.5	6	4.2
	보관관리	20	10	17	12.0
	품질관리	8	4	6	4.2
	시설관리	6	3	3	2.1
	공통사항관리	7	3.5	5	3.5
	소비자보호	5	2.5	1	0.7
	소계	67	33.5	52	36.6
합계		200	100	142	100

(5) GMP 인증마크 보증 내용

내용을 정리해보면, '건강기능식품 GMP' 인증마크가 보증하는 것은 다음과 같다. 제품의 안전성, 유효성, 안정성을 보증하는데, 이는 인체에 위해가 없고, 기능성이 유효하며, 품질이 안정적인 건강기능식품을 제조한다는 것을 의미한다. 최종 건강기능식품 품질뿐만 아니라, 그 생산과정 또한 검증된다. 까다로운 기준에 적합한 공장 내 시설 설비, 도구를 이용하여 검증된 작업자가 제품을 생산하는 것이므로, 믿고 섭취할 수 있다. 또한 GMP는 문제 발생 시 소비자 보호까지 보증해 준다.

- 참고 (GMP 관리활동의 주요평가내용 中 소비자보호)
- 소비자 상담 및 불만신고 사항 기록관리 확인
- 소비자불만 발생보고서, 처리절차서, 처리보고서 및 불만접수관리대장 등 확인
- 상담(불만) 내용에 대한 신속 조사 실시 확인
- 원인 규명의 적절성 확인
- 조치결과의 적절성 확인(발생 원인에 대한 재발방지 대책 수립 및 소비자에게 발생원인 회신 등의 적절한 조치를 취하고 있는지 확인)
- 불만처리 내용에 대한 기록관리 적정성 확인(대표자에게 반드시 보고 필요)

4) 포장재 속 HACCP 인증마크

(1) HACCP이란?

해썹(HACCP)은 위해요소분석(Hazard Analysis)과 중요관리점(Critical Control Point)의 영문 약자로서 해썹 또는 식품안전관리인증기준이라 한다. 위해요소 분석이란 '어떤 위해를 미리 예측하여 그 위해요인을 사전에 파악하는 것'을 의미하며, 중요관리점이란 '반드시 필수적으로 관리하여야 할 항목'을 뜻한다.

즉 해썹(HACCP) 제도는 제품의 원재료부터 제조, 가공, 보존, 유통, 조리단계를 거쳐 최종 소비자가 섭취하기 전까지의 각 단계에서 발생 가능한 생물학적, 화학적, 물리적 위해요인들을 과학적으로 분석(위해요소분석)하고 사전에 위해요인의 발생을 차단함(중요관리점)으로써 소비자에게 안전하고 깨끗한 제품을 공급하는 위생관리 체계이다. 해썹(HACCP)은 전 세계적으로 가장 효과적이고 효율적인 식품 안전 관리 체계로 인정받고 있으며, 미국, 일본, 유럽연합, 국제기구(Codex, WHO, FAO) 등에서도 모든 식품에 해썹을 적용할 것을 적극 권장하고 있다.

HACCP 의무적용 유형(업체) 목록

	식품 HACCP
의무적용 유형 (업체)	어묵, 냉동수산식품(어류·연체류·조미가공품), 냉동식품(피자류·만두류·면류), 빙과류, 비가열음료, 레토르트식품
	배추김치, 즉석조리식품(순대)
	어육소시지, 음료류, 초콜릿류, 특수용도식품, 과자·캔디류, 빵류·떡류, 국수·유탕면류, 즉석섭취식품
	매출액 100억 이상 제조업체

축산물 HACCP	
의무적용 유형 (업체)	도축업, 집유업(농식품부 위탁)
	축산물가공업(식육가공업, 유가공업, 알가공업)
	식용란선별포장업

(2) HACCP의 개요 및 종류

가. HACCP 인증마크 종류와 차이

구분	안전관리인증 마크	안전관리인증 마크	위해요소중점관리 마크	스마트 HACCP 마크	안전관리통합 인증마크
마크	(식품안전관리인증 HACCP)	(안전관리인증 HACCP)	(위해요소중점관리 HACCP)	(스마트 HACCP)	(안전관리통합인증 HACCP)
적용 업소	(식품) 제조가공업소, 작업장	농장, 집유장, 도축장	사료 제조업소	자동 기록관리 시스템(스마트 해썹) 적용 업체	축산업협동조합, 농업경영체, 축산물가공업 또는 축산물판매업 영업자
관할 정부 기관	식품의약품안전처	농림축산식품부	농림축산식품부	식품의약품안전처	식품의약품안전처

나. HACCP 조직도

GMP처럼 HACCP도 조직도 구성이 필수적이다. 부서별 고유 업무에 맞게 HACCP 팀 구성을 하고, 크게 HACCP 팀장, HACCP 팀원들로 나뉜다.

다. HACCP 기준서

A. 선행요건관리기준서

식품제조가공 현장에서 식품을 생산하기 위해 지켜야 하는 기본적인 위생조건 및 방법을 규정하는 기준으로 HACCP을 도입하고자하는 현장에서는 우선적으로 지켜야 하는 사항이며 또한, HACCP 시스템의 효과를 높이기 위해서 필수적인 전제조건이다.

B. HACCP 기준서

식품 제조업체 내에서 제조 판매되는 식품 생산에 대한 HACCP 적용을 위해 HACCP 팀 구성 및 역할, 제품과 그에 따른 공정, 각종 위해요소 분석, CCP 결정, 작업 점검, 기록 및 문서 관리, 교육 훈련, 검증 등의 모든 HACCP 시스쳄 관리 활동을 규정한다. 이를 통해 식품위해, 품질저하 및 오염가능성을 사전에 예방하여 안전하고 위생적인 제품을 생산 및 공급하는 데에 목적이 있다.

(3) HACCP의 역사와 필요성

다양한 식품 안전 문제(만두사건, 시리얼사건 등)로, 국민들의 식품 안전 기본 권리의 중요성이 대두되었다. HACCP을 실행하는 제조업체를 늘리고 기준을 강화하는 것은, 국민(소비자)들의 기본 권리를 지키기 위함이다. 소비자 안전뿐만 아니라 정부, 식약처, 우리나라 식품산업 전반적으로 안전, 위생의 발전을 도모할 수 있다. 또한 제조업체 입장에서도, HACCP 인증마크를 통해 제품의 안전성을 홍보하여 마케팅 효과를 기대할 수 있다.

(4) HACCP 인증 취득 과정

공장 정비(선행요건관리) → 원부자재 관리 → 공정 및 제품 관리 → 사후 관리

HACCP에서 선행요건관리는 GMP인증과 유사하다(공장 정비).

(5) HACCP 인증마크 보증 내용

HACCP은 제품과 공정을 관리하여 소비자들이 안전하게 식품을 섭취할 수 있도록 보장하는 제도이다.

이를 위해 HACCP 제조업체는 발생가능한 생물학적, 화학적, 물리적 위해요소를 최적의 관리로 최대한 제어한다. 생물학적 위해요소로 바실러스 세레우스, 황색포도상구균, 리스테리아, 살모넬라, 곰팡이 등의 병원성 미생물들은, 그 자체로 인간에게 질병을 유발할 수 있다. 이들을 식약처에서 지정해 준 기준대로 제거 및 제어해야 HACCP 인증마크를 획득할 수 있다. 또 관리하는 생물학적 위해요소로는, 위생지표균이 있다. 이는 자체로는 식중독 등 질병을 유발하지는 않지만, 해당 식품의 전반적인 위생수준을 나타내는 지표로 쓰인다. 일반세균, 대장균, 대장균군이 여기에 해당하며, 이 또한 제어하여 일정 수준으로 관리한다.

이외에 중금속, 잔류세척제 등의 화학적 위해요소, 그리고 인체에 위해가 될 수 있는 이물, 해충 등의 물리적 위해요소를 최적의 기준대로 제거하고 관리하는 것을 보증한다.

5) GMP와 HACCP 인증의 차이

GMP는 공장 내외부의 시설 설비, 작업자, 품질 및 생산 체계 등 공장과 체계에 초점을 맞춘 인증이라면, HACCP은 각 식품 유형별로 제품과 공정에 초점을 맞춘 인증이다. 최근에는 GMP도 HACCP처럼 공정관리를 강화하는 추세이다.

건강기능식품 제조업소는 GMP 적용이 필수이고, 일반식품 제조업소는 HACCP 적용이 필수이다.

일반식품 제조업소는 GMP 인증을 받을 수 없지만, 건강기능식품 제조업소는 HACCP 인증을 받을 수 있다. 식품 유형 대신, 기능성 원료별로 유형을 설정하여 HACCP 신청 후 심사를 받는 것이다. 약간의 차이가 있지만 GMP와 HACCP 모두 공장과 시설, 제품과 공정을 안전하고 위생적으로 관리하는 기준이다.

6) 다양한 인증마크

국제인증	ISO	FSSC	HALAL (할랄)	KOSHER (코셔)	VEGAN (비건)	유기가공 인증
마크	KSA ISO 9001 CERTIFIED / KAB	FSSC 22000	Korea Muslim Federation Halal Committee / korea halal	Star-K	Vegan	유기농 (ORGANIC) 농림축산식품부 / 유기가공식품 (ORGANIC) 농림축산식품부
의미	ISO 국제 규격 인증	FSSC 국제 규격 인증	이슬람 율법에 따른 식품 인증	유대교 율법에 따른 식품 인증	채식주의 식품 인증	유기농축수산물을 원재료로 하여 제조·가공·유통되는 식품 인증
포장재 표시 여부	X	X	O	O	O	O

7) 식품이력추적관리제도

(1) 의미

식품을 제조·가공단계부터 판매단계까지 각 단계별로 이력추적정보를 기록·관리하여 소비자에게 제공함으로써 안전한 식품선택을 위한 '소비자의 알권리'를 보장하고, 해당 식품의 안전성 등에 문제가 발생할 경우, 신속한 유통차단과 회수조치를 할 수 있도록 관리하는 제도이다.

(2) 이력추적으로 알 수 있는 정보

식품의 제조, 가공과정에서 생성되는 정보로서 작업정보, 공정정보 등 생산물을 설명한다. 이력 추적을 통해 다음과 같은 정보들을 얻을 수 있다.

국내식품	수입식품
식품이력추적관리번호 제조업소 명칭 및 소재지 제조일자 유통기한 또는 품질유지기한 제품 원재료 관련 정보(원재료명 또는 성분명, 원산지(국가명), 유전자재조합식품여부) 기능성 내용(건강기능식품에 한함) 출고일자 회수대상 여부 및 회수사유	수입식품 등의 유통이력추적관리번호 수입업소 명칭 및 소재지 제조국 제조회사 명칭 및 소재지 유전자재조합식품표시 제조일자 유통기한 또는 품질유지기한 수입일자 원재료명 또는 성분명 기능성 내용(건강기능식품에 한함) 회수대상 여부 및 회수사유

3 표시사항 및 광고 살펴보는 방법

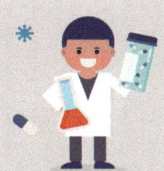

1) 건강기능식품의 표시사항

(1) 표시사항

표시사항이란 제품에 대한 정보를 의미하며, 이는 식품의 영양성분, 용기 및 포장 등에 대한 정보를 포함하고 있기도 하다. 이를 통해 소비자에게 정확한 정보를 제공하여 선택권을 보장하고, 생산자에게 제품에 대한 정확한 정보 표시를 통해 위생적인 취급 및 공정한 거래 확보를 목적으로 한다.

표시사항은 크게 주표시면과 정보표시면으로 구분할 수 있으며, 표시장소에 따라 기입되는 내용이 달라지기도 한다.

(2) 용어의 정의

가. 유통기한

소비자에게 판매할 수 있는 법적 기한으로 보통 소비기한의 약 70% 정도를 유통기한으로 설정한다.

나. 소비기한

보관방법을 준수할 경우 섭취해도 안전에 이상이 없는 기한으로 실제로 섭취할 수 있는 기한을 의미한다.

다. 제조일

포장을 제외한 제조나 가공이 필요하지 않은 시점을 의미한다. 예외적으로 포장 후 멸균 및 살균 등 별도의 제조공정을 거치는 제품은 이를 마친 시점을 말한다. 다만 캡슐 제품은 충전 및 성형을 끝낸 시점이며, 정제, 액상 등의 제품은 충진 및 포장 공정을 제외한 제조공정을 마친 시점으로 한다.

라. 원료

제조에 사용되는 물질로 최종 제품에 함유되어 있는 것을 의미한다. 제조·공정에 사용되더라도 최종 제품에 남아 있지 않은 것은 제외한다.

마. 성분

화합물, 혼합물, 식품 등에서 분리된 단일물질로 최종제품에 함유되어 있는 것을 말한다.

바. 섭취량

1일 섭취에 적합한 용량을 의미하며, '1일 섭취량'이란 안전성과 기능성을 확보하기 위해 하루에 섭취해야 하는 양을 말한다.

사. 영양성분 기준치

식품표시를 위해 설정한 한국인 1인에 대한 영양성분의 평균적인 1일 섭취 기준량을 말한다.

아. 영양정보표시

제품에 함유된 영양성분의 함량 및 영양성분 기준치에 대한 비율 등을 표시하는 것을 말한다.

자. 기능성표시

- 인체의 성장·증진 및 정상적인 기능에 대한 영양성분의 생리학적 작용을 나타내는 영양성분기능표시
- 인체의 정상기능이나 생물학적 활동에 특별한 효과가 있어 건강상의 기여나 기능향상 또는 건강유지·개선을 나타내는 영양성분기능 외의 생리기능향상표시
- 전체 식사를 통한 식품의 섭취가 질병의 발생 또는 건강상태의 위험감소와 관련한 질병발생위험감소표시

차. 주원료

건강기능식품의 기능성을 나타나게 하는 주된 원료나 성분을 의미한다.

2) 표시면에 따라 다른 표시사항

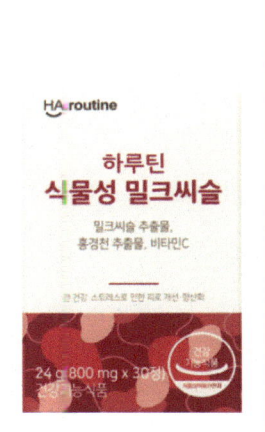

제품명	하루틴 식물성 밀크씨슬
내용량	24g (800mg X 30정)
제품의 유형	건강기능식품
기능정보	[밀크씨슬 추출물] 간 건강에 도움을 줄 수 있음 [홍경천 추출물] 스트레스로 인한 피로 개선에 도움을 줄 수 있음 [비타민C] 결합조직 형성과 기능유지에 필요, 철의 흡수에 필요, 항산화 작용을 하여 유해산소로부터 세포를 보호하는데 필요

· **원료명 및 함량**: 밀크씨슬추출물(**인도산**/밀크씨슬, 덱스트린), 홍경천추출물(**스페인산**), 인디안구스베리추출물분말(**인도산**), 정제포도당, 미강추출분말, 제삼인산칼슘, 헛개나무열매추출분말
· **제조원**: 우리바이오㈜ / 경기도 안산시 단원구 성곡로 79(성곡동) · **유통전문판매원**: 우리이앤엘㈜ / 서울특별시 강남구 테헤란로 234, 삼익라비돌빌딩 지상8층(역삼동) · **내포장재질**: 용기: 고밀도 폴리에틸렌(HDPE), 뚜껑: 폴리프로필렌(PP)
· **섭취량 및 섭취방법**: 1일 1회, 1회 1정을 충분한 물과 함께 섭취하십시오. · **섭취 시 주의사항**: · 알레르기 반응이 나타나는 경우에는 섭취를 중단하시기 바랍니다. · 설사, 위통, 복부팽만 등의 위장관계 장애가 나타나는 경우에는 섭취에 주의하십시오. · 이상사례 발생 시 섭취를 중단하고 전문가와 상담하십시오. · **보관 시 주의사항**: 직사광선을 피해 실온에 보관하시고, 영·유아 및 어린이의 손이 닿지 않는 곳에 보관하십시오. · **고객상담실**: 02-561-5830
· **반품 및 교환처**: 구입처 및 고객상담실

본 제품은 질병의 예방 및 치료를 위한 의약품이 아닌, 인체에 유용한 기능성을 가진 원료나 성분을 사용하여 제조 가공한 **건강기능식품**입니다.

주표시면	정보표시면

(1) 주표시면

건강기능식품을 구매할 때 통상적으로 소비자에게 보이는 면을 말한다.

가. '건강기능식품'이라는 표시

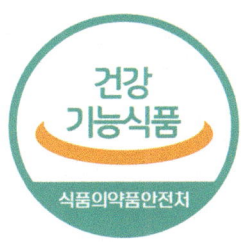

건강기능식품임을 나타내는 표시로 상기의 도안과 함께 '건강기능식품'이라는 문구도 함께 기입한다.

나. 제품명

제품명은 영업허가 또는 신고관청에 품목제조신고서 또는 수입신고서에 기재한 명칭을 그대로 기입해야 한다. 또한, 부당한 표시 또는 광고에 따른 허위·과대·비방의 표시·광고에 해당하는 표현이나, 다른 건강기능식품과 오인·혼동할 수 있는 표현을 포함하여 사용해서는 안 된다.

+ 품목제조 신고된 제품명을 확인하는 방법?
[식품안전나라] 〉 [식품·안전] 〉 [건강기능식품] 〉 [건강기능식품 검색] 〉 해당 제품명 기입 후 검색

건강기능식품 검색

번호	제품명	업소명	신고번호	등록일
32795	프로바이오틱스 OOO	㈜OOO	200400200020000	2022-09-18
32794	프로폴리스 캡슐	㈜△△△	200400200020000	2022-09-18
32793	쏘팔메토	㈜ㅁㅁㅁ	200400200020000	2022-09-18
32792	종합 비타민	㈜OOO	200400200020000	2022-09-18
32791	알티지 오메가3	㈜☆☆☆	200400200020000	2022-09-18
32790	아이 비타민	㈜△△△	200400200020000	2022-09-18
32789	유산균	㈜△△△	200400200020000	2022-09-18

다. 내용량

내용량이란 내용물의 성상에 따라 중량·용량 또는 개수로 표시한다. 내용물이 고체 또는 반고체일 경우 중량(g)으로, 액체일 경우 용량(ml)으로 표시한다. 건강기능식품의 경우, 정제 형태는 판매되는 용기 및 포장 내의 정제의 개수와 총중량을 의미하며 캡슐 형태는 캡슐 수와 내용량(피포제 중량 제외)을 표기한다.

(2) 정보표시면

주표시면에 표시되지 않은 해당 제품의 정보를 소비자가 보기 쉽도록 표시하는 면을 말한다.

가. 소비기한(유통기한) 및 보관방법

소비기한(유통기한)은 정보표시면에 위치하고 있으며 정보표시면에 없을 경우, 표시위치에 대한 정보를 통해 확인할 수 있다. 소비기한(유통기한)이 다른 여러 가지 제품을 함께 포장했을

경우, 그중 가장 짧은 소비기한(유통기한) 하나만을 표시한다.

수입되는 건강기능식품의 표시순서가 위와 상이할 때에는 년, 월, 일의 표시순서의 예시를 통해 소비자의 이해를 돕는다.

사용 또는 보존에 관한 기준이 정해진 경우, 이를 표시해야 하며 냉동 또는 냉장 상태로 보관되어야 하는 제품은 '냉동보관' 또는 '냉장보관'이라고 표시해야 한다.

나. 영양정보

영양정보는 열량, 탄수화물, 당류(캡슐·정제·환·분말 형태의 제품은 제외), 단백질, 지방, 나트륨과 영양성분 기준치의 30% 이상을 함유하고 있는 비타민 및 무기질 등의 1회 분량 또는 1일 섭취량 당 함량 및 영양성분 기준치에 대한 비율을 표시해야 한다. 예외적으로 열량과 당류는 비율을 표시하지 않는다.

다만, 기준치의 30% 미만을 함유하고 있는 비타민, 무기질과 식이섬유, 포화지방, 불포화지방, 콜레스테롤, 트랜스지방은 임의로 표시할 수 있으며, 이 경우 해당 영양성분의 명칭, 함량 및 영양성분 기준치에 대한 비율을 표시해야 한다. 불포화지방 및 트랜스지방의 경우에는 비율을 표시하지 않는다.

A. 영양성분별 단위 및 세부 표시방법

영양성분	단위	표시방법	'0'으로 표시가능
열량	kcal	그 값 그대로 표시하거나 가장 가까운 5kcal 단위로 표시	〈 5kcal 미만
나트륨	mg	그 값 그대로 표시하거나, 120mg 이하: 그 값에 가까운 5mg 단위로 표시 120mg 초과: 그 값에 가까운 10mg 단위로 표시	〈 5mg
탄수화물, 당류	g	그 값 그대로 표시하거나, 그 값에 가장 가까운 1g 단위로 표시 1g 미만은 "1g 미만" 표시 가능	0.5g
지방	g	그 값 그대로 표시하거나, 5g 이하: 그 값에 가까운 0.1g 단위로 표시 5g 초과: 그 값에 가까운 1g 단위로 표시	지방: 〈 0.5g (식용유지류 : 〈 2g/100g)
단백질	g	그 값 그대로 표시하거나 그 값에 가장 가까운 1g 단위로 표시 1g 미만은 '1g 미만'으로 표시	〈 0.5g

B. 열량의 산출 방법 [성분 함량(g) × 해당 성분의 kcal]의 총합]

성분 명칭	탄수화물	단백질	지방	알코올	유기산
1g 기준 열량	4kcal	4kcal	9kcal	7kcal	3kcal

다. 기능정보

해당 제품에 사용된 기능성 원료의 기능성분 또는 지표성분의 명칭 및 1회 분량/섭취량 당 함량을 표시해야 한다.

라. 섭취량, 섭취방법 및 섭취 시 주의사항

섭취량 및 섭취방법은 섭취 대상에 따른 1회 섭취량과 1일 섭취횟수 및 섭취방법을 의미한다. 섭취 시 주의사항이란 해당 제품의 섭취 시 이상증상이나 부작용 우려 대상, 과다 섭취 시 부작용 가능성 및 그 양 등 주의해야 할 사항이 있을 경우 표기한다.

(3) 표시면이 자유로운 표시사항

가. 유통전문판매원 및 제조원(업소명 및 소재지)

제조업소의 명칭과 소재지는 영업허가증과 일치해야 한다.

나. 원료명 및 함량

원료명은 해당 제품의 기능성을 나타내는 주원료를 우선으로 표시하고 그 외의 원료는 제조 시 많이 사용된 순서대로 표시한다. 만약 주원료의 함량을 표시하는 경우에는 기능성분(또는 지표성분)의 명칭과 함량을 함께 표시한다. 캡슐을 만들 때 사용되는 원료 또한 캡슐기제를 표기한다.

다. 의약품이 아니라는 표시

질병의 예방 및 치료를 위한 의약품이 아니라는 내용의 표현으로 일반식품에는 표기하지 않는다.

라. 소비자 안전을 위한 주의사항

A. 알레르기 유발물질 표시

제품에 사용되거나 대상 알레르기 유발 물질이 제품에 사용되진 않지만 생산 공정에서 유입 가능성이 있는 경우를 의미한다.

> **원료명 및 함량:** N-아세틸글루코사민분말(N-아세틸글루코사민 95%, 키틴: ○○산) 100% **게함유**

제품에 함유된 물질의 경우, 상단의 예시와 같이 원재료명 표시란 근처에 바탕색과 구분되게 별도로 표시하며 직접적으로 제품에 함유된 원료를 말한다.

> ※ 본 제품은 알레르기 발생 가능성이 있는 알류(가금류), 우유, 메밀, 땅콩, 대두, 밀, 고등어, 게, 새우, 돼지고기, 복숭아, 토마토, 호두, 닭고기, 쇠고기, 오징어, 조개류(굴, 전복, 홍합 포함), 잣을 사용한 제품과 같은 제조 시설에서 제조하고 있습니다.

혼입의 우려가 있는 알레르기 물질은 생산 공정이나 원료 보관 등에 의해 제품에 유입될 가능성이 있는 물질은 위와 같이 표기한다.

표시 대상으로는 알류(가금류에 한함), 우유, 메밀, 땅콩, 대두, 밀, 고등어, 게 새우, 돼지고기, 복숭아, 토마토, 아황산류, 호두, 닭고기, 쇠고기, 오징어, 조개류(굴, 전복, 홍합 포함), 잣이 있다.

B. 그 외의 주의문구

- 음주전후, 숙취해소 표시를 하려는 경우, "과다한 음주는 건강을 해칩니다"를 함께 표시해야 한다.
- 별도 포장하여 넣은 신선도 유지제의 경우, 소비자가 그 용도를 알 수 있도록 "습기방지제" 등을 표시하며 섭취 주의 문구를 함께 표시한다.
- 카페인 1ml당 0.15mg 이상 함유한 액체 건강기능식품에는 주표시면에 '고카페인 함유'를 표시한다.
- 건강기능식품의 섭취로 인해 이상 증상이 의심되는 경우 신속히 신고할 수 있도록 제품의 용기, 포장에 '이상사례 신고는 1577-2488'을 표시한다.

- '건강기능식품 이력추적관리'란 건강기능식품을 제조하는 단계부터 판매하는 단계까지 각 단계별로 정보를 기록·관리하여 해당 건강기능식품의 안전성 등에 문제가 발생할 경우 해당 건강기능식품을 추적하여 원인을 규명하고 필요한 조치를 할 수 있도록 관리하는 것을 말한다.

3) 일반식품 표시사항

(1) 주요 표시사항의 차이

유형	일반식품	기능성표시식품	건강기능식품
건강기능식품 문구 및 로고 표시	X	X (건강기능식품이 아니라는 문구 표시)	O
GMP 마크	X	X	O
HACCP 마크	O	O	X
기능성 표시	X	O	O
영양성분 표시	9대 영양성분	9대 영양성분	5대 영양성분 (액상의 경우, 당류 포함)
의약품이 아니라는 표시	X	X	O
주의문구	부정·불량식품 신고는 국번 없이 1399		이상사례 신고는 1577-2488

(2) 영양성분 표시 방법

가. 일반식품

영양정보

총 내용량 0g
000kcal

총 내용량당	1일 영양성분 기준치에 대한 비율
나트륨 00mg	0%
탄수화물 00g	0%
당류 00g	0%
지방 00g	0%
트랜스지방 00g	
포화지방 00g	0%
콜레스테롤 00mg	0%
단백질 00g	0%

1일 영양성분 기준치에 대한 비율(%)은 2,000kcal 기준이므로 개인의 필요열량에 따라 다를 수 있습니다.

나. 기능성표시식품

	식품유형	기타가공품
OOO 젤리 배변활동 원활에 도움을 줄 수 있다고 알려진 대두식이섬유 함유 본 제품은 건강기능식품이 아닙니다. 150g(100kcal)	품목보고번호	OOOOOOOOOO-OOO
	업소명 및 소재지	OO시 OO구
	유통기한	OOOO년 OO월 OO일 까지
	원재료명	OO, OO, OO, OO
	포장재질	PP
	보관방법	실온보관
	주의사항	부정불량 식품 신고는 국번없이 1399, 이 제품은 OOO을 사용한 제품과 같은 시설에서 제조되었습니다.
	기능성 성분 함량 (총 내용량 당)	대두식이섬유로서 0g(식이섬유 0g)
	1일 섭취 기준량	대두식이섬유로서 20~60g
	우유에 알레르기를 나타내는 사람은 섭취에 주의하세요. 이상사례가 있는 경우 섭취를 중단하고 전문가와 상담이 필요합니다. 본 제품은 질병 예방 치료 제품이 아닙니다.	

영양정보 총 내용량 0g / 000kcal

총 내용량당	1일 영양성분 기준치에 대한 비율
나트륨 00mg	0%
탄수화물 00g	0%
당류 00g	0%
지방 00g	0%
트랜스지방 00g	
포화지방 00g	0%
콜레스테롤 00mg	0%
단백질 00g	0%

1일 영양성분 기준치에 대한 비율(%)은 2,000kcal 기준이므로 개인의 필요열량에 따라 다를 수 있습니다.

(3) 건강기능식품

> **영양 · 기능정보** 1회 분량/1일 섭취량 : 0 정(0 mg)
> 1회 분량/1일 섭취량 당 함량 : **열량** 0 kcal, **탄수화물** 0 g(0 %), **당류** 0 g(0 %), **지방** 0 g(0 %), **나트륨** 0 mg(0 %), **비타민 C** 0 mg(0%), **칼슘** 0 mg(0%), **기능성분 또는 지표성분** 0 mg
> ※ ( )안의 수치는 1일 영양성분기준치에 대한 비율임

4) 광고

(1) 표시·광고 사전 심의 제도

기능성을 인정받은 건강기능식품은 소비자에게 판매되기 전 제품 포장에 표시를 하거나 광고를 할 수 있으며 이때 표시·광고하는 내용에 대해 자율심의기구로부터 사전심의를 받아야 한다. 사전심의를 통과한 제품은 '사전 심의필' 도안을 사용할 수 있고, 방송 및 인쇄 매체, 인터넷 등을 통한 표시·광고에 대하여 사전 심의를 통과한 제품들은 방송 중 자막 또는 멘트, 심의 도안 등의 사용이 가능하다. 그러나 법적 규정에 따른 표시사항만을 그대로 표시·광고하는 경우에는 심의 대상에서 제외한다.

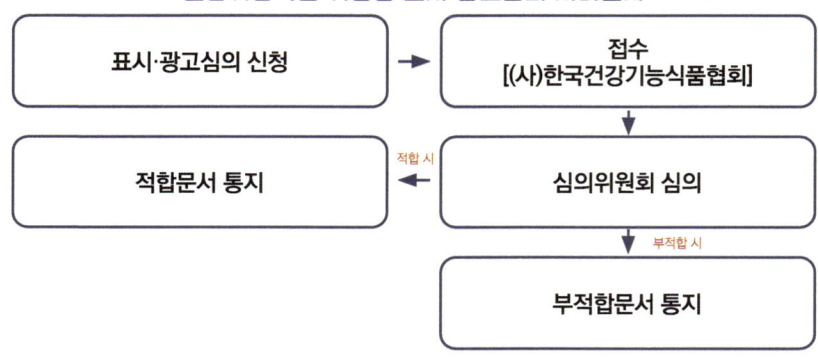

1. 국민의 건강증진 및 소비자보호에 관한 국가의 건강기능식품정책에 부합하여야 한다.
2. 인체의 구조 및 기능에 대하여 생리학적 작용 등과 같은 보건용도에 유용한 효과에 대한 표현이어야 한다.
3. 객관적이고 과학적인 근거자료에 의해 표현되어야 한다.
4. 이해하기 쉽고 올바른 문장이나 용어를 사용하여 명확하게 표현하여야 한다.
5. 안전성 및 기능성에 관한 건강기능식품의 기준·규격 또는 원료·성분으로 고시되었거나 인정된 내용에 부합해야 한다.
6. 부당한 표시 또는 광고행위에 해당되지 않아야 하며 세부적인 사항은 아래와 같다.
    1) 질병의 예방·치료에 효능이 있는 것으로 인식할 우려가 있는 표시·광고
    2) 식품 등을 의약품으로 인식할 우려가 있는 표시·광고
    3) 건강기능식품이 아닌 것을 건강기능식품으로 인식할 우려가 있는 표시·광고
    4) 거짓·과장된 표시·광고
    5) 소비자를 기만하는 표시·광고
    6) 다른 업체나 다른 업체의 제품을 비방하는 표시·광고
    7) 객관적인 근거 없이 자기 또는 자기의 식품 등을 다른 영업자나 다른 영업자의 식품 등과 부당하게 비교하는 표시·광고
    8) 사행심을 조장하거나 음란한 표현을 사용하여 공중도덕이나 사회윤리를 현저하게 침해하는 표시·광고
    9) 식품 등이 아닌 물품의 상호, 상표 또는 용기·포장 등과 동일하거나 유사한 것을 사용하여 해당 물품으로 오인·혼동할 수 있는 표시 또는 광고
    10) 심의를 받지 아니하거나 같은 조 제4항을 위반하여 심의 결과에 따르지 아니한 표시 또는 광고
7. 건강기능식품을 광고할 때에는 다음 각 목의 사항이 포함되어야 한다.
    1) 제품명 및 제조업소명(수입 건강기능식품 등의 경우 제조국 또는 생산국으로 한다) 및 판매업소명
    2) 건강기능식품임을 알리는 내용

한국건강기능식품협회 홈페이지를 통해 심의를 신청하면 위원회의 심의를 거친 후, 결과를 통보받는다. 적합 통보의 경우 그대로 사용가능하고, 수정적합을 받으면 수정시안을 재검토받게 된다. 만약 부적합 통보를 받으면 광고물 사용이 불가능하다. 광고심의 진행에 기준이 되는 요건은 다음과 같다.

(2) 식품 등의 부당한 표시·광고 사례

가. 질병의 예방·치료에 효능이 있는 것으로 인식할 우려가 있는 표시·광고

오메가-3의 효능

1. 고혈압, 동맥경화, 혈액순환, 고지혈증 예방
콜레스테롤과 중성지방이 조직에 축적되는 것을 방지, 혈중콜레스테롤과 중성지방을 낮추는 작용을 하는 효능 및 혈액순환을 활발하게 함. 중성지방과 콜레스테롤이 낮아지면 고지혈증, 고혈압, 동맥경화 등을 예방하는 데 도움을 줍니다.

2. 암, 당뇨병 예방
꾸준히 섭취할 경우 췌장의 혈액순환이 원활하게 되어 인슐린의 재료가 되는 물질의 공급에 도움되며 인슐린의 분비를 자극하는 것으로 당뇨병 치료 및 예방에 효과가 있으며 또한 암을 예방, 억제하는 데 도움이 된다고 합니다.

3. 시력보호와 두뇌활동에 영양분 공급
시력회복과 시력보호에 도움을 주고 DHA를 충분히 공급해 주어 기억력을 향상시켜 주고 두뇌회전이 빨리되도록 도와주게 됩니다.

'고혈압, 동맥경화, 혈액순환, 고지혈증, 암, 당뇨병' 등의 질병 예방의 효능이 있는 것으로 우려할 가능성이 있는 표시·광고

나. 의약품으로 오인할 수 있는 광고

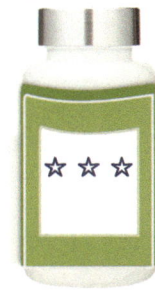

천연 ○○○ 치료제
1. ○○염, △△염 질환 예방
2. 암, 당뇨병 예방
3. 항산화 작용

'천연 ○○○ 치료제' 등 질병 치료에 효과가 있는 의약품으로 오인할 수 있는 표시·광고

다. 건강기능식품으로 오인 혼동할 수 있는 광고

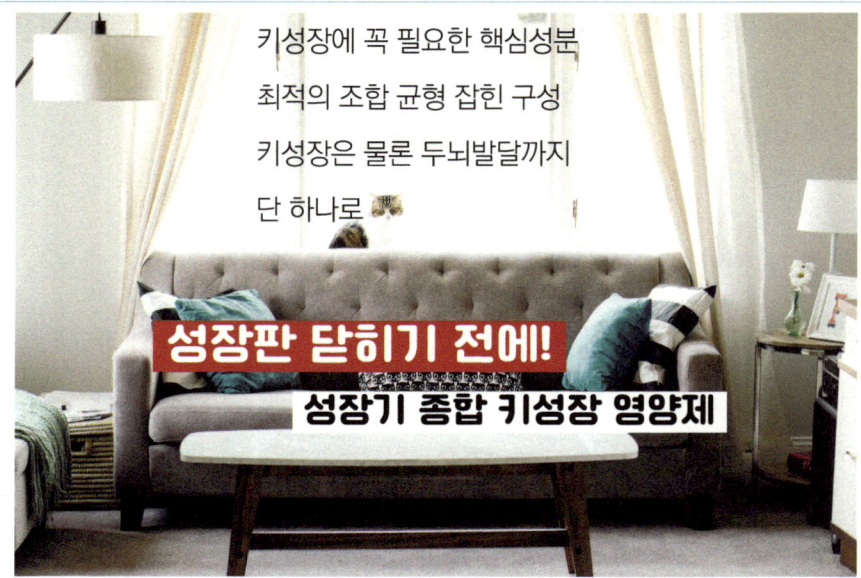

일반식품으로 분류되는 어린이 영양제를 키 성장에 효과가 있는 건강기능식품으로 오인 혼동할 수 있는 광고

라. 거짓·과장된 표시·광고

OOO 구성성분들의 효과에 대해서는 임상적 유용성에 대해 발표되어 있는 제반 자료들을 통하여 알 수 있듯이 각 구성 성분들은 기억 및 인지력 향상과 신경안정효과를 통해 집중력을 높이는 데 많은 도움을 주는 것을 알 수 있습니다.

성분명	일반적 유용성(정신신경계)
나이아신아미드	신경안정 및 우울감 해소
염산피리독신	신경전달계 기능 향상, 우울감과 불안감 해소
시아노코발라민	신경 안정, 집중력과 기억력 증진
엽산	신경 안정 및 우울감 해소, 신경 보호 작용
주석산콜린	아세틸콜린의 전구물질로 기억 및 인지력 향상
페닐알라닌	기억력 증진 및 우울감 해소
L-카르니틴	지방의 에너지 대사에 관여, 만성피로 회복 작용
타우린	신경안정 효과

일반적 유용성 내의 내용과 같이 학술적인 근거 자료가 첨부되지 않은 거짓·과장된 표시·광고

마. 소비자를 기만하는 표시·광고

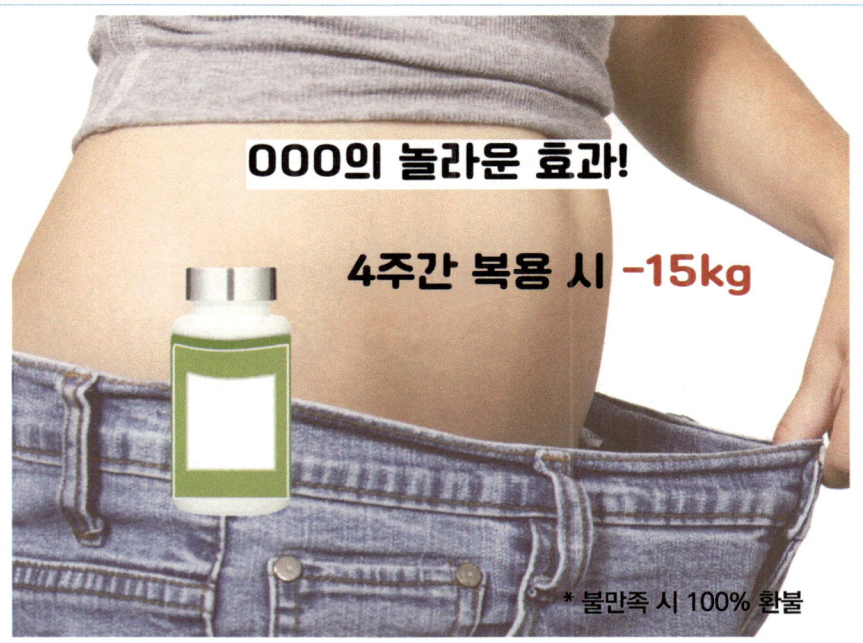

체중 감량 전후 비교 체험기 광고

4 같은 제품명, 다른 유형의 제품

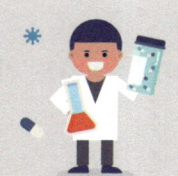

동일한 제품명과 원료가 들어갔는데도 한 제품은 건강기능식품, 한 제품은 기타가공품으로 유형이 다른 제품들이 있다. 두 유형의 차이는 무엇이며 어떻게 구분하여 구매할 수 있을까? 이를 알기 위해서는 건강기능식품과 일반식품의 차이가 무엇인지를 알아야 한다.

1) 건강기능식품과 일반식품

'건강기능식품'이란 인체에 유용한 기능성을 가진 원료나 성분을 사용하여 제조가공한 식품을 말한다. 모든 건강기능식품에는 기능성원료의 기능성과 그 함량이 표시되어 있으며, 건강기능식품이라는 문구 또는 인증마크가 있다.

반면에 일반식품에는 기능을 나타내는 성분이 낮게 들어 있거나 유효성에 대한 기능성 평가를 마치지 않은 제품으로서 식약처에서 인정한 기능성을 표시하지 못한다.

식품유형에 따른 법적 사항의 차이점

구분	건강기능식품	일반식품
세부유형 표시	단백질, 홍삼, 비타민미네랄류 등의 기능성 원료 제품 주표시면에 필수 표시	기타가공품, 캔디류, 당류가공품, 과·채가공품 등의 세부유형을 주표시면 또는 정보표시면에 필수 표시
제형	정제, 캡슐, 환, 과립, 액체 또는 액상, 분말, 편상, 페이스트, 시럽, 겔, 젤리, 바, 필름 13가지 제형에 한한다.	식품은 캡슐 또는 정제 형태로 제조할 수 없다. 다만, 과자, 캔디류, 츄잉껌, 초콜릿류, 장류, 조미식품, 당류가공품, 음료류, 과채가공품은 정제형태로, 식용유지류는 캡슐형태로 제조할 수 있다.
인증마크	건강기능식품 마크와 문구를 주표시면에 반드시 표시하여야 한다.	HACCP 마크 또는 표시 없음
영양· 기능정보	기능성 원료의 함량과 기능정보에 대해 정보표시면에 필수로 표시	기능정보에 대해 표시할 수 없으며 유형에 따라 영양정보 표시만 표시

위의 표는 건강기능식품과 일반식품을 구분할 수 있는 근거를 표로 정리한 것이다.

일반식품 중 캡슐과 정제 형태로 제조가 가능한 세부유형이 있다. 이 중 캔디류와 당류가공품, 과·채가공품, 식용유지류, 기타가공품, 혼합음료는 건강기능식품과 혼동할 수 있는 유형으로 제조되는 대표적인 사례이다. 캔디류와 당류가공품, 과채가공품은 정제 형태로, 식용유지류는 연질캡슐 형태로 많이 제조하여 건강기능식품과 오인하기 쉽다. 기타가공품은 주로 분말과 환 형태로, 혼합음료는 홍삼음료로 제조하여 건강기능식품의 이미지를 준다.

2) 건강기능식품과 일반식품 혼동할 수 있는 대표적인 사례

건강기능식품과 일반식품으로 혼동할 수 있는 대표적인 사례로 이들을 구분하는 방법을 설명하겠다.

(1) 콜라겐

식품유형	기타가공품
원재료명 및 함량	저분자피쉬콜라겐, 포도당분말, 딸기농축분말, 히알루론산, 비타민C, 딸기향분말, 수크랄로스(감미료)
섭취량 및 섭취방법	1일 1회, 1회 1포를 그대로 또는 물과 함께 섭취하십시오.
영양정보	(영양정보 표시)

〈주표시면〉 안전관리인증 HACCP
저분자 피쉬 콜라겐
저분자피쉬콜라겐 60 % 함유
기타가공품/5 g × 30포(150 g)

영양정보 총 내용량 00g / 1포(5g) 당 000kcal
나트륨 00mg 00% / 탄수화물 00g 00% / 당류 00g 00%
지방 00g 00% / 트랜스지방 00g / 포화지방 00g 00%
콜레스테롤 00mg 00% / 단백질 00g 00%
1일 영양성분 기준치에 대한 비율(%)은 2,000kcal 기준이므로 개인의 필요 영양에 따라 다를 수 있습니다.

위의 제품은 일반식품의 기타가공품 유형으로 제조된 콜라겐 제품이다. 제품의 주표시면을 보면 저분자피쉬콜라겐이 60% 함유되었음에도 불구하고 기타가공품으로 표시가 되어 있다. 제품 뒷면을 보면 영양정보에 대한 표시만 있고 콜라겐 지표성분에 대한 함량이나 기능성 내용 문구가 표시되어 있지 않다.

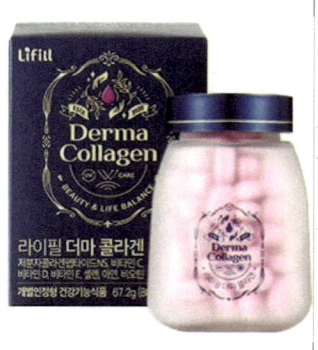

원료명 및 함량	저분자콜라겐펩타이드NS(틸라피아어린)(Gly-Pro 45mg/g, 태국산), 구연산, 건조효모(셀렌,캐나다산) 비타민E혼합제제분말(dl-α-토코페릴아세테이트, 변성전분, 포도당시럽분말, 이산화규소), 비타민C, 산화아연 비타민D3혼합제제분말(비타민D3, 아라비아검, 자당, 옥수수전분, 팜유 이산화규소, dl-α-토코페롤) 비오틴혼합분말(비오틴, 제이인산칼슘), 해조분말(영국산), 결정셀룰로스, 스테아린산마그네슘, 히드록시프로필메틸셀룰로스 이산화규소, 이산화티타늄(착색료), 글리세린지방산에스테르혼합제제용액(글리세린지방산에스테르, 프로필렌글리콜, 구연산) 옥수수단백추출물분말, 카민(덱스트린, 카민(착색료)), 천연향료(페퍼민트향), 엘라스틴 가수분해물
섭취량 및 방법	1일 1회, 1회 3정을 물과 함께 섭취하십시오
영양정보	1일 섭취량 : 3정 (2,400mg) / 1회 분량 당 함량 : 열량 8kcal, 탄수화물 0g(0%), 단백질 2g(4%), 지방 0g(0%) 나트륨 0mg(0%), Gly-Pro dipeptide 74.25mg, 비타민C 30mg(30%), 셀렌 55㎍(100%), 비타민E 11mg α-TE(100%) 아연 10mg(118%), 비타민D 10㎍(100%), 비오틴 30㎍(100%) ＊ ( )안의 수치는 1일 영양성분기준치에 대한 비율임
기능정보	[저분자콜라겐펩타이드NS] 자외선에 의한 피부손상으로부터 피부건강을 유지하는데 도움을 줄 수 있음. 피부 보습에 도움을 줄 수 있음. [비타민C] 결합조직 형성과 기능 유지에 필요. 철의 흡수에 필요. 항산화 작용을 하여 유해산소로부터 세포를 보호하는데 필요 [비타민D] 칼슘과 인이 흡수되고 이용되는데 필요. 뼈의 형성과 유지에 필요. 골다공증 발생 위험 감소에 도움을 줌. [비타민E] 항산화 작용을 하여 유해산소로부터 세포를 보호하는데 필요. [셀렌] 유해산소로부터 세포를 보호하는데 필요. [비오틴] 지방, 탄수화물, 단백질 대사와 에너지 생성에 필요. [아연] 정상적인 면역기능에 필요. 정상적인 세포분열에 필요.

반면 위의 제품은 주표시면에 건강기능식품 문구와 마크가 표시되어 있다. 또한, 영양·기능정보란에는 피쉬콜라겐 펩타이드의 기능성 내용이 표시되어 있으며, 피쉬콜라겐 펩타이드의 지표(또는 기능)성분인 Gly-Pro dipeptide의 함량이 표시되어있다.

이 두 제품의 차이는 기능성인정을 받은 원료의 사용여부이다. 콜라겐원료는 현재 고시형 기능성원료로는 인정되지 않았으며, 개별인정원료로만 인정되고 있다. 식약처에서 개별인정원료로 인정한 콜라겐의 경우 지표(또는 기능)성분의 명칭과 함량이 표시되며, 섭취량과 표시할 수 있는 기능성 내용이 법적으로 정해져 있다. 소비자들도 제품에 표시된 건강기능식품 마크, 영양·기능정보 등을 확인하면 이를 충분히 구분할 수 있다.

인정 정보

지표(또는 기능) 성분	· Gly-Pro dipeptide
기능성 내용	· 자외선에 의한 피부손상으로부터 피부건강을 유지하는데 도움을 줄 수 있음
일일 섭취량	· 저분자콜라겐펩타이드NS로서 1.65g/일
섭취 시 주의사항	· 영·유아, 어린이, 임산부 및 수유부는 섭취에 주의 · 특정질환(알레르기 체질 등)이 있는 분은 섭취에 주의 · 이상사례 발생 시 섭취를 중단하고 전문가와 상담할 것

(2) 히알루론산

식품유형	기타가공품
원재료명 및 함량	포도당분말, D-소비톨, 덱스트린, 석류농축분말, 히알루론산, 비타민C, 엘라스틴가수분해물, 저분자피쉬콜라겐, 석류향분말, 효소처리스테비아
섭취량 및 섭취방법	1일 1회, 1회 1포를 그대로 또는 물과 함께 섭취하십시오.
영양정보	

〈주표시면〉 HACCP 히알루론산 / 히알루론산 10 mg 함유 / 기타가공품/3 g × 30포(90 g)

히알루론산은 고시형 원료로 등재되어 있지만 그 함량이 적거나 건강기능식품 원료로 부적합 원료를 사용하여 제조할 경우 일반식품으로 제조한다. 건강기능식품 기준규격상 히알루론산 90% 이상인 것을 원료로 사용하여 히알루론산으로서 120~240mg을 투입하여야 건강기능식품으로 인정받을 수 있다. 만약 10% 히알루론산 원료를 사용하거나 최종제품의 표시량이 120mg 미만일 경우 건강기능식품으로 인정받을 수 없는 것이다. 위의 제품은 히알루론산이 10mg 들어간 기타가공품 유형의 일반식품으로 제조된 예시이다.

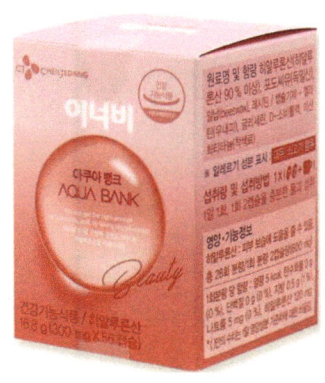

위의 제품의 주표시면과 영양·기능정보란을 확인하면 히알루론산 120mg을 투입하여 제조한 건강기능식품임을 알 수 있다. 추가로 히알루론산은 240mg 미만으로 투입할 경우에는 "자외선에 의한 피부손상으로부터 피부건강 유지에 도움을 줄 수 있음"이라는 기능성 내용을 표시할 수 없다. 건강기능식품 기준규격상 히알루론산 120~240mg 투입 시 "피부보습에 도움을 줄 수 있음"으로 표시하여야 하며, 히알루론산 240mg 투입 시 "자외선에 의한 피부손상으로부터 피부건강 유지에 도움을 줄 수 있음"이라는 기능성 내용을 함께 표시할 수 있다.

인정 정보

지표(또는 기능) 성분	· 히알루론산(900mg/g(건조물) 이상 함유)
기능성 내용	· 피부보습·자외선에 의한 피부손상으로부터 피부건강 유지에 도움을 줄 수 있음
일일 섭취량	· 피부보습에 도움을 줄 수 있음 : 히알루론산으로서 120~240mg · 자외선에 의한 피부손상으로부터 피부건강 유지에 도움을 줄 수 있음: 히알루론산으로서 240mg

(3) 콘드로이친

〈주표시면〉 HACCP 콘드로이친 상어연골분말(콘드로이친황산 40 %) 50 % 함유 당류가공품/1,000 mg × 60정(60 g)	식품유형	기타가공품
	원재료명 및 함량	상어연골분말(콘드로이친황산 40 %), 덱스트린, 스테아린산마그네슘, 카복시메틸셀룰로스칼슘, 이산화규소, 초록잎홍합추출물분말, 해조칼슘
	섭취량 및 섭취방법	1일 1회, 1회 2정을 물과 함께 섭취하십시오.
	영양정보	영양정보 2정(2,000mg) 당 총 내용량 00g / 000kcal 나트륨 00mg 00% / 탄수화물 00g 00% / 당류 00g 00% 지방 00g 00% / 트랜스지방 00g / 포화지방 00g 00% 콜레스테롤 00mg 00% / 단백질 00g 00% 1일 영양성분 기준치에 대한 비율(%)은 2,000kcal 기준이므로 개인의 필요 열량에 따라 다를 수 있습니다.

최근 뜨고 있는 콘드로이친 제품도 마찬가지이다. 위의 제품은 식품유형 당류가공품으로 제조된 일반식품이다. 이는 앞서 말했듯이 당류가공품은 정제형태로 제조가 가능하므로 건강기능식품으로 오인하기 쉬운 대표적인 사례이다. 영양정보란을 보면 지표(또는 기능)성분에 대한 함량과 기능성 내용이 표시되어 있지 않으며, 건강기능식품 마크도 찾을 수 없다.

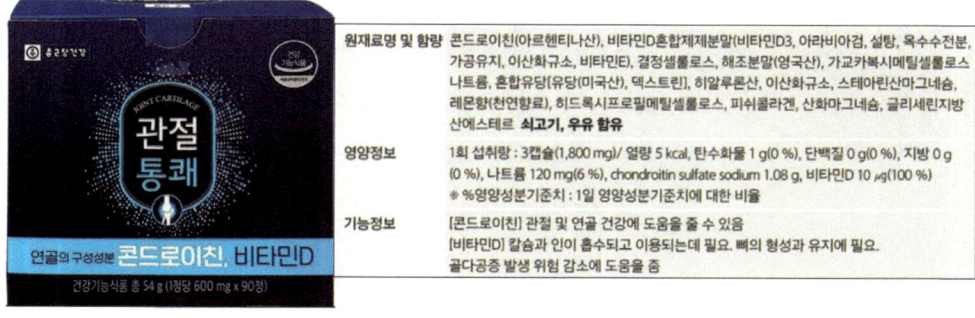

콘드로이친도 현재 개별인정원료로만 기능성 인정이 된 원료이다. 위의 제품은 개별인정원료인 콘드로이친을 사용하여 제조한 건강기능식품이다. 건강기능식품 마크과 문구, 기능성 내용, 지표(또는 기능)성분의 함량인 'chondroitin sulfate sodium 1.08g'이라는 문구를 확인할 수 있다.

인정 정보	
지표(또는 기능) 성분	· chondroitin sulfate sodium(콘드로이친 황산염)
기능성 내용	· 관절 및 연골 건강에 도움을 줄 수 있음
일일 섭취량	· 콘드로이친으로서 1,200 mg/일
섭취 시 주의사항	· 영·유아, 어린이, 임산부 및 수유부는 섭취에 주의할 것 · 이상사례 발생 시 섭취를 중단하고 전문가와 상담할 것 · 특정질환(알레르기 체질 등)이 있는 분은 섭취에 주의할 것 · 수술 전후 또는 항응고제, 항혈소판제, 비스테로이드계 항염증약 복용자는 섭취 전 전문의와 상담할 것 · 천식이 있는 사람은 섭취 전 전문의와 상담할 것

(4) 홍삼

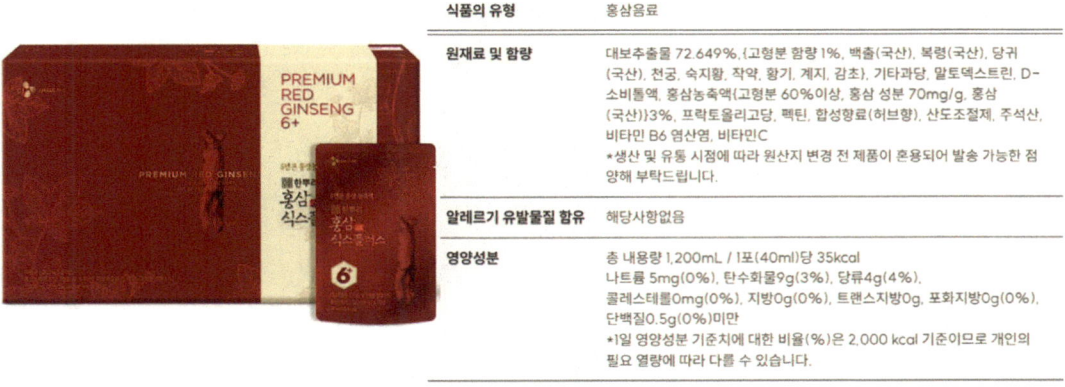

홍삼은 건강기능식품으로 오인하기 쉬운 대표적인 제품이다. 특히 홍삼음료라는 유형은 일반식품임에도 유형에 홍삼이라는 문구가 들어가 있어서 많은 소비자들이 건강기능식품으로 오인한다. 홍삼음료는 홍삼 또는 가용성 홍삼성분에 식품 또는 식품첨가물을 첨가하여 제조한 것이다. 별도의 표시량이 정해져 있지 않으며, 홍삼성분(홍삼사포닌 70mg/g 기준) 0.15% 이상 또는 3년근 이상의 홍삼 1본 이상이 함유되면 홍삼음료로 표시가 가능하다. 홍삼의 지표(또는 기능)성분인 진세노사이드를 표시할 수 없다. 다만, 일반식품 기능성 표시제 도입에 따라 과학적 근거가 있다면 기능성 내용 및 진세노사이드 함량 표시가 가능하다. 이때 건강기능식품이 아니라는 문구를 함께 표시하므로 이를 통해 건강기능식품과 구분할 수 있다.

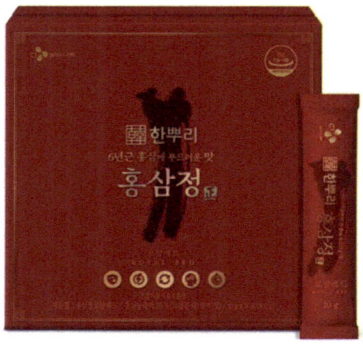

식품의 유형	건강기능식품
원재료 및 함량	6년근 홍삼농축액 10% (고형분 60%이상, 진세노사이드 Rg1+Rb1+Rg3 7mg/g, 홍삼: 국산) (원료삼 배합비율 홍삼100%: 홍삼근 70%, 홍미삼 30%), 정제수, 사양벌꿀(국산), 대보추출농축액 [백출(국산), 복령(국산), 당귀(국산), 천궁, 숙지황, 작약, 황기, 계지, 감초], 프락토올리고당, 덱스트린
알레르기 유발물질 함유	해당사항없음
영양성분	총 내용량 300g / 1일 섭취량: 1포 (10g) / 열량 10 kcal / 탄수화물 2 g(1%) / 당류 1g / 단백질 0g(0%) / 지방 0g(0%) / 나트륨 0mg (0%)
기능정보	기능성분 또는 지표성분: 진세노사이드 Rg1+Rb1+Rg3 3mg

반면 건강기능식품으로 제조되는 홍삼은 원료부터 지표(또는 기능)성분 함량을 진세노사이드 Rg1, Rb1 및 Rg3를 합하여 2.5mg/g 이상으로 규정하고 있으며 최종제품의 지표(또는 기능성분) 함량도 진세노사이드 Rg1, Rb1 및 Rg3의 합계로 2.4~80mg로 규정하고 있다. 위의 제품은 진세노사이드 Rg1, Rb1 및 Rg3의 합계가 3mg인 홍삼 건강기능식품이다. 홍삼도 히알루론산과 마찬가지로 표시량에 따라 기능성 내용이 달라진다.

홍삼음료와 홍삼 건강기능식품의 법적 사항 차이점

구분	홍삼음료	홍삼 건강기능식품
정의	홍삼 또는 홍삼성분에 식품 또는 식품첨가물 등을 가하여 제조한 것으로서 직접 음용하는 것	홍삼을 기능성 원료로 하여 제조한 건강기능식품
제품 기준규격	인삼·홍삼성분: 확인되어야 한다	진세노사이드 Rg1, Rb1 및 Rg3의 합 - 원료성 제품: 표시량 이상 - 최종제품: 표시량의 80% 이상
기능성 내용	일반식품 기능성 표시제 도입에 따라 과학적 근거를 갖춘 경우 가능 (건강기능식품이 아니라는 문구 함께 표기)	면역력 증진·피로개선·혈소판 응집억제를 통한 혈액흐름·기억력 개선·항산화·갱년기 여성의 건강에 도움을 줄 수 있음
일일 섭취량	없음	진세노사이드 Rg1, Rb1 및 Rg3의 합계로서 2.4~80mg (일일 섭취량에 따라 기능성 내용 상이)

5 고시형과 개별인정형 원료 차이

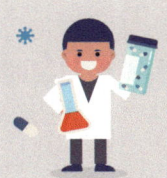

고시형 건강기능식품	개별인정형 건강기능식품
- 비타민, 무기질 등을 포함한 영양성분 28건 - 동·식물 등의 추출, 가공품을 포함한 기능성 원료 68건 등을 포함하여 제조 가공한 건강기능식품	- 업체(건강기능식품 제조사, 비영리학교, 수입유통전문판매원)로부터 원료의 안전성 및 기능성 등에 관한 자료를 제출받아 검토하여 식품의약품안전처장의 인정을 받은 300여 건 등을 포함하여 제조 가공한 건강기능식품
『건강기능식품의 기준 및 규격』	『건강기능식품 기능성 원료 및 기준 규격 인정에 관한 규정』
『건강기능식품에 관한 법률』 제15조제1항	『건강기능식품에 관한 법률』 제15조제2항

앞서 설명했듯이 건강기능식품은 인체에 유용한 **기능성을 가진 원료나 성분**을 사용하여 제조 가공한 식품을 말한다. 즉 일반식품과 건강기능식품의 차이점은 제조 과정 시 사용되는 **기능성 원료**에 있다는 것이다.

건강기능식품 제조에 사용할 수 있는 기능성 원료는 식품의약품안전처에서 관리하며 크게 고시형 원료와 개별인정형 원료로 나누어진다.

고시형과 개별인정형 원료의 가장 큰 차이점은, 고시형 원료는 누구든지 사용할 수 있는 원료인 반면에 개별인정형 원료는 식품의약품안전처로부터 별도로 인정받은 기능성 원료로 인정받은 업체에서만 사용할 수 있다는 것이다.

예로 관절/뼈 건강에 도움을 주는 기능성 원료의 고시형 및 개별인정 원료는 아래와 같이 나뉜다.

관절/뼈 건강에 도움을 주는 건강기능식품 기능성 원료는 무엇일까요?

아래 기능성원료를 클릭하시면 기능성원료를 함유한 제품 정보는 확인하실 수 있습니다.

고시형 원료	
- NAG(엔에이지, N-아세틸글루코사민)	- 글루코사민
- 대두이소플라본	- 뮤코다당·단백
- 엠에스엠(MSM, Methyl sulfonylmethane, 디메틸설폰)	- 인삼

개별인정형 기능성원료	
- CMO 함유 FAC(Fatty Acid Complex)(제2014-26호)	- 가시오가피숙지황복합추출물(제2013-14호)
- 가시오갈피 등 복합추출물(제2011-28호)	- 가시오갈피 등 복합추출물(제2013-25호)
- 강황 추출물(터마신)(제2014-2호)	- 까마귀쪽나무 열매 주정추출물(제2015-23호)
- 까마귀쪽나무 열매 주정추출물(제2015-22호)	- 닭가슴연골분말(UC-Ⅱ)(제2014-39호)
- 로즈힙분말(제2012-27호)	- 로즈힙분말(제2013-1호)
- 로즈힙분말(제2014-17호)	- 로즈힙분말(제2013-18호)
- 비즈왁스알코올(제2010-1호)	- 보스웰리아 추출물(제2014-23호)
- 발효우슬 등 복합물(제2020-12호)	- 우슬 등 복합물(HL-Joint100)(제2018-13호)
- 유단백추출물(제2015-16호)	- 연어이리추출물(PRP연어핵산)(제2019호-5호)
- 지방산복합물 FAC(Fatty Acid Complex)(제2012-16호)	- 전칠삼추출물 등 복합물(제2010-47호)
- 전칠삼추출물 등 복합물(제2013-32호)	- 차조기등복합추출물(New제2007-13호)
- 참당귀 추출분말(Nutragen)(제2014-44호)	- 초록잎홍합추출오일복합물(제2004-8호)
- 콘드로이친(제2020-1호)	- 황금 등 복합물(제2006-3호)
- 호프추출물(제2009-25호)	- 천호잎추출물(제2022-25호)

1) 고시형 원료

고시형 원료는 식품의약품안전처장이 고시하여 건강기능식품 공전에 등재한 원료 또는 성분이다.

건강기능식품 공전에는 각각의 원료에 대한 제조 기준, 규격을 포함하여 건강기능식품 최종제품의 요건에 대한 규격을 설정하고 있으며, 해당 기준 및 규격에 따라 제조된 원료는 누구든지 사용하여 건강기능식품을 제조할 수 있다.

고시형 원료는 비타민, 무기질 등을 포함한 영양성분 28건과 식동물 등의 추출, 가공품을 포함한 기능성 원료 68건이 있다.

(1) 영양성분

영양성분은 비타민, 무기질, 식이섬유, 단백질, 필수지방산 등으로 인체의 성장, 발달, 기능에 생리학적 작용을 나타내는 성분을 말한다. 영양성분에 대한 기능성을 표시할 때는 주로 '~에 필요'라는 문구를 사용한다.

예를 들어 비타민 B2의 기능성 내용은 '체내 에너지 생성에 필요'이며 아연의 기능성 내용은 '정상적인 면역기능에 필요' 및 '정상적인 세포분열에 필요'이다. 영양성분은 기능성 원료와는 다르게 개별적인 인정을 따로 받을 수 없다.

영양성분 예시

예) 비타민 B2
규격
(1) 성상: 고유의 색택과 향미를 가지며 이미·이취가 없어야 함
(2) 비타민 B2: 표시량의 80~180%
(3) 대장균군: 음성

제품의 요건
(1) 기능성 내용: 체내 에너지 생성에 필요
(2) 일일 섭취량: 0.42~40mg
(3) 섭취 시 주의사항: 이상사례 발생 시 섭취를 중단하고 전문가와 상담할 것

시험법
(1) 성상: 제 4. 2-7 성상시험법
(2) 비타민 B2: 제4. 3-7 비타민 B2
(3) 대장균군: [별표 4] 참조

예) 비타민 B2

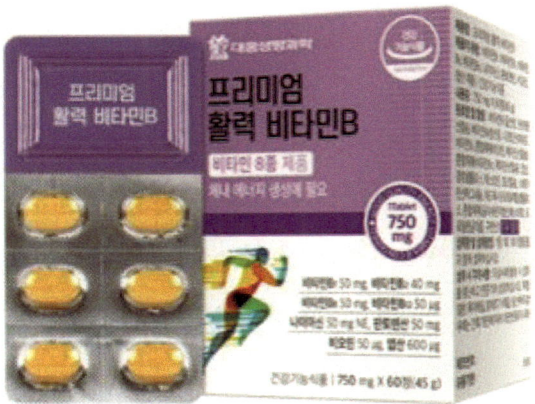

(2) 기능성 원료

기능성 원료는 동물, 식물, 미생물, 물 등 기원의 원재료를 가공, 추출, 정제한 원료를 말한다. 생리활성기능 및 질병위험 발생감소 기능으로 인체의 정상기능이나 생물학적 활동에 특별한 효과가 있어 건강상의 기여, 기능 향상 또는 건강유지, 개선과 관련된 원료이며 또는 질병발생 또는 건강상태의 위험감소와 관련된 기능을 나타내는 원료를 말한다.

기능성 원료 예시

예) 홍삼
규격
(1) 성상: 고유의 색택과 향미를 가지며 이미·이취가 없어야 함
(2) 진세노사이드 Rg1, Rb1 및 Rg3의 합
   (가) 원료성 제품: 표시량 이상
   (나) 최종제품: 표시량의 80% 이상
(3) 세균수: 1mL 당 3,000 이하(농축액에 한함)
(4) 대장균군: 음성

최종제품의 요건
(1) 기능성 내용: 면역력 증진·피로개선·혈소판 응집억제를 통한 혈액흐름·기억력 개선·항산화·갱년기 여성의 건강에 도움을 줄 수 있음
(2) 일일 섭취량
   (가) 면역력 증진·피로개선에 도움을 줄 수 있음: 진세노사이드 Rg1, Rb1 및 Rg3의 합계로서 3~80mg
   (나) 혈소판 응집억제를 통한 혈액흐름·기억력 개선·항산화에 도움을 줄 수 있음: 진세노사이드 Rg1, Rb1 및 Rg3의 합계로서 2.4~80mg
   (다) 갱년기 여성의 건강에 도움을 줄 수 있음: 진세노사이드 Rg1, Rb1 및 Rg3의 합계로서 25~80mg
(3) 섭취 시 주의사항: 의약품(당뇨치료제, 혈액항응고제) 복용 시 섭취에 주의

시험법
(1) 성상: 제 4. 2-7 성상시험법
(2) 진세노사이드 Rg1, Rb1 및 Rg3: 제4. 3-54 진세노사이드
(3) 세균 수: [별표 4] 참조
(4) 대장균군: [별표 4] 참조

예) 홍삼

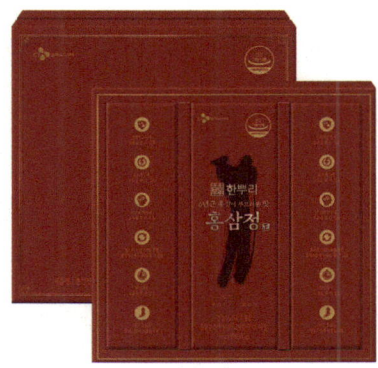

2) 개별인정형 원료

개별인정형 원료는 건강기능식품 제조업, 식품 등의 수입업 등의 업체에서 식품의약품안전처로부터 개별적인 인정을 받은 원료이다. 개별적인 인정을 받은 관련업체에게는 해당 원료를 6년간 50건의 품목을 제조하는 독점권이 주어진다. 개별인정 제도를 통해 업체는 독점권을 받아 이익을 최대화하며 소비자들은 새로운 원료 및 다양한 기능성을 선택할 수 있게 된다. 2022년 현재, 개별인정을 받은 기능성 원료는 300여 건이 있다.

개별인정 원료는 식품안전나라에서 검색하여 찾아볼 수 있으며, 예시와 같이 원료명, 인정번호, 업체명, 기능성내용, 일일섭취량, 및 섭취 시 주의사항에 대한 내용이 있다.

식품안전나라 개별인정 원료 예시

건강기능식품 원료별 정보
증숙생강추출분말(GGE03)((주)에스디생명공학, 제2022-24호)
- 원료명: 증숙생강추출분말(GGE03)
- 인정번호: 제2022-24호(2022.8.4.)
- 업체명: (주)에스디생명공학
- 기능성 내용: 위 점막을 보호하여 위 건강에 도움을 줄 수 있음
- 일일 섭취량: 증숙생강추출분말(GGE03)로서 480mg/일
- 섭취 시 주의사항
 영유아, 어린이, 임산부 및 수유부는 섭취에 주의
 특정질환(알레르기 체질 등)이 있는 분은 섭취에 주의
 이상사례 발생 시 섭취를 중단하고 전문가와 상담할 것
 혈액응고 관련 의약품을 복용하거나 질병이 있는 경우 섭취 전 전문가와 상담할 것

(1) 개별인정형 원료 신청 대상

『건강기능식품 기능성 원료 및 기준 규격 인정에 관한 규정』 제3조(심사대상)에 따르면 기능성 원료 인정을 위한 개별인정형 원료 신청 대상은 아래와 같다.

① 건강기능식품 공전(고시형 원료)에 등재되어 있지 않는 새로운 원료일 경우
② 기존 기능성 원료(고시형)의 기능성 추가 또는 섭취량 및 제조기준 변경
③ 기존 기능성 원료(개별인정형)로 다른 기능성을 추가하려는 경우 및 섭취량, 제조기준 변경의 경우

추가로, 건강기능식품 기준 및 규격 [별표 5]에 따라 건강기능식품 제조에 사용할 수 없는 원료는 아래와 같다.

건강기능식품 제조에 사용할 수 없는 원료

식물성 원료
감수(甘遂), 겔세민(Gelsemine), 견우자(牽牛子), 관동(款冬), 낙타봉(駱駝蓬), 다두라(Datura), 대극(大戟), 대황(大黃), 독미나리, 등황(藤黃), 디기탈리스(Digitalis), 마두령(馬兜鈴), 마전자(馬錢子), 마편초(馬鞭草), 마황(麻黃), 만년청(萬年靑), 면마(綿馬), 목단피(牧丹皮), 목방기(木防己), 목통(木桶), 반하(半夏), 방기(防己), 방풍(防風), 백굴채(白屈菜), 백부자(白附子), 백선피(白鮮皮), 베라트룸(Veratrum), 벨라돈나(Belladonna), 보두(寶豆), 복수초(福壽草), 부자(附子), 빈랑자(檳榔子), 사리풀(Henbane leaf), 상륙(商陸), 석류피(石榴皮), 세네키오(Senecio), 스코폴리아(Scopolia), 스트로판투스(Strophanthus), 쓴쑥(Wormwood), 앵속(罌粟), 얄라파(Jalapae), 영란(鈴蘭), 요힘베(Yohimbe), 운향풀(루타 그래베올랜스), 원화(芫花), 위령선(威靈仙), 인도사목(印度蛇木), 저백피(樗白皮), 천남성(天南星), 천초근(茜草根), 청목향(靑木香), 초오(草烏), 채퍼랠(Chaparral), 카바카바(Kava kava), 카스카라사그라다(Cascara sagrada), 카트(Khat), 컴프리(Comfrey), 콜로신스(Colocynth), 콜키쿰(Colchicum), 키나(Quina), 탠지(Tansy), 토근(吐根), 투보쿠라린(Tubocurarine), 파두(巴豆), 팔각련(八角蓮), 해총(海葱), 행인(杏仁), 황백(黃栢)

동물성 원료
건조갑상선(Dried thyroid), 담즙·담낭(Bile·gall bladder), 맥각(麥角, Ergot), 반묘(斑猫, Blister beetle), 사독(蛇毒, Venom), 사람의 태반(Human placenta), 사람의 혈액(Human Blood), 사향(麝香, Musk), 섬수(蟾酥, Toad Venom), 오공(蜈蚣, Scolopendrae Corpus), 뇌하수체, 벌독, 전립선

기타 원료

로벨린 또는 그 염류(Lobeline or its salts), 불보카프닌 또는 그 염류(Bulbocapnine or its salts), 브루신 또는 그 염류(Brucine or its salts), 사비나유(Sabina oil), 세파란틴(Cepharanthin), 아가리틴 또는 그 염류(Agaritine or its salts), 아레콜린 또는 그 염류(Arecoline or its salts), 카이닌산(Kainic acid), 코타르닌 또는 그 염류(Cotarnine or its salts), 트로파코카인 또는 그 염류(Tropacocaine or its salts), 방사물질(Radioactive substance) 및 「식품의 기준 및 규격」 제2. 식품일반에 대한 공통기준 및 규격 3. 식품일반의 기준 및 규격 10) 부정물질 기준에서 정한 화학구조가 의약품과 근원적으로 유사한 합성물질

(2) 개별인정형 원료의 중요성

가. 산업 활성화

식품의약품안전처는 개별인정 제도를 통해 기능성 원료 연구개발을 지원하며 산업의 활성화를 기대하고 있다. 코로나 시대를 지나면서 국내 건강기능식품 시장이 빠르게 성장했지만, 이미 오래전 고령시대에 진입한 일본에 비해 아직까지 작은 시장이다.

국가별 보충제 시장점유율에서 볼 수 있듯이 미국이 35.2%, 중국이 14.3%, 일본이 7.3%으로 나타났지만, 한국은 인도와 함께 기타 아시아로 분류되어 나타났다.

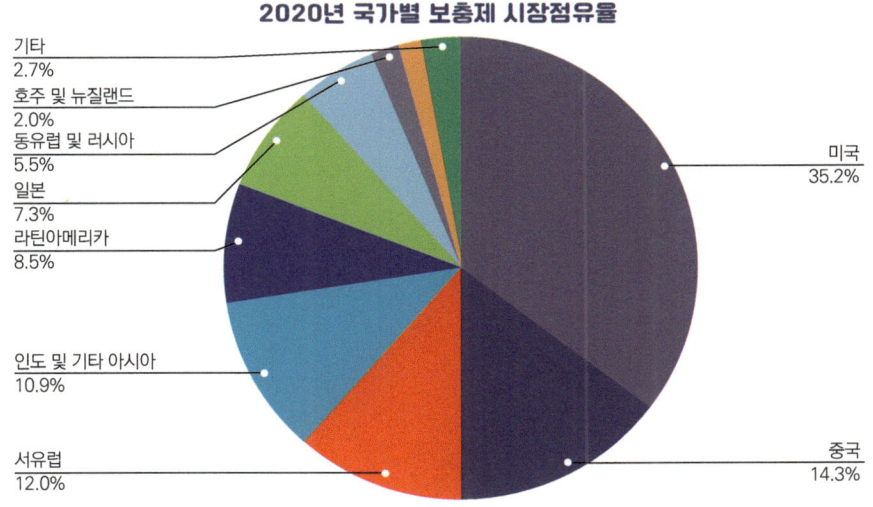

국내에서 연구, 개발되어 성공한 개별인정형 원료의 사례로 면역 기능을 인정받은 헤모힘 당

귀 등 혼합추출물에 대해 말을 하지 않을 수가 없다. 헤모힘은 2006년에 개별인정을 받은 원료로 국내 개별인정형 원료 중 매출액 1위이며, 미국을 포함하여 일본, 독일, 영국, 프랑스, 이탈리아에서 특허 승인을 받고 14개국에 수출하고 있다. 2021년 헤모힘의 매출액은 1,382억 원으로 수출용으로는 692억 원이었다.

이와 같이 국내 건강기능식품 산업 발전을 위해 더 많은 연구, 개발이 진행되어야 한다.

품목유형	순위	업체명	매출액(억 원)		
			총매출액	내수용	수출용
헤모힘 당귀 등 혼합추출물	1	콜마비앤에이치(주)	1,382	689	692

나. 소비자 선택권

개별인정 제도는 업체에게만 득이 되는 것이 아니다. 소비자는 개별인정 제도를 통해 시대에 필요한 다양한 건강기능식품을 선택할 수 있게 된다.

개별인정 제도를 통해 업체는 시대에 흐름에 알맞은 새로운 기능성에 대해 연구, 개발하여 소비자들에게 선택권을 보장한다. 현재 식품의약품안전처에서 인정하는 기능성 내용은 2019년 기준 총 47건으로 최근에는 호흡기 건강, 잇몸 건강, 모발 건강, 구취 개선, 청력 유지, 신장 건강 등이 추가 되었다.

새로운 기능성이 아니더라도 업체들은 소비자들이 필요로 하는 기능성 원료에 대해 연구, 개발한다. 예를 들어, 최근 우리 사회가 고령화사회에서 고령사회로 진입하면서 노인 인구가 증가했다. 따라서, 고령자들을 위한 기능성 원료가 주목받고 있으며 기억력/인지기능 개선, 눈 건강, 관절 건강, 근력 개선 등이 연구, 개발되고 있다.

개별인정 제도를 통해 건강기능식품 선택의 폭이 넓어지면서 소비자들은 자신에 꼭 필요한 건강기능식품을 선택할 수 있다.

(3) 개별인정 절차

업체들은 상당히 오랜 기간과 적게는 수억 많게는 수십억에 따르는 비용을 투자하여 원료의 기능성 및 안전성을 연구한다.

기능성 원료 인정 절차는 무척이나 복잡하고 준비되어야 하는 자료들이 많다. 기능성 원료를 인정받기 위해서는 식품의약품안전처에 기능성 원료 인정 신청을 하며 아래의 절차를 따른다.

기능성 원료 인정을 위한 절차		
신청 준비	인정 신청 및 심사	인정 처리
구비항목 제출자료 제출자료 수록 저장매체 원료, 제품 또는 시제품 기능성분/지표성분 표준품 시험 성적서	요건 검토 ↓ 우편 제출 ↓ 전자 접수 ↓ 심의위원회 심사	인정성 발급 ↓ 인정서 수령 ↓ 인정 정보 공개

제출자료 항목
제출자료 전체의 총괄 요약본 기원, 개발경위, 국내 외 인정 및 사용현황 등에 관한 자료 제조방법에 관한 자료 원료 특성에 관한 자료 기능성분 규격 및 시험방법에 관한 자료 유해물질에 대한 규격 안전성에 관한 자료 기능성 내용에 관한 자료 섭취량, 섭취 시 주의사항 및 그 설정에 관한 자료

기능성 원료 신청 준비를 위한 구비항목 중 제출자료는 기능성 원료에 관한 내용을 전체적으로 기술한 자료로 9가지의 항목이 있다. 업체들은 이 제출자료를 갖추기 위해 수억에서 수십억을 투자한다. 특히, 기능성에 관한 자료로 사람을 대상으로 진행하는 연구인 인체적용시험을 수행할 때 많은 자금이 필요하다. 제출자료의 모든 항목을 준비하고 구비항목을 완비하여 기능성 원료 신청이 진행되면 식품의약품안전처는 요건 검토, 우편 제출, 전자 접수, 심의위원회 심사를 거쳐 원료에 대한 기준규격, 안전성, 기능성을 검토한다. 식품의약품안전처는 업체에서 제출한 구비항목을 제출자료를 세세하게 검토하며 대게는 보완 요청을 하며 종종 기능성 원료

신청을 반려한다. 식품의약품안전처에 따르면 2021년도 기능성 원료 신청 건수는 76건이었으나 인정을 받은 건수는 총 23건으로 인정비율이 약 30% 정도이다. 인정비율에서 알 수 있듯이 식품의약품안전처는 까다롭게 심사를 하기에 소비자들은 식품의약품안전처에서 개별적으로 인정한 원료를 신뢰할 수 있다.

심의위원회 심사를 통과한 원료는 식품의약품안전처의 개별적인 인정을 받으며 해당 업체는 인정서를 발급받게 된다.

A. 고시형 원료 전환

개별인정을 받은 원료는 인정일로부터 6년 경과 후 50건의 품목제조신고를 통해 안전성이 확보되면 고시형 원료로 전환된다. 최근 개별인정형 원료에서 고시형 원료로 전환된 원료로는 체지방 감소에 도움을 주는 콜레우스 포스콜리가 있다.

보도자료 예시			
보도자료			
보도 일시	배포 즉시	배포일	2022.08.16.(16)
건강기능식품 원료 안전기준 강화와 고시형 원료 확대			

〈② 고시형 원료로의 전환〉
- (고시형으로 전환) 그간 개별인정형이었던 콜레우스포스콜리 추출물을 고시형으로 전환해, 누구나 콜레우스포스콜리 추출물을 이용하여 체지방 감소에 도움을 줄 수 있는 건강기능식품을 제조·수입할 수 있습니다.

* 영업자가 안전성과 기능성 자료를 식약처에 제출해 별도로 식약처로부터 인정받은 기능성 원료로 인정받은 영업자만 개별인정형 건강기능식품 제조가능

3) 원료에 대한 재평가

식품의약품안전처에서는 『건강기능식품에 관한 법률』 제15의2(재평가)에 의해 고시하거나 인정한 원료에 대해 다시 검토하여 재평가하게 된다. 재평가를 함으로써, 기능성 원료에 대한 기능성 및 안전성에 대한 과학적인 근거를 최신화하며 보다 안전하고 우수한 건강기능식품을 제공할 수 있다.

기능성 원료 등의 재평가 실시에 관한 규정에 의해 건강기능식품 심의위원회는 재평가 실시 기능성 원료를 선정하여 1년 전에 예시하고 관련 업체들은 재평가에 필요한 제출자료를 1년 이내에 식품의약품안전처에 제출하게 된다. 과학적인 근거 자료를 제출하지 못하거나 불충분

한 경우 고시형 원료는 건강기능식품 공전에서 삭제될 가능성이 있으며, 개별인정형 원료의 경우 인정폐지가 될 수 있다.

　이와 같이 식품의약품안전처에서는 국민들의 건강과 안전을 위해 기능성 원료 및 건강기능식품을 체계적으로 관리한다.

6 참고문헌

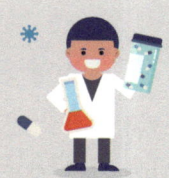

1) 식품의약품안전처 GMP/HACCP 교육자료, 식품의약품안전처, 2021
2) 하상도, 우수제조기준 'GMP' 마크의 의미-하상도의 식품 바로보기(263), 식품음료신문, 2021
3) 건강기능식품의 기준 및 규격(고시 제2022-25호), 식품의약품안전처, 2022
4) 식품의 기준 및 규격(고시 제2022-56호), 식품의약품안전처, 2022
5) 건강기능식품에 관한 법률[법률 제18359호, 2021.07.27., 일부개정],식품의약품안전처, 2021
6) 건강기능식품의 표시기준 (고시 제2022-59호), 식품의약품안전처, 2022
7) 식품등의 표시기준 (고시 제2022-25호), 식품의약품안전처, 2022
8) 2021 식품 등의 생산실적, 발간등록번호 (11-1470000-001922-10), 식품의약품안전처, 2022
9) HACCP 소개, 한국식품안전관리인증원
   (https://fresh.haccp.or.kr/)
10) 건강기능식품 정보, 건강기능식품 원료별 정보, GMP 인증마크 식품안전나라
    (https://www.foodsafetykorea.go.kr/)
11) HACCP 인증마크, 한국식품안전관리인증원 누리집 FRESH
    (https://fresh.haccp.or.kr/)

PART 03

건강기능식품의 기획, 개발, 생산, 마케팅, 유통

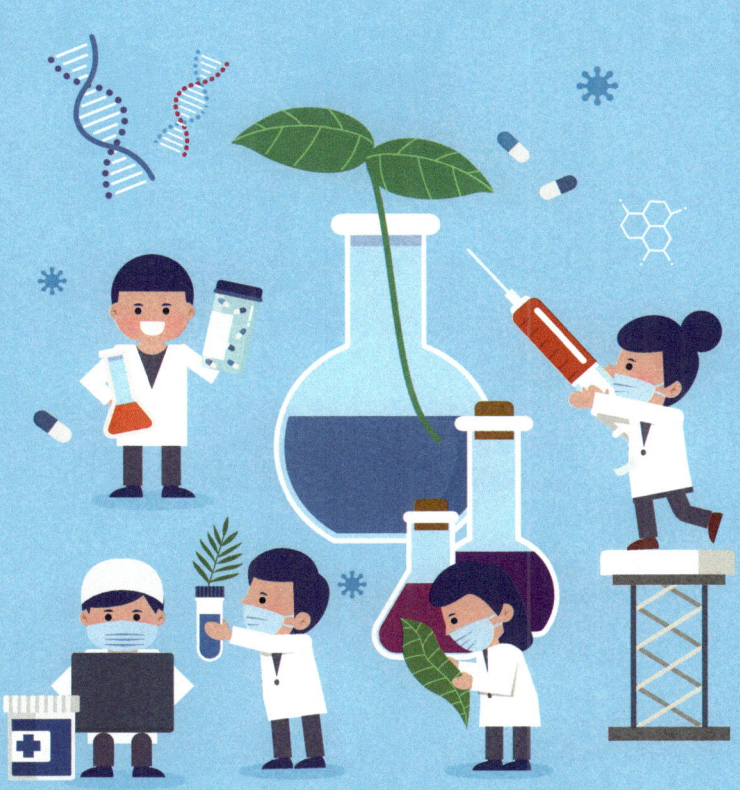

1 상품 기획

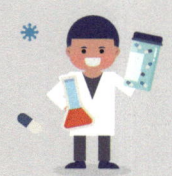

1) 상품기획 시 사전 검토사항

(1) 상품기획에 필요한 필수 부서

상품기획팀이 별도로 있는 경우도 있고, 마케팅팀에서 상품기획까지 담당하는 회사도 있다.

상품기획을 어떤 조직에서 담당하는지는 기업에서 '상품기획'에 기대하는 가치와 조직 내 구성, 업무 프로세스에 따라 다르다. 본 책에서는 기업 내 개발팀(상품기획팀)이 별도로 있는 경우를 가정하고, 내용을 서술하였다.

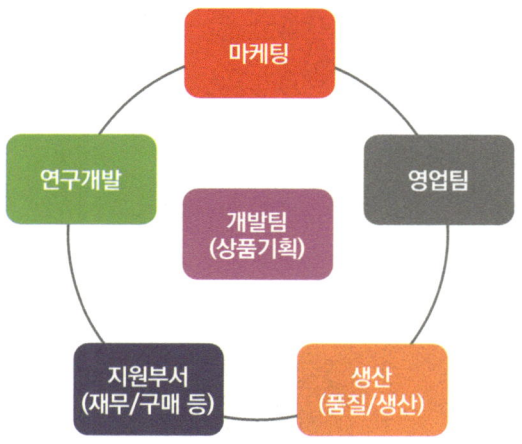

통상적으로는 개발팀 상기 부서/팀과 가장 활발하게 커뮤니케이션하며 업무를 진행한다. 이해관계가 여러 부서에 걸쳐있다 보니 상품기획팀의 커뮤니케이션 양은 마케팅팀 만큼 상호 커뮤니케이션이 많다.

협업하는 각 부서의 역할은 다음과 같다.

각 부서의 역할은 자사에서 건강기능식품을 직접 제조하는 것을 기준으로 기술하였다.

가. 마케팅팀

마케팅팀은 상품기획에서부터 판매와 영업까지 전체적인 업무를 총괄한다.

마케팅팀의 핵심 구성원은 전체 업무를 총괄하고 상품의 방향성을 설정하는 'PM(Product Manager)'이다. PM은 주로 하는 역할에 따라 상품을 총괄하는 경우 'CM(Category Manager)', 브랜드를 총괄하는 경우 'BM(Brand Manager)'로도 불린다. 최근에는 상품의 비즈니스 방향까지 총괄하는 권한을 'PM(Product Manager)'에게 부여하고 PO(product Owner)라고 지칭하기도 한다.

마케팅팀의 가장 중요한 역할은 빠르게 변화하는 건강기능식품 시장의 트렌드를 분석하고, 이에 맞는 상품을 기획하여 상품기획팀에 제안하는 역할이다. 이 역할의 수행을 위해서는 마케팅 트렌드는 물론 건강기능식품 소재의 유행에도 민감하게 반응해야 한다. 건강기능식품의 소재 또한 분명히 유행을 타기 때문에 향후 시장 동향을 예측하고 해당 기간 내에 상품이 출시될 수 있는지 일정을 산정해 상품 개발을 제안할 수 있어야 한다.

또한 상품 출시 후, 고객 획득을 위해 홍보, 메시지 개발, 마케팅 채널 발굴, 광고 운영 등을 진행한다. 상품기획 외의 퍼포먼스 마케팅, 홍보 등 업무는 대행사 등 외부 업체에 의뢰하여 운영하는 경우가 많으나, 최근에는 업계에 대한 이해를 바탕으로 한 빠른 업무 처리와 내부 상황을 반영을 위해 고객 획득을 위한 마케팅을 전담하는 팀을 내부에 구성하여 운영하는 기업들이 늘어나는 추세다.

나. 영업팀

영업팀은 통상적으로 상품이 출시되고 나서 채널에 맞게 판매하는 팀이라는 인식이 강하다. 그렇지만, 단순히 물건을 납품하고 끝나는 것이 아니라, 상품 출시에 따른 채널 분석 및 판매가 검토, 판촉 활동 등을 하게 된다.

통상적인 영업 채널로는 홈쇼핑, 온라인, 오프라인(대형마트, 하이퍼 등), 그리고 특수 채널(BtoB)이 있으며, 최근에는 이너뷰티, 다이어트 카테고리 중심으로 일본, 동남아시아 등 해외 수출이 활발해지며 영업 채널이 확장되고 있다.

판매 채널 선정에 가장 중요한 점은 각 채널에 맞는 상품 제안을 해야 한다는 점이다. 각 채널마다 MD나 타깃의 선호도가 각기 다르고, 판촉 활동 방식도 모두 다르기 때문이다. 이에 일부 품목은 동일 제품의 용량, 패키지 변경을 통해 채널별 제공 상품을 차별화하기도 한다. 따라서, 상품기획을 할 때부터 영업팀과의 사전 소통도 중요하다. 기획한 제품의 상품화가 끝났는데 적합한 판매/유통 채널이 없다면 아무리 좋은 상품이라도 고객에게 전달될 수 없다.

다. 연구개발 (제제개발/연구팀)

연구개발팀은 통상적으로는 R&D(Research and Development) 연구소, 연구팀, 개발팀 등으로 불리기도 한다.

연구개발팀의 주요 업무는 개발과 연구, 신상품 콘셉트에 맞는 부원료 조합 연구, 기존 상품의 개선 업무 등이다.

이외 연구개발팀의 업무에는 마케팅/상품기획팀에서 제안하는 상품의 상품화 가능 여부 판단, 생산 시 문제점 검토 후 의견 제공, 마케팅 및 출시에 필요한 연구 자료 등을 제공하기도 한다.

라. 생산부서

생산부서는 단일 부서가 아니라 생산관리, 품질관리, 품질보증, 생산팀, 원자재, 공무팀 등 다양한 팀을 포괄한다.

그중에서도 생산과 직접적 연관이 있는 팀은 다음과 같다.

생산 관리팀은 생산 공정과 관련된 모든 활동을 관리한다. 생산 관리팀의 최우선 목표는 생산량을 효과적으로 달성하기 위해 인적, 물적 자원 및 시간 등을 효율화하여 품질 향상, 생산성 향상, 원가 절감 등을 실현하는 것이다. 생산과 관련된 업무에 문제가 생겼을 때 빠르게 인과관계를 정확히 파악해 문제를 해결하고 재발방지책을 수립해야 한다.

상품기획팀과는 주로 생산 제품 우선순위 설정 및 상품의 시생산 스케줄링 등을 논의한다.

마. 품질관리팀(Quality Control)

상품 생산 시, 발생하는 모든 리스크를 관리한다. 핵심적인 업무는 위해성 관리를 위해 계속 변화하는 건강기능식품 시장의 규정과 법률을 숙지하고 이를 현장에서 준수 가능하도록 다양한 기준을 마련, 시스템화하는 일이다.

보통 QC(Quality Control)와 QA(Quality Assurancel)로 나뉜다. QC 팀에서는 주로 상품의 이화학적, 생물학적 품질을 확인하는 실험을 진행하며, 이외 상품 품질 균일화, 안정성,

안전성 등을 확인하는 다양한 업무를 진행한다.

QA 팀에서는 주로 법규(표시사항) 및 품목 신고 등의 업무를 진행하며, 상품이 나올 때 우선적으로는 상품의 패키지 상품명, 카피 등의 법적 사항을 검토한다. 이외 오디트(Audit) 심사 대응, 마케팅 운영 가이드 수립 및 검토 또한 통상 QA 팀에서 진행한다.

바. 지원부서(디자인, 구매팀 등)

상품 출시까지 다양한 부서의 지원이 요구된다. 대표적 지원 부서로는 디자인팀과 구매팀이 있다.

디자인팀은 상품의 전체적인 디자인 가이드를 수립해, 패키지, 상세페이지, 광고물 등 다양한 디자인 작업에 참여하게 된다.

상품기획부터 생산까지의 프로세스별 디자인팀의 역할은 다음과 같다. 신상품의 시장성이 검토가 끝나고, 출시가 결정되면 디자인팀에서는 상품 콘셉트에 맞는 포장 디자인, 패키지 디자인을 제안/제작한다. 특히 통상의 분야와 다르게 건강기능식품의 포장 디자인은 소비자의 제품 경험과 맞닿아 있을뿐더러 상품의 안정성과도 밀접하게 연결되기 때문에 매우 심혈을 기울여 고려, 디자인해야 한다. 패키지 디자인이 상품의 상품 콘셉트와 잘 맞는지 상품기획팀과 마케팅팀과 논의하며 여러 번의 수정 과정을 거친다.

구매팀에서는 상품 출시 단계에서 상품의 원료 수급 및 부자재 수급을 담당한다. 전체적인 원료 시장 동향을 살펴, 상품 원료나 부자재의 수급 수급 문제가 없는지를 확인하고, 원활한 재료 수급을 위해 새로운 재료 수급 업체를 발굴한다.

이제 상품기획에 직접적인 유관부서 소개를 마무리하고, 기획부터 상품 출시까지의 단계를 소개하겠다.

2) 기획의 단계(NPD, New Product Development Process)

상품기획의 단계는 간략하게 4단계로 나누어진다. 상품기획부터 출시까지는 고시형 제품 기준 평균 3~6개월이 소요된다.

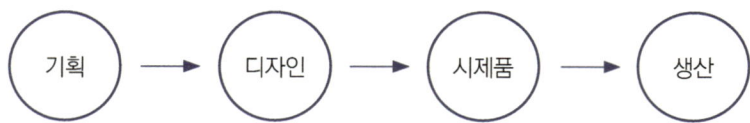

상품기획의 단계는 간략하게 4단계로 나누어진다. 상품기획부터 출시까지는 고시형 제품 기준 평균 3~6개월이 소요된다.

단, 주지해두고 싶은 것은 실제로 상품기획이 이 4가지 단계로 완료되는 것은 아니라는 것이다. 세부 상품기획의 과정은 아래 이미지와 같이 훨씬 복잡도가 높다. 또한 각 업무들은 한 업무가 끝나고 다음 업무가 진행되는 순차적 방식이 아니라 여러개의 업무가 동시다발적으로 진행된다.

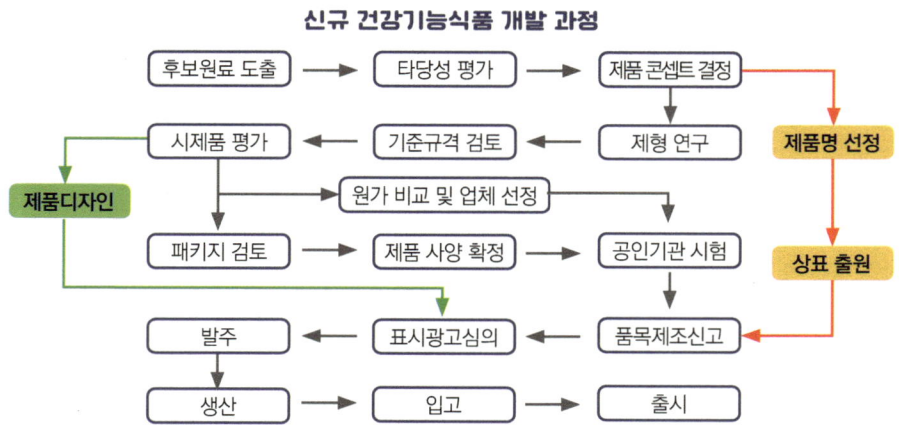

상품화 단계 프로세스

구분	프로세스	담당부서	유관부서
상품화 단계	시장 검토	개발팀 (상품기획팀)	마케팅팀
	제제연구(생산 가능성 검토)	연구개발팀	개발(상품기획팀)
	예상 제조 단가 확정	생산팀, 구매팀, 재무팀	개발팀(상품기획팀)
	상품화 확정	마케팅팀	개발팀(상품기획팀)
대관	기능성 분석(14일)	품질관리팀	개발팀(상품기획팀)
	품목신고(10일)	품질관리팀	개발팀(상품기획팀)
디자인	건강기능식품 협회 광고 심의	품질관리팀, 개발팀(상품기획팀)	마케팅팀
	디자인 작업	디자인팀	마케팅팀
	표시기재 작업	품질관리팀, 개발팀(상품기획팀)	디자인팀
	표시자재 검수 및 확정	품질관리팀	개발팀(상품기획팀)
제품생산	제품 발주	구매팀	개발팀 (상품기획팀)
	제품 생산 및 Q.C	생산팀	생산관리팀, 품질관리팀
	완제품 확인 및 검수	생산관리팀, 품질관리팀	연구개발팀
발매	제품 출시	개발팀(상품기획팀)	마케팅팀, 영업팀

(1) 시장 검토

시장 검토란 상품을 출시하기 위해서 타깃한 시장에 판매가능수요가 있는지 예측하고, 제품 출시에 따른 손익추정 및 경제성을 검토 하는 것을 말한다. 시장 검토 순서는 상품 출시 상황마다 달라진다. 회사의 포트폴리오상 필요한 상품을 출시하기 위해 '해당 상품 출시를 전제로 시장 검토'를 진행할 수도 있고, 전체적인 시장 동향 검토를 통해 출시할 제품을 '위해 판단'을 할 수도 있다.

예시 1안) 당사 브랜드별 상품의 라인을 검토하던 중 타사에서 계속 출시하고 있는 식물성 오메가3 상품이 당사에는 없을 시 상품 출시가 필요할 것인지에 대한 시장 전체 상황과 타사 판매 현황을 검토하여 상품 출시 제안

예시 2안) 전체적인 건강기능식품 시장에서 소비자가 걱정하거나 향후, 구매 의향이나 성장 가능성이 있는 기능성 시장이 혈행시장이라고 한다면, 혈행시장에 대해서 시장 조사 및 소비자

니즈 검토 후 가능성 있는 상품군으로 식물성 오메가3 선별하여 제안

예시 3안) 전체적인 건강기능식품 시장에서 소비자가 걱정하거나 향후, 구매 의향이나 성장 가능성이 있는 기능성 시장이 혈행시장이나 기존 오메가3에 대한 시장 한계가 왔다고 판단했을 시 업그레이드된 새로운 신소재인 식물성 오메가3를 개발 혹은 제시

상품 기획 및 출시를 하기 위해서는 시장 검토가 가장 중요한 부분이며, 시장 조사를 할 때에는 단순히 조사나 기획하는 방법이 사람에 따라서 회사에 따라서 천차만별이다.

명확한 것은 시장의 Needs와 요구에 대해서 제대로 파악해야 한다는 것이다.

(2) 제제연구

시장 검토가 끝난 후에는 제제 연구팀과 협업하여 생산 가능성 및 제품의 상품화 가능 여부를 검토하게 된다.

이때 아이디어가 좋더라도, 제품의 생산 가능성이 실현 불가능하다면, 다시 처음으로 돌아가 생산 가능한 제품들에 대해서 재검토가 진행된다.

(3) 예상 제조단가 확정

제제연구팀에서도 상품 실현 가능성이 있고, 검토가 끝난 이후에는 생산팀, 구매팀, 재무팀과 협업하여 실제로 생산 시에 예상되는 제조 단가를 확정한다.

제조단가는 상품의 원재료, 부재료, 노무비 등에 대한 가격을 산정해 예상 제조 단가안을 정한다. 제조단가는 디자인, 패키지 품질에 따라서도 달라지므로, 디자인/패키지 가격에 대한 여유를 충분히 두는 것이 좋다.

예상 제조단가가 산정되었다면 이를 기반으로 판매 단가를 설정한다. 이후 판매단가가 현 시장 현황과 맞는지 검토하고, 시장 단가 대비 '자사 제품의 판매단가'가 높게 설정되어 있을 시에는 상품 원·부자재를 재검토해 예상 제조단가를 다시 산정한다.

(4) 상품화 확정

상품화 확정 시에는 해당 건에 대해서 검토하였던 시장 조사 자료 및 제제연구 가능성에 따른 제조단가와 예상 납품가 그리고 판매가 등이 사전에 임원에게 보고되어야 한다.

또한 예상 유통 채널 등에 대해서 같이 보고가 되어야 회사의 이익률 및 채널별 마진율을 검토하여 상품이 출시되어서 실질적으로 회사에 이익을 줄 수 있는지에 대한 손익분기점(BEP), 마케팅 계획과 판매 시뮬레이션 등을 최종 보고하게 된다.

(5) 대관

가. 기준 및 규격 분석
상품화 확정이 난다면, 연구개발팀에서는 우선적으로 시제품을 만들어 기능성 분석을 의뢰한다.

나. 품목신고
기능성을 분석하여 문제가 없는 것으로 나올 경우에는 품목신고를 진행하며, 품목신고 시에 기능성 분석 자료를 제출한다.

다. 디자인
마케팅팀과 개발팀(상품기획)과 협의하여 제품의 콘셉트과 맞는 디자인 방향성을 정하고 심의에 통과 가능한 카피를 정리하여 디자인을 진행한다.

(6) 건강기능식품 광고 심의

가. 광고 심의 업무
업무는 동시 다발적으로 이루어지는데 보통 5, 6번에 해당하는 대관 업무의 경우에는 품질팀에서 진행을 하며, 상품기획팀과 마케팅팀에서는 이 사이에 상품의 고유의 강점(USP)과 관련하여, 소비자들에게 노출할 카피 및 디자인 등을 작성하여 우선적으로 광고 심의를 넣는다.

광고 심의에 나온 것을 바탕으로 실질적인 패키지 디자인과 마케팅 운영 방향 등을 계획하며, 해당 업무는 지속적으로 이루어진다.

* 광고 심의에 대한 내용은 책 119page 참고

나. 표시기재 디자인 작업
표시기재는 광고심의 영역이 아니므로, 품질팀과 협업하여 표시기재를 지속해서 수정 및 패키지 디자인 확정 작업을 진행한다.

다. 표시기재 검수 및 확정

심의 내용과 더불어 패키지의 전체적인 표시기재를 확인하여 인쇄 데이터를 넘기는 것으로 디자인팀에 확정 요청을 해야 한다.

(7) 제품 발주

제품 발주는 업체에 물건을 주문하는 것을 말한다. 제품 발주 시기는 생산방식에 따라 달라진다. 제품을 OEM 생산하는 경우에는 업체에 제품 발주 요청을 낸다. 제품 자사 생산 시에는 원재료 및 포장재에 대해서는 발주 내고, 모든 유관 부서는 제품 생산에 대한 준비를 시작한다. 만약 원재료 수급이 원활하지 않다고 한다면, 상품화 확정 단계에서 원재료를 준비한다.

(8) 제품 생산 및 QC(Quality Control)

상품 생산라인에서는 발주 수량에 맞춰 상품을 생산, 포장한다. 이때 QC에서는 생산과정에서 상품이 안전하고 균일하게 생산되는지 체크하고 검수하는 과정을 거친다.

(9) 완제품 확인 및 검수

상품 출시를 앞두고 생산된 상품의 최종 검수를 진행한다. 입고된 상품의 포장 등이 하자가 없는지 최종 체크하는 단계로, 이 단계를 통과해야 정식으로 상품이 출시될 수 있다.

(10) 제품 출시

상품이 각 판매 채널 내 등록된 것을 말한다. 영업팀은 본인이 맡고 있는 판매 채널에 상품을 등록 후 할인 행사 등 판촉활동을 시작하고 마케팅팀에서는 판매 활성화를 위한 온오프라인 마케팅 활동을 한다.

각 활동을 매월 판매 현황 분석을 통해 보고되며, 판매 실적에 따라 운영 방법을 계속 변경하게 된다.

2 제품 개발

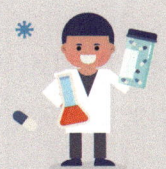

1) 개념

국어사전에 '제품개발'이라고 검색해 보면, '기술, 아이디어 등을 시장의 수요와 연결하여 판매 가능한 상품을 창출하는 행위'라고 정의되어 있다. 건강기능식품 제품에는 핵심인 '소재'(주원료)와 소재를 실제로 제품으로 만들어주는 '제제'가 있다. 통상적으로 소재를 개발하는 연구원을 소재개발 연구원, 제제를 개발하는 연구원을 제제개발 연구원이라고 한다.

(1) 건강기능식품의 원료 구성

가. 주원료

건강기능식품에서 '주원료'라고 함은 '건강기능식품 원료'로서 '기능성'을 나타낼 수 있는 원료이다. 현재 대한민국의 건강기능식품은 식약처에 등재된 원료만이 기능성을 표지할 수 있다.

주원료 중 좀 더 세부적으로 살펴보면 제품 컨셉, 기능성 중 가장 중요한 원료가 있다. 예를 들어 콜라겐 제품이 있다면 콜라겐 원료가 주원료이다. 콜라겐 원료는 식약처의 규격을 준수하여 제조한다면 고시된 기능성을 표시할 수 있다. 그런데 콜라겐 제품에 '비타민', '무기질' 등 기능성을 고시할 수 있는 원료를 포함한다면 기능성을 표시할 수 있는 '비타민', '무기질' 원료도 주원료가 되는 것이다. 하지만 이러한 원료들은 후술한 제제개발에서는 조금 더 중요성이 낮은 편이다. 따라서 제제개발에서는 주원료 중 콜라겐과 같은 주요원료를 위주로 개발하고, 추후에 타 기능성을 보강하는 편이다.

> **기능성**
>
> 인체의 구조 및 기능에 대하여 영양소를 조절, 생리학적 작용 등과 같은 보건 용도에 유용한 효과를 얻는 것
>
> 「건강기능식품에 따른 법률」 제3조 제2호

나. 기타원료(부원료)

이외에 제제를 개발하기 위해 기능성과 상관없이 사용되는 원료를 기타원료라고 한다. 기타원료의 정의는 별도의 규격을 설정하지 않고 건강기능식품의 제조에 사용할 수 있는 원료 또는 성분이다. 기타원료에는 실제 제제 개발성이나 안정성 등에 효과를 주기 위해 사용되는 부형제와 마케팅적(광고 및 제품표시에 사용됨)으로 추가로 사용되는 컨셉원료로 구분된다. 부형제와 콘셉트원료를 정확하게 구분하기는 어렵지만 그 활용도에 따라 구분된다고 보면 된다. 예를 들면, 어떤 제품 중 단백질이 '뉴질랜드산' 또는 '식물성 원료' 등을 사용한다면 콘셉트원료로 봐도 무방하다. 많이 쓰이는 부형제의 기능을 정리하면 다음과 같다.

건강기능식품 부형제의 기능과 종류

부형제 종류	기능	예시 원료
결합제	분말 원료에 결합력을 주어 성형을 용이하게 하는 물질	결정셀룰로스, 포도당, 덱스트린
붕해제	붕해성을 촉진하는 물질	CMC 칼슘
활택제	과립형태의 제품의 압축조작을 원활하고 흐름성이 좋게 하고, 점착을 방지하기 위해 첨가하는 물질	스테아린산마그네슘, 스테아린산칼슘, 옥수수전분
고화방지제	고형제의 고화를 방지할 목적으로 첨가하는 물질	이산화규소
코팅제	정제를 코팅하기 위해 사용하는 물질	HPMC, 글리세린, HPMCP

이와 같이 주원료와 기타원료의 조합을 여러 가지 공정을 거쳐서 제품이 탄생하게 된다.

2) 제제개발

마케팅(제품기획) 또는 영업 부서에서 '신제품'에 대한 개발요청을 직접적으로 받는 곳이 바로 '제제개발(부서)'이라고 생각하면 된다. '○○○'이라는 주원료가 '○○' 제형으로 만들 수 있는지 검토하고, 또한 구현을 위해 필요한 원료 배합/제형을 결정하는 핵심 역할을 수행하고 있다.

(1) 건강기능식품 제형의 종류

현재, 건강기능식품으로 판매, 활용되는 제제는 아래 표와 같다. 제품 개발을 위해서 마케팅과 연구원이 같이 주원료를 사용한 제품 중 어떤 제제를 사용해야 할지 결정해야 한다. 어떤 주원료는 쓴맛이 강해서 그 맛을 최대한 가리기 위하여 물과 빠르게 삼키는 제제를 선택한다. 또한 어떤 주원료는 그것을 섭취했다는 느낌을 주기 위해, 어떤 주원료는 소비자가 일반적으로 생각하는 제형이기 때문에 그 제형을 선택하기도 한다. 제제개발 연구원은 그 선택지 안에서 최대한 많은 소비자를 만족시킬 수 있는 제제를 개발하는 것이 목표이다. 이를 위해 해당 주원료가 수용성인지 불용성인지, 제제를 제조하였을 때, 보강하여야 할 부분을 배합 및 공정을 통하여 개선할 수 있다.

건강기능식품으로 가능한 제형

	정제(Tablet)	경질캡슐(Hard gelatin capsules)
제형 및 예시 제품	알약 형태, 보통 물과 함께 섭취함	캡슐 제형 중 비교적 딱딱한 형태의 캡슐
제조방법	분말 및 과립(응집한) 분말의 원료를 압축하여 정제 형태로 제조	몸체와 캡으로 구성되어 분말 또는 과립의 원료를 투입하여 충전 * 피막: 젤라틴 원료
	연질캡슐(Soft gelatin capsules)	분말(Powder)
제형 및 예시 제품	캡슐 제형 중 비교적 부드러운 형태의 캡슐	가루 형태, 직접 섭취하거나 물에 균일하게 섞어서 섭취
제조방법	캡셀 피막의 성형과 원료의 충전이 동시에 이루어지면서 생산 * 피막: 젤라틴, 펙틴을 원료로 사용	주원료만 사용하거나, 부원료등을 첨가하여 분말 또는 미립의 형태로 만듦

	환(Pills)	과립(Granules)
제형 및 예시 제품	구형의 형태(소환과 대환이 존재)	분말보다는 뭉쳐진 작은 입자 형태 분말을 입상(粒狀)으로 만드는 것 * 입상: 낱알이나 알갱이의 모양
제조방법	연합액(정제수, 주정 등)과 분말과 부형제 등을 혼합하여 제조	분말을 입상(粒狀)으로 만드는 것

	스틱젤리	구미젤리
제형 및 예시 제품	통상적으로 10~30ml를 스틱포장 안에 제조하여 섭취하는 젤리 형태	통상적으로 10g 이내로 한 구미를 구성한 젤리 형태
제조방법	로커스터콩검, 카라기난, 한천 등 검류를 통해 겔 형태를 형성하게 하여, 가볍게 씹어서 섭취할 수 있는 젤리스틱의 형태	식물성 구미젤리: 펙틴 등으로 식물성 원료를 기반으로 하여 제조되며, 동물성 구미젤리: 젤라틴(우피, 돈피, 피쉬) 등을 이용하여 제조

	액상	츄어블
제형 및 예시 제품	스틱 및 엠플 등에 포장되어 있고, 음용할 수 있는 형태	입에서 씹어 먹을 수 있는 캔디 형태
제조방법	정제수(또는 추출물), 당류, 감미료, 안정제 등과 기능성 원료를 첨가하여 조제하는 액상	물엿, 설탕 등을 첨가하여, 소프트 캔디의 형태로 만듦

	필름(ODF)	바(Bar)
제형 및 예시 제품	매우 얇은 제제로 구강에서 녹여 먹는 형태	통상적으로 막대 형태로 에너지 바처럼 씹어서 섭취
제조방법	여러 부형제를 이용하여 제제를 만든 후 건조 후 실링하여 제조	제조방법은 다양한 편이나 여러 식품원료를 혼합하여 굳혀서 제조

각각의 제제는 장단점이 존재하고, 주원료에 따라 사용할 수 있는 제제의 종류는 다르다. 예를 들면 정제는 섭취가 간편하고, 생산단가가 싸며, 원료자체의 이미·이취를 없애는 데 뛰어나지만, 섭취량이 많을 경우 많은 정제를 한 번에 섭취해야 하며, 물성이 맞지 않는 주원료가 있을 수 있다.

한편 정제는 식품으로써 먹는 즐거움이 없기 때문에 지속적 섭취를 위한 동기가 떨어질 수도 있다. 반면 액상은 먹는 즐거움이 있을 수 있으나, 수용성 주원료에 적합하며, 원료 자체의 이미·이취를 마스킹하기 쉽지 않고, 단가가 상대적으로 비싼 편이다.

따라서 제제연구원은 이 제품의 주요 소비층과 그들의 섭취 선호 형태, 주원료의 성질과 제품 단가 등을 통합적으로 고려하여 제품을 설계해야 한다.

(2) 실제 사례(배합비)에서 살펴보는 제품의 특성과 구성

멀티비타민 정제(타정) 제품의 배합 구성

	원료명			주원료 표시면 표기내용		
No	원료명	배합비(%)	함량(mg)	주원료	함량(mg)	표시함량
1	비타민C(100%)	7.000%	56.000	비타민C	50.00	50mg
2	비타민E혼합제제(25%)	2.000%	16.000	비타민E	3.30	3.3mg
3	비타민A혼합제제(9.75%)	0.400%	3.200	비타민A	0.000250	0.250μg RE
4	비타민D3혼합제제(0.25%)	0.232%	1.856	비타민D3	0.00338	3.3μg

				비타민B1	0.468	0.46mg
5	비타민B1염산염(78%)	0.090%	0.720			
6	정제포도당	61.227%	489.815			
7	D-소비톨	0.010%	0.080			
8	자일리톨	0.010%	0.080			
9	결정셀룰로오스	27.000%	216.000			
10	포도향분말	0.010%	0.080			
11	스테아린산마그네슘	1.000%	8.000			
12	구연산	0.010%	0.080			
13	효소처리스테비아	0.001%	0.008			
14	니코틴산아미드	0.100%	0.800			
15	산화마그네슘	0.100%	0.800			
16	푸마르산철	0.100%	0.800			
	합계	100.000%	800			

- 주원료(기능성 원료): 비타민C, 비타민E, 비타민A, 비타민D3, 비타민B1

제품의 기능성분 표시의 경우: 비타민C 50mg, 비타민E 3.3mg, 비타민A 250ug RE, 비타민D3 3.3ug, 비타민B1 0.46mg으로 표시할 수 있다.

- 기타원료

이 중 결합제로 포도당, 솔비톨, 셀룰로오스 등이 사용되었다. 활택제로는 스테아린산 마그네슘이 사용되었다. 코팅제로 HPMC가 사용되었다. 이외에 유산균 과일혼합농축분말, 비오틴 등 콘셉트원료가 사용된 것을 알 수 있다.

3) 소재연구

앞서 설명한 주원료를 개발, 연구하는 것이 소재연구이다. 주원료 중 비타민, 무기질 등 '영양성분'으로써 첨가하거나, 식약처에 고시되어 있는 규격과 공정을 맞추면 누구든지 사용할 수 있는 '고시형 원료'를 제외하고, '개별인정형 원료(소재)' 연구를 주로 진행한다고 할 수 있다. 추가적인 개별인정형 원료에 대한 설명은 Part 2 05. (2) 개별인정형 원료(p135~141)를 참고하면 된다.

개별인정형 소재 개발에 대한 개발 프로세스는 아래 그림에 나타내었다. 보통 회사의 전략에 따라 개발 전략은 달라질 수 있다. 시기와 소비자의 니즈에 맞춘 기능성을 탐색하여, 기능성에 적합한 소재를 탐색하는 '기능성 중심'의 연구전략이 있다. 또한 각 회사에서 중점적으로 생각하는 소재나 공정을 중심으로 연구를 진행하는 '소재 중심', '공정 중심' 연구전략도 존재한다.

개별인정형 원료 개발 프로세스를 크게 나누어 본다면 '기능성'과 관련된 효능평가부분, '기준규격'과 관련된 공정개발 부분, 그리고 '안전성'과 관련된 안전성 평가 부분에 대한 연구를 진행한다.

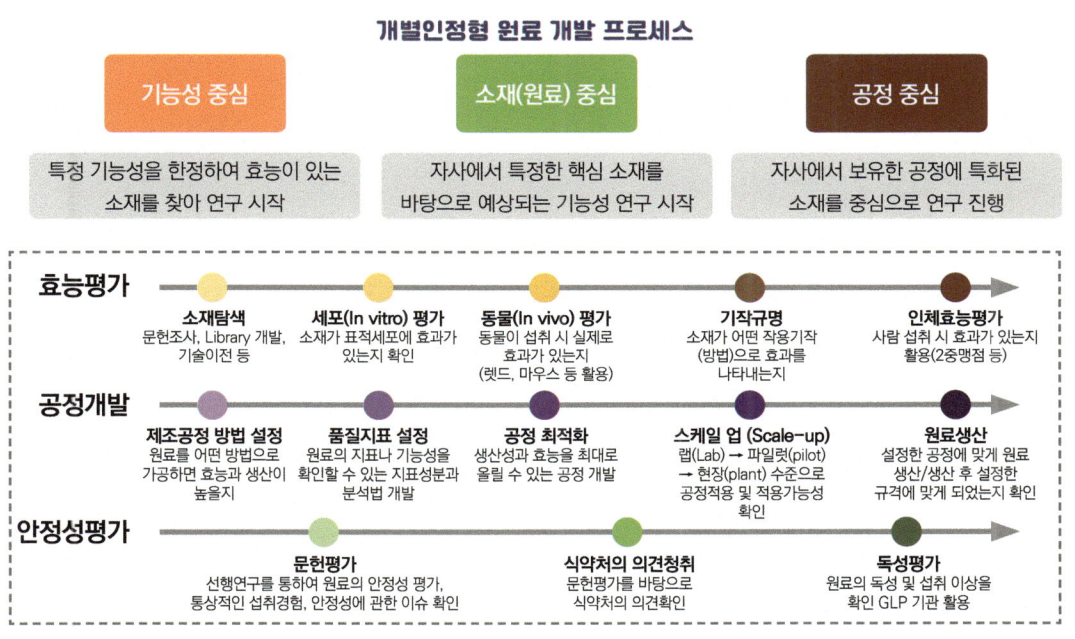

(1) 기능성 탐색

기능성 탐색이란 소비자들이 최근 또는 미래에 어떠한 건강기능(헬스 클레임)에 관심이 있을 것인가를 탐색하는 것이다. 이를 위하여 시장의 트랜드, 사회의 트랜드, 건강기능식품 자체의 트랜드를 분석할 필요가 있다.

예를 들어 시장의 트랜드라면, 우리나라도 고령화가 급격하게 진행되면서 노인 인구가 많아지고 있고, 노인성 질환, 그중 근위축증 등을 예방할 수 있는 근력 개선과 같은 기능성을 쉽게 떠올릴 수 있다.

(2) 소재탐색

특정한 기능성에 맞는 소재를 설정하기 위해서는 여러 가지 고려할 점이 있다.

첫째, 특정 기능성에 소재가 활성의 유무이다. 이러한 배경 조사를 위해서, 기존문헌 및 전통문헌 조사를 통하여 근거를 마련할 수 있다. 또한 어떠한 연구기관은 보유한 소재들의 효능평가를 일괄적으로 진행함으로써 소재의 기능성을 상대적으로 확인할 수 있다.

또한, 기능성 외에도 점검해야 할 것이 많다. 소재를 쉽게 구할 수 있는지(수급 문제) 그리고 소재의 생산 및 유통가격도 확인해야 한다. 마지막으로 소재의 섭취 안정성도 확인해야 한다.

* p138-139페이지 참조

(3) 제조공정개발

건강기능식품 소재 제조공정 개발이라고 함은 식품 원료로부터 건강기능성을 보유한 '기능성 소재'를 생산하는 공정을 일컫는다.

건강기능식품 소재/제품은 GMP 시설에서 제조해야 한다. GMP 시설이란 Good Manufacturing practice의 약자로 우수 건강기능식품 제조기준을 나타낸다. GMP 시설에는 작업장의 구조, 설비를 비롯한 원료의 구입부터 생산, 포장, 출하에 이르기까지의 전 공정에 대한 생산과 품질의 관리에 대한 체계적인 기준을 의미한다. GMP시설을 통하여 제조한 소재/제품에는 GMP 마크가 표시된다. 따라서 공정개발의 의미는 GMP 시설에서 보유한 설비를 활용한 공정개발이라고 할 수 있다.

- **건강기능식품 소재 주요 제조공정**
  - 추출공정: 기능(효능)성분을 최대한 효율적으로 분리하는 과정(열수, 주정, 용매추출 등이 있음)
  - 발효공정: ① 유산균 등 특정한 프로바이오틱스 균주를 배양하여 균수를 증대, ② 기존 소재를 미생물 대사 및 효소반응을 통하여 기능성이 높은 물질로 변환
  - 효소분해공정: 식품에서 사용하는 효소를 이용하여 큰분자를 작은 분자로 쪼개는 공정/예시) 생선비늘(어린)을 단백질 효소를 통하여 펩타이드로 분해(콜라겐)
  - 압착공정: 유지(기름성분)에서 쓰이는 방법, 식품소재에서 유지류를 분리해 냄/(예: 오메가3(생선기름))

- 여과공정: 활성성분과 기타성분을 분리하는 과정(여과공정 추가)
- 살균공정: 미생물학적 안전성을 위하여 온도를 상승시켜 일정시간 유지하는 공정
- 농축공정: 소재가 들어 있는 용매의 함량을 낮추고 소재의 함량을 높이는 과정
- 분말화공정: 수분 등 용매를 제거하는 과정(소재가 가루, 고체형태가 됨)

√ SD (Spray drying): 소재가 들어 있는 농축액을 고온의 건조한 공기를 통하여 수분제거
√ FD (Freeze dryer): 낮은 온도(-50℃ 수준)에서 압력을 낮춰, 승화의 원리로 수분제거

- **품질지표 개발(지표성분, 규격설정)**
- 지표성분: 개별인정형 소재를 적정량이 들어있는지 확인할 수 있는 물질 (개발소재에 특이적이고 대표적인 성분으로 품질관리에 용이한 물질) / 예시 제시) 홍삼(진세노사이드), 프로바이오틱스(균수), 콜라겐 (펩타이드, GP 함량 등)

√ 지표성분 개발을 위해서 원료에 들어 있는 특이한 물질 또는 기능성을 나타내는 물질을 찾아야 한다.
- 기타 품질지표: 미생물, 중금속, 농약, 외향적 특성(색상 및 향미, 맛 등)

(4) 효능평가

연구할 소재를 탐색하였으면 소재가 특정한 기능성에 효능이 있는지 확인하기 위하여 효능평가를 진행한다. 보통 효능평가는 세포효능평가 → 동물효능평가 → 인체효능평가 순서로 이루어진다. 각 기능성마다 사용되는 실험방법, 지표 및 바이오마커는 식약처 가이드라인에 따라 진행한다.

- 세포효능평가(스크리닝): 소재를 배양/분화된 세포에 직접 투입하여 *In vitro* 수준에서 효능을 평가한다(예시: 세포생존율, 핵심 바이오마커의 분화비율 증감, 단백질량 증감 등. 세포실험은 기능성에 가장 알맞은 소재를 탐색하고 스크리닝하는 단계에서 사용된다).
- 동물실험: 세포에서 효능이 확인된 소재를 대상으로 동물실험을 진행한다. 보통 동물실험은 50~300mg/kg를 마우스나 랫드에 경구투여하여 효능을 확인한다.
- 인체실험: 인체실험은 동물실험에서 효능을 확인하고 통상적으로 안전성을 확보한 소재를 대상으로 실험을 진행한다. 인체실험을 위하여 (반)건강인을 모집하여 실험을 진행한다. 통

상적으로 통계처리가 가능한 숫자(실험군, 대조군 각각 40명 이상)를 진행한다. 실험자가 섭취하기 편한 제제를 만들고 실험군과 대조군을 실험자와 의뢰자가 알 수 없도록 하여(이중 맹검) 실험을 진행한 후 통계처리를 통하여 결과를 분석한다.

(5) 안전성 확보

개발된 소재가 섭취하기에 안전한지를 확인하기 위해서는 기본적으로 소재를 식품으로 최근 5년간 유통/판매하는 자료가 있거나, 국민영양조사 자료를 참고한다. 반면에 식품소재나 원료 자체에 안전성과 관련된 연구가 없다면 식약처 의견에 따라 독성실험을 진행하기도 한다.

건강기능식품에서 기본적으로 수행하는 독성실험은 단회투여, 반복투여독성, 유전독성실험을 진행하며, 식약처에서 필요한 실험을 요청할 경우 추가 독성실험을 진행하기도 한다. 독성실험은 GLP(Good Laboratory Practice: 인구인력, 실험시설, 장비, 시험방법 등 시험의 전 과정에 관련되는 모든 사항을 조직적, 체계적으로 관리하는 규정)에서 의뢰하여 진행한다.

(6) 식약처 인증신청

식약처 인증에 대한 자세한 내용은 'Part 2. 05. 고시형과 개별인정형 원료 차이'에서 서술하였다. 상기한 대로 가장 중요한 부분은 '기능성', '기준규격', '안전성'에 대한 자료를 정리하여 제출한다.

식약처의 인증에 대한 심사는 내부 심사 → 전문가 심사의 과정으로 진행된다. 식약처의 인증에 대한 심사는 매우 엄격하기 때문에 개발자 입장에서는 자료를 최대한 철저히 준비해야 하고, 소비자 입장에서는 인증을 받은 소재를 사용한 제품을 충분히 신뢰하고 섭취해도 된다.

3 제품 생산

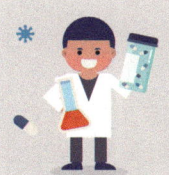

1) 생산 공정

생산 제품 - 비타민(Vitamin) 기능성 원료, 정제(Tablet) 제형

공정	원부자재 입고	원료 칭량	과립	타정	코팅	선별	포장	출고
담당 부서	물류, QC	생산	생산, QC	생산	생산	생산, QC	생산, QC	물류
하는 일	공장 내 원부자재 입고, 품질검사 후 적합 승인된 원부자재만 사용	원료별 지정된 칭량실에서 오염 및 혼동, 칭량저울의 정확도에 유의하여 칭량한다.	과립 → 건조 → 여과 → 혼합 주원료, 부원료를 혼합한다.	혼합된 원료를 일정한 압력을 가해 압축하여 정제의 형태로 만드는 공정	분진 날림을 최소화하고, 오염 및 혼입 등을 방지하며, 흡수율을 높이기 위해 정제 겉면을 코팅하는 공정	이물, 모양 불량, 색상 이상, 깨짐 등 작업자 육안으로 선별하는 공정 선별 시 금속검출기 공정 진행 (공정 중 혼입된 금속 이물 검출 색출 공정)	1차 포장 (내포장) 및 2차 포장 (외포장) 으로 구성 소비자들이 구매 및 섭취하기 용이한 형태로 포장하는 공정 (중량 검사, 날인 확인)	QC 완제품 검사 후 적합으로 분류된 제품들은 물류창고를 거쳐 각 유통사/판매사로 출고된다.
QC 품질검사 항목	운반 차량, 운반 차량 청결 상태 확인, 입고 수량 검수, 포장 및 외관 확인, 한글라벨 등의 원료 표시사항 확인, 자재 표시사항 확인, 이화학시험, 미생물시험, leak test 등	-	성상, 이물, 미생물	성상, 이물, 경도, 붕해, 내용량, 미생물	성상, 이물, 붕해, 내용량, 함량, 미생물	성상, 이물	날인 및 표시사항, 외관 및 포장상태, 내용량, 기밀도, 미생물, 기기분석, 공인의뢰	완제품 검사 부적합 시, 즉시 부적합 표시 후 지정된 장소에 보관, 부적합품 규정에 따라 처리한다.

생산 공정 요약

원료 및 부자재 입고(물류) → 입고 검사(QC) → 원료 칭량(생산) → 과립 및 혼합(생산) → 반제품 검사(QC) → 타정(생산) → 코팅(생산) → 선별(생산) → 반제품 검사(QC) → 포장(생산) → 완제품 시험 및 검수(QC) → 완제품 출고(물류)

(1) 원부자재 입고 및 입고 검사

생산이 시작되기 전, 완제품의 재료가 되는 원료, 부자재(포장재)가 공장 내 물류창고에 입고된다. 입고 시, 품질검사를 통해 적합 승인된 원부자재만 생산에 쓰일 수 있는데, 이 검사가 꽤 다양하고 까다롭다.

먼저 운반해 온 차량 상태부터 점검하는데, 청결도가 너무 안 좋다면 내부 원부자재도 영향이 있을 수 있기에 반드시 확인한다.

원료의 경우, 미생물 실험을 통해 식중독의 원인이 되는 병원성 미생물은 없는지, 식약처의 기준 규격에 적합한지를 먼저 확인한다. 화학적으로도, 중금속이나 위해성분은 없는지 확인한다. '소비자의 안전'이 가장 중요하기 때문이다. 벌레 및 이물이 혼입되거나, 원료 색깔 및 형태가 이상하더라도 부적합의 대상이 된다.

건강기능식품의 주원료가 되는 기능성 원료는, 기능성 성분의 함량이 규격에 적합한지 확인하는 것이 중요하다. 기능성 성분 함량이 식약처에서 정해 준 규격보다 초과거나 미달인 경우, 건강기능식품이 될 수 없기 때문이다.

부자재(포장재)의 경우에는, 소비자가 제품정보를 읽고 확인할 수 있는 '표시사항'부분을 가장 중점적으로 보는데, 틀린 내용이 있으면 가차 없이 부적합 처리한다. 표시사항은 소비자들이 제품 구매를 결정하는 데 중요한 요소가 되고, 잘못된 내용이 있다면 법적으로도 처벌 받을 수 있기 때문에 까다롭게 관리하는 것이다. 그리고 부자재에 벌레나 이물질이 붙어 있는지, 벗겨지거나 찢김, 구겨짐이 있는지 등 육안으로 확인할 수 있는 많은 부분을 검사한다. 그 외에 병의 경우에는 누액(LEAK) 테스트를 통해, 밀봉 상태로 유통/판매될 수 있는지도 확인한다.

이렇게 입고 때부터 철저하게 검사하여 적합 승인된 원료, 부자재는 생산에 쓰이기 위해 창고에 보관된다. 그리고 부적합 판정된 것은 혼입되지 않게 따로 보관했다가 공급업체에 반품한다. 이외에 알레르기 원료 또한 식품 안전에서 중요하게 다루는 부분 중 하나로, 반드시 분리된 장소에 보관하고 다른 원료와 혼입되지 않도록 관리한다.

이처럼 원부자재 입고 때부터 소비자들이 믿고 먹을 수 있는 건강기능식품을 생산하기 위해 많은 사람들이 노력하고 있다.

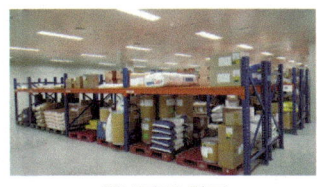
원부자재 창고

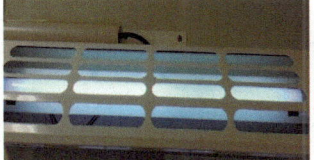

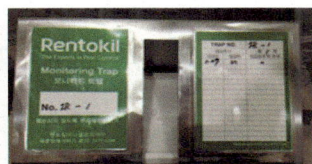
방충방서 설비

(2) 원료 칭량

원부자재가 입고되면, 다음 할 일은 제품에 쓰이는 원료들을 처음 짠 배합비율에 맞게 칭량하는 것이다. 알맞게 칭량된 원료들은 생산공정 중 제품에 투입된다. 건강기능식품은 원료의 함량도 매우 중요한 품질 요소이기에, 함량에 유의하여 칭량한다.

함량과 더불어, 칭량은 원료가 노출되는 과정이기에 청결도 매우 중요하다. 이를 위해 칭량실에 들어가기 전, 작업자들은 손을 깨끗하게 씻고 정해진 위생복장(무진복)을 입고 입실한다.

칭량실에 입실하면, 칭량 저울에 원료를 달아 칭량한다. 이때 쓰이는 칭량 저울은 주기적으로 정확한지 검사하여 검증한다. 또한 칭량실 및 칭량대기실 내 다른 원료들과 섞여 혼입되지 않게 꼼꼼히 확인하고, 이물이나 미생물에 오염되지 않도록 유의한다.

그리고 이 모든 과정은 제조지시기록서라는 서류에 기록하고 담당자 서명까지 하여 관리한다. 추후 원료 함량이나 혼동, 혼입 등의 문제 발생 시 추적하기 위함이다.

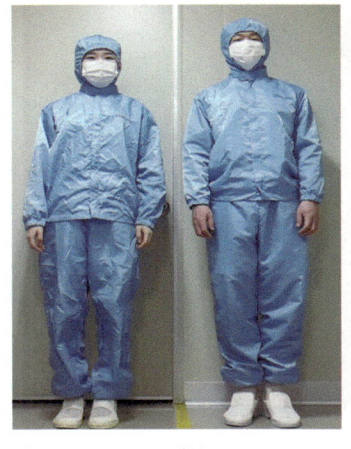
무진복

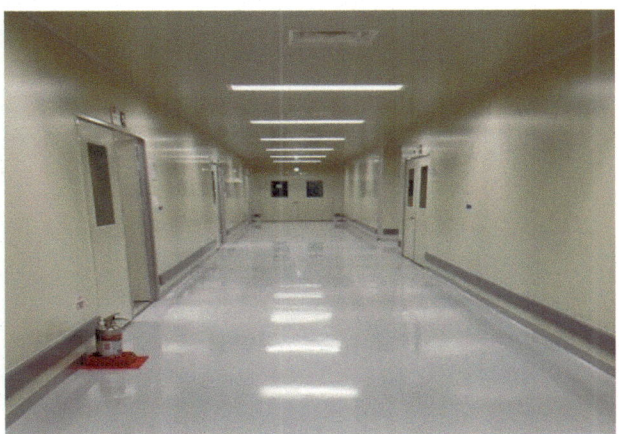
작업장 복도

(3) 과립 및 혼합

원료칭량이 끝나면, 본격적인 생산에 들어간다. 먼저 원료들 중 미세입자가 있는 경우에는 '과립' 공정을 거치는데, 미세입자에 결합액을 분사해 결합시킴으로써 입자가 일정한 크기 및 수분감을 갖도록 만드는 공정이다. 이는 입자의 물성을 개선해 타정에 용이한 상태로 만들어 준다. 예를 들어 밀가루와 같은 미세입자는 혼합 시 분진이 날리고, 압축시켜 타정하는 것이 어렵다. 이런 미세한 입자들을 결합하는 과립공정은 양질의 정제 생산 및 수율 증가에 중요한 역할을 한다.

앞서 만든 과립물을 적절히 '건조'시키고 원료들과 함께 '여과' 공정을 진행하는데, 여과는 이물을 거르는 데 중요한 공정이다. 과립물의 크기가 너무 큰 것도 거르고, 작업자의 머리카락이나 설비 부속품 등 혼입 가능한 이물들을 걸러 준다.

여과까지 마치면, 원료들을 한데 섞는 '혼합' 공정을 거친다. 이때 원료들을 한 번에 다 넣지 않고, 개발 단계에서 정했던 순서에 맞게 넣어 용해도와 안정성을 높여 준다.

혼합 후에는 반제품(아직 생산 완료 전 제품)에 대하여 품질검사를 진행하는데, 성상 및 이물, 미생물 등이 기준규격에 맞는지 확인한다.

또한 칭량과 마찬가지로 전 생산공정은 제조지시기록서라는 서류에 기록하여 관리한다.

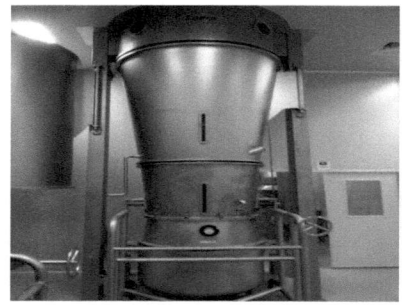 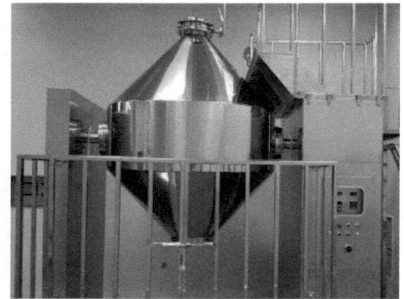

과립기   믹서(혼합기)

(4) 타정

혼합된 원료들은 아직 입자 상태이므로 소비자들이 섭취하기 용이하도록 일정한 압력을 가해서 정제(Tablet)의 형태로 만들어 줘야 한다. 이처럼 입자를 압축하는 공정을 '타정'이라고 하고, 타정된 정제는 일정한 모양과 경도를 가져 섭취하기 편한 형태가 된다. 이때 펀치모양,

타정속도 등에 따라서 다양한 모양과 경도의 정제가 타정된다.

타정이 완료되면, 품질검사로서 경도와 붕해도, 내용량, 성상, 이물, 미생물 등을 시험하고 기준 규격에 맞는 반제품은 다음 공정으로 넘어가게 된다.

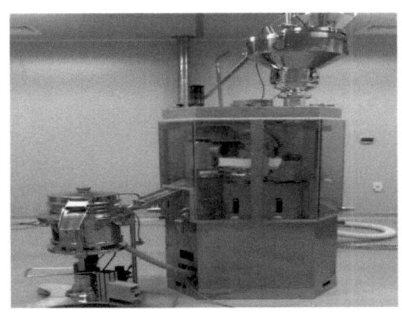

타정기

(5) 코팅

타정하여 소비자가 섭취하기 편한 형태를 만들었지만, 여전히 미세입자의 분진 날림이 있을 수 있고, 오염에 취약하다. 이를 보완하고자 '코팅' 공정을 거치는데, 타정된 정제의 겉면에 코팅액(정제수, 발효주정 등)을 입혀 코팅하는 공정이다. 분진 날림을 최소화하고, 오염 및 혼입 등을 방지하며, 흡수율을 높이기 위함이다.

코팅 후에도 품질검사를 진행하는데, 타정과 비슷하게 붕해도, 내용량, 함량을 확인하고, 성상, 이물, 미생물을 검사한다.

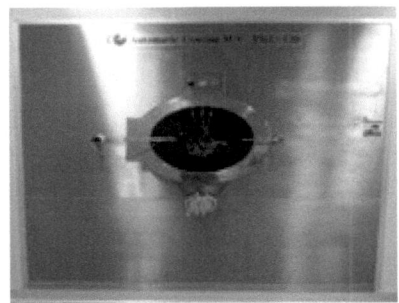

코팅기

(6) 선별

코팅까지 했다면, 제품 생산은 거의 완료된 것이다. 하지만 포장 공정으로 넘어가기 전에 반드시 '선별' 공정을 거쳐야 한다. 선별은 크게 작업자의 육안 선별과 금속검출기(혹은 X-RAY 검출기)라는 설비를 이용한 선별로 나누어지고, 2가지 선별 공정을 통과한 양품만이 포장으로 넘어간다.

육안 선별은, 반제품을 컨베이어 벨트위에 올려 두고 이동시키면서 작업자의 육안으로 이물, 모양 불량, 색상 이상, 깨짐 등을 선별해 내는 것이다.

금속검출기(X-RAY검출기) 선별은, 선별 설비를 이용해 금속 등의 이물이 없는지 확인 및 검출하는 공정으로, 식품 및 건강기능식품의 안전에서 가장 중요한 공정 중 하나이다. 선별 공정이 끝나면, 한 번 더 품질검사 담당자가 성상 및 이물을 확인한다.

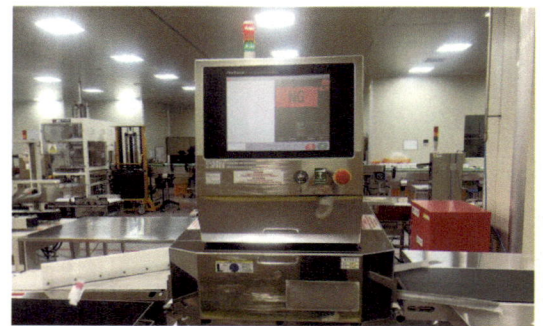 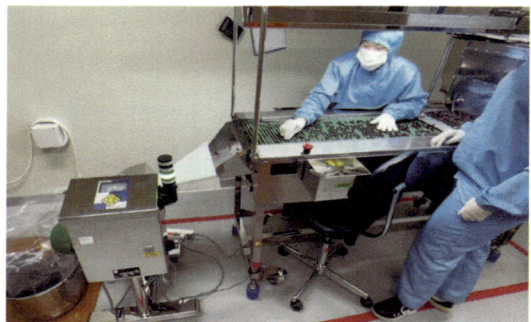

선별기, 금속검출기 및 X-RAY검출기

(7) 포장

선별까지 끝났다면, 이제 소비자들이 섭취 및 구매할 수 있는 형태로 포장한다. 포장은 크게 '1차 포장(내포장), 2차 포장(외포장)'으로 구성되고, 1차 → 2차 순서대로 진행된다.

1차 포장(내포장)은 제품의 안전성과 안정성, 용이한 섭취를 목적으로 하는 포장이다. 이는 제품이 포장재에 의해 밀봉되는 첫 번째 공정이며, 1차 포장재(내포장재)는 제품과 접촉하게 된다.

1차 포장의 경우, 제품별 특성에 맞게 포장방법을 선택한다. 이를테면 액상이고 30일분 제품이라면, 병 하나에 한 번에 담기보다는 30개의 병에 나눠 담는 것이 소비자가 섭취하기에 더욱 편리하다. 또한 개별포장을 한다고 액상 제품을 PTP(하기 이미지 참조)로 포장하면, 안전하더라도 섭취에 매우 불편할 것이다. 계속 예시로 들고 있는 비타민 정제 제품의 경우에는 주로 병 포장으로 1차 포장을 진행하며, 간혹 PTP포장이나 호일 개별 포장을 하기도 한다. 정제 별로 개별 포장되어 있는 PTP나 호일과 달리 병 포장은 정제가 모두 하나의 병에 들어 있고 다회 섭취용(여러 번 여닫아야 함)이므로, 흡습에 주의해야 한다. 따라서 실리카겔과 같은 습기제거제를 동봉해 주고, 병 내부 여유 공간으로 인한 정제의 깨짐을 방지하기 위해 완충제도 동봉한다.

1차 포장은 앞선 생산 단계처럼 제품이 노출되는 공정이기 때문에, 엄격한 위생적 환경에서 포장되어야 한다. 또한 1차포장재는 제품과 접촉하는 포장재이므로, 제품의 변질 및 오염을 막는 기능을 해야 하고, 화학적, 위생적으로도 안전해야 한다.

1차 포장 이후 2차 포장(외포장)을 진행하는데, 소비자들이 구매하기 쉽도록 케이스나 지함, 지관 등으로 포장하는 것을 말한다. 1차 포장한 제품을 2차포장재(외포장재)에 담는 식으로 포장이 진행되며, 우리가 구매할 때 보는 포장재는 주로 2차 포장재이다. 2차 포장재에는 소비자들이 구매 시 확인할 수 있는 '표시사항과 날인(유통 및 소비기한, 제조번호 등)'이 표시되어 있다. 표시사항과 날인은 소비자 구매 시 매우 중요한 정보이므로, 입고 검사 때처럼 꼼꼼하게 확인하고 걸러 낸다.

2차 포장은 1차 포장처럼 제품이 노출되지 않으며, 2차 포장재는 제품에 닿지 않는다. 따라서 완화된 위생 기준의 작업장에서 포장을 진행하며, 포장재의 안전성과 안정성 외에 심미적인 요소도 많이 고려된다.

보통 2차 포장까지 진행하지만, 병 포장은 1차 포장만 한 채로 판매되기도 한다. 정상적인 제품이라면 안전성 및 안정성 등이 실험을 통해 보증된 포장방법이므로 1차포장만 했다고 해서 걱정할 필요 없다.

포장 단계 중에 하는 품질검사에는 날인 및 표시사항, 외관 및 포장상태 확인, 내용량(중량) 및 기밀도 검사, 미생물시험 및 기기분석(기능성원료 함량, 중금속 등 실험)을 진행한다.

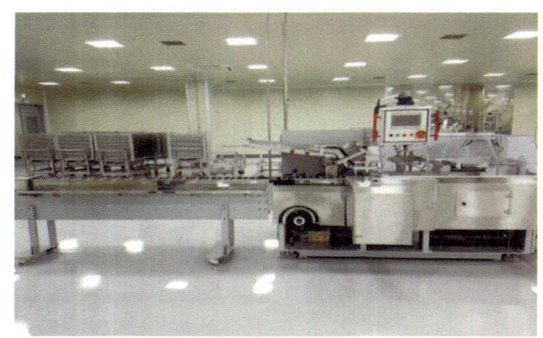 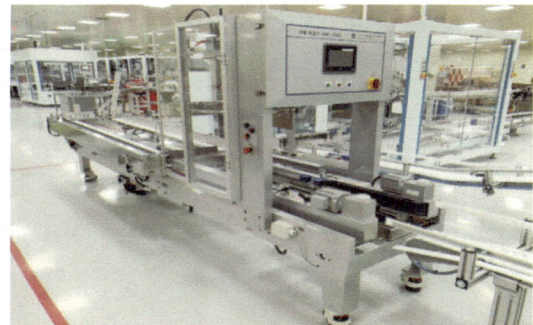

포장 설비들

(8) 완제품 출고

포장까지 완료된 제품은, 물류창고로 이송되어 출고 준비한다.

영업마케팅팀 담당자와 물류팀 간의 협업으로 수량과 유통처를 확인하여 이상이 없다면 제품 출고를 진행한다. 출고된 제품은 소비자들이 구매할 수 있는 약국, 마트, 편의점, 드러그스토어, 혹은 온라인 판매처의 유통창고로 입고되고, 판매될 준비를 한다.

건강기능식품은 이처럼 다양한 공정을 거치고, 꼼꼼한 검사를 실행하고 있다. 내용에 언급하지 않았어도 이 모든 과정과 수치는 제조지시기록서 등의 서류에 기록하여 관리한다. 문제가 생겼을 때 즉각적으로 해결하고 원인을 찾아 개선할 수 있도록 하고 있다. 이처럼 제조업체는 소비자가 믿고 먹을 수 있는 건강기능식품을 생산하기 위해 지금도 노력하고 있다.

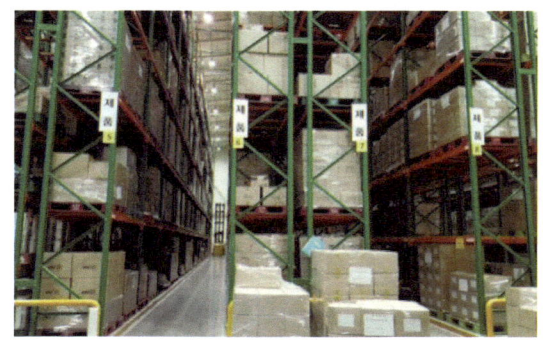

완제품 창고

2) 품질 검사 - 어떤 검사를 통과해야 할까?

앞서 공정에 따른 품질 검사 기준을 설명하였다. 비타민(정제, Tablet)을 예시로 들어, 우리가 섭취하는 건강기능식품에 대한 검사 항목들을 소개하겠다. 회사마다 다르겠지만, 건강기능식품 품질검사는 크게 미생물 시험, 이화학 시험, 기기분석 시험, 그 외 시험으로 나누어진다.

품질 검사 성적서 내용 예시

Certificate of Analysis

품명:						
제조번호:			시험번호:			
제조일자:			의뢰일자:			
유통(소비)기한:			입고 배치 넘버:			
공급자:			입고 수량:			
제조사:						

분류	시험항목	시험기준	시험결과	판정	시험자	시험일	시험실
미생물 시험	1. 병원성 미생물(-) 2. 위생지표균(대장균군)	1. 음성 2. 음성		적합			
이화학 시험	1. 성상 2. 붕해시험 3. 경도 4. 수분함량(%)	1. 고유의 향미가 있고 이미, 이취가 없는 황회색의 장방형 제피정제 2. 60분 이내 3. 20kgf 이상 4. 2% 이하		적합			
기기분석 시험	1. 비타민D 2. 비타민E 3. 비타민C 4. 판토텐산 5. 칼슘 6. 마그네슘 7. 납(mg/kg) 8. 카드뮴(mg/kg) 9. 비소(mg/kg) 10. 수은(mg/kg)	1. 표시량(75μg/4,000mg)의 80~180% 2. 표시량(3.3mg α-TE/4,000mg)의 80~150% 3. 표시량(1,000mg/4,000mg)의 80~150% 4. 표시량(5mg/4,000mg)의 80~180% 5. 표시량(210mg/4,000mg)의 80~150% 6. 표시량(94.5mg/4,000mg)의 80~150% 7. 1.0 이하 8. 0.5 이하 9. 1.0 이하 10. 0.5 이하		적합			
그외 시험	1. 중량검사 2. LEAK TEST 3. 날인, 표시사항	1. 범위 770~810mg 2. 누액 없음 3. 이상 없음		적합			

4 제품 마케팅

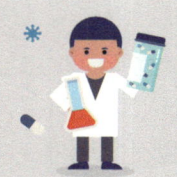

1) 건강기능식품의 마케팅

　네이버에 '비타민'이라고 검색해 보면 수많은 종류의 비타민이 나온다. 브랜드도, 상품명도, 함량도 다 제각각인 비타민을 보다 보면 도대체 어떤 것이 좋은 상품인지 선뜻 결정하기 어렵다. 그나마 비타민은 어렸을 때부터 먹었던 상품이라 비타민A/B/C/D/E 등을 구분할 수 있지만, 보스웰리아, 콘드로이친, 포스파티딜세린 등 TV 속 건강정보에서 나오는 상품들은 이름부터 따라 읽기도 어렵다.

　이처럼 잘 모르고 생소한 상품, 그러나 어느새 고개만 돌리면 쉽게 볼 수 있는 건강기능식품들을 소비자가 구매하고 선택할 수 있는 것은 모두 마케팅 때문이다.

　짧게는 6개월 길게는 1~3년이 걸려 만들어 낸 건강기능식품들은 기업이 오랜 시간과 인력을 투자해 만든 상품이다. 이렇게 만들어 효과가 좋은 건강기능식품도 소비자들에게 알려지지 않으면 몇 년이고 시장을 떠돌다 사라지고 만다. 그만큼 중요한 마케팅, 어떤 것부터 어떻게 해야 할까?

　마케팅은 시장 경제와 수요를 관리하는 경영학의 한 분야이다. 넓은 의미로 판매를 어떻게 구상하고 어떻게 소비자를 대상으로 고객을 유치하는 행위, 상품과 용역을 생산자로부터 소비자에게 원활히 이전하기 위한 비즈니스 활동을 모두 포함하고 있으며, 매년, 매월 새로운 형태의 마케팅 기법이 생기며, 소비자들이 기업/브랜드/상품을 인지하고 구매하게 한다.

　건강기능식품의 마케팅 방법은 보편적인 식품, 생활용품, 뷰티 카테고리와는 매우 다른 결로 운영되고 있으며, 빠르게 변화하고 발전하고 있다. 건강기능식품의 마케팅의 방법과 수단, 그리고 의미는 매우 광범위하므로 이 책에서는 건강기능식품과 관련된 마케팅 중 다수의 브랜드에서 보편적으로 활용하고 있는 방법들에 대해서 간략히 설명하고자 한다.

2) 건강기능식품 마케팅의 종류

건강기능식품 시장의 성장은 2018년도부터 본격화되었다고 볼 수 있다. 홍삼 이외의 다른 건강기능식품 잘 모르던 소비자들이 홈쇼핑을 통해 루테인, 오메가3, 비타민 등 보편적으로 먹어야 하는 건강기능식품들을 인지하고 구매하기 시작하면서 이 시장의 마케팅도 활성화되었다. 그 이후, 코로나19로 인한 팬데믹 사태가 벌어지면서 개인 면역에 대한 중요성이 부각되고 온라인 판매가 활성화되며, 2019년, 2020년, 2021년 등 해가 갈수록 경쟁은 심화되고 기업별 사용되는 광고비는 늘어나고 있는 추세이다.

건강기능식품이 홈쇼핑에서 시작된 이유도 단순하다. 건강에 대한 관심이 높은 50, 60대를 타깃을 중심으로 마케팅이 진행되었기 때문이다. 그래서 초기 건강기능식품의 마케팅 방식은 매우 직관적이고 올드했으나 그 어떤 시장보다 빠르게 변화하고 있다.

(1) TV광고

TV광고 통칭 CF는 고전적이면서 가장 효과가 높은 방법이다. 연령별 인기 있는 프로그램 전후로 계약하며, 채널, 프로그램, 방송시간대에 따라 회당 비용이 모두 다르다. 디지털 시대로 넘어가면서 TV광고에 대한 영향력이 떨어졌다는 의견이 많지만 TV광고의 영향력은 여전하다. TV광고는 노출당 비용이 다른 광고 매체 대비해서 높은 편이기 때문에 하나만으로 마케팅하기 보다는 다른 매체와의 유기적인 운영전략을 수립하여 운영하는 경우가 많다.

건강기능식품 시장은 2018년 이후 연예인을 전면에 내세우면서 "유재석 비타민", "전지현 콜라겐" 등 연예인 이름과 함께 상품을 각인시키는 전략을 활용하고 있다. 연예인의 팬덤이나 이미지, 이슈를 활용하는 전략이 이제는 시장의 가장 주요 전략으로 변화했기 때문이다.

15~30초의 짧은 순간에 스쳐 보는 채널 중 하나다 보니 메시지를 각인시킬 "특별함"이 중요하지만, 단순히 후킹한 요소를 넣는 데에만 급급해서도 안 된다. 상품의 USP(기능)을 어떤 타깃에게 무엇을 중점적으로 소구하여 영상에 메시지화할 것인가를 명확하게 하여, 소재를 만들고, 이를 어떤 채널에 노출하고, 어떤 이벤트를 통해 화제성을 끌어낼 것인가까지 고민해야 한다.

예를 들어 비타민C라면, 비타민C가 가지고 있는 활성화와 면역력을 각인시키면서 상품의 특장점을 소구할 수 있어야 한다. 예시에 넣은 하루틴 TV광고 소재의 경우, 이를 아이언맨을 패러디하여 그가 가지고 있는 강인함과 빠른 속도로 이동하는 것으로 빠른 흡수력을 표현했다.

이때 소비자들은 아이언맨이 가지고 있는 이미지를 투영하여, 상품에 대한 장점을 자연스럽게 흡수하면서도 TV광고 속 브랜드 혹은 상품을 각인하는 효과까지 얻을 수 있다.

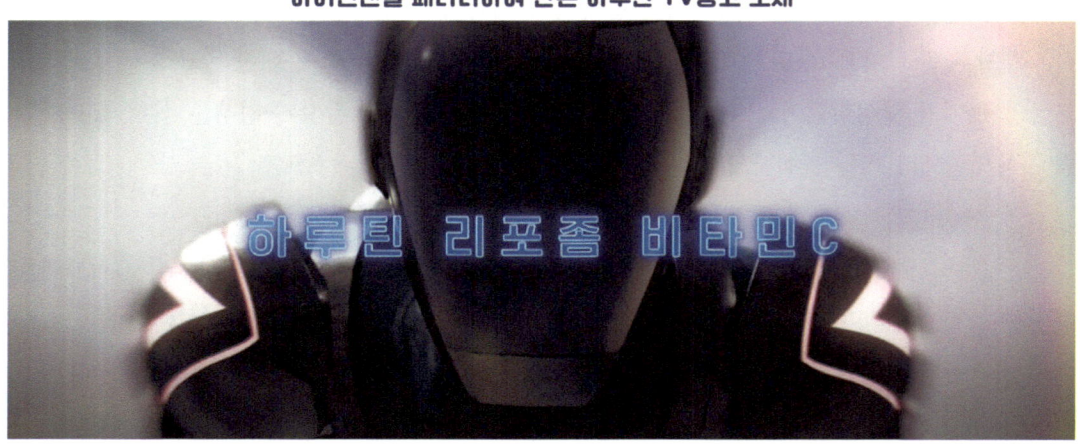

아이언맨을 패러디하여 만든 하루틴 TV광고 소재

잘 만들어진 광고라고 무조건적으로 노출을 늘리는 것은 무한정 광고비를 늘릴 뿐이다. 따라서 이 역시, 전략적으로 상품별 특성과 타깃에 맞춰 합리적인 시간대에 집중 노출하는 전략을 수립하는 것이 중요하다. 예를 들어 앞서 예시를 든 하루틴 TV광고의 경우, 비타민 특성상 20대 이상부터 섭취하고 모델인 김희철을 선호하는 주 연령층이 3040대라는 점을 감안한다면 예산에 맞춰 '1박2일', '나 혼자 산다', '놀면 뭐 하니?' 등과 같은 예능을 중심으로 노출 편성을 하는 것이 좋다.

주요 프로그램 단가 예시

방송사	프로그램 시간	프로그램	단가(15초)
○○○	아침 6시	○○○	1,500,000
	오후 10시	○○○	13,500,000
○○○	오후 6시	○○○	5,100,000
	오후 11시	○○○	10,500,000

(2) 영상 광고

영상광고는 TV광고와 가장 밀접한 연관이 있는 마케팅 수단이다. TV광고 소재 그대로 영상광고를 진행하는 것이 가장 많이 활용하는 방법이지만, 소재 제작 비용을 더 투자할 수 있는 브랜드의 경우, 동일한 소재를 활용하기 보다는 TV광고와 이어지는 스토리의 영상을 활용하거나 6초의 짧은 순간 확실하게 메시지만 전달하는 소재 등을 추가 제작하여 운영하기도 한다.

영상 광고는 크게 유튜브, SMR 등 어느 지면에서 노출되는지에 따라 운영방식이 다르다. 유튜브 광고만이 브랜드사가 직접적으로 광고 운영 집행이 가능하며, 나머지 영상광고는 대부분 지면을 가지고 있는 매체사에 의뢰하여 운영된다. TV광고보다는 적은 비용으로 다수의 사람들에게 보여 줄 수 있으면서, 원하는 타깃을 정해서 보여 줄 수 있다는 장점 때문에 신상품 론칭이나 초기 시장진입을 시도하는 기업들이 온라인 마케팅 운영 시 가장 많은 비용을 쓰는 마케팅 방법이기도 하다.

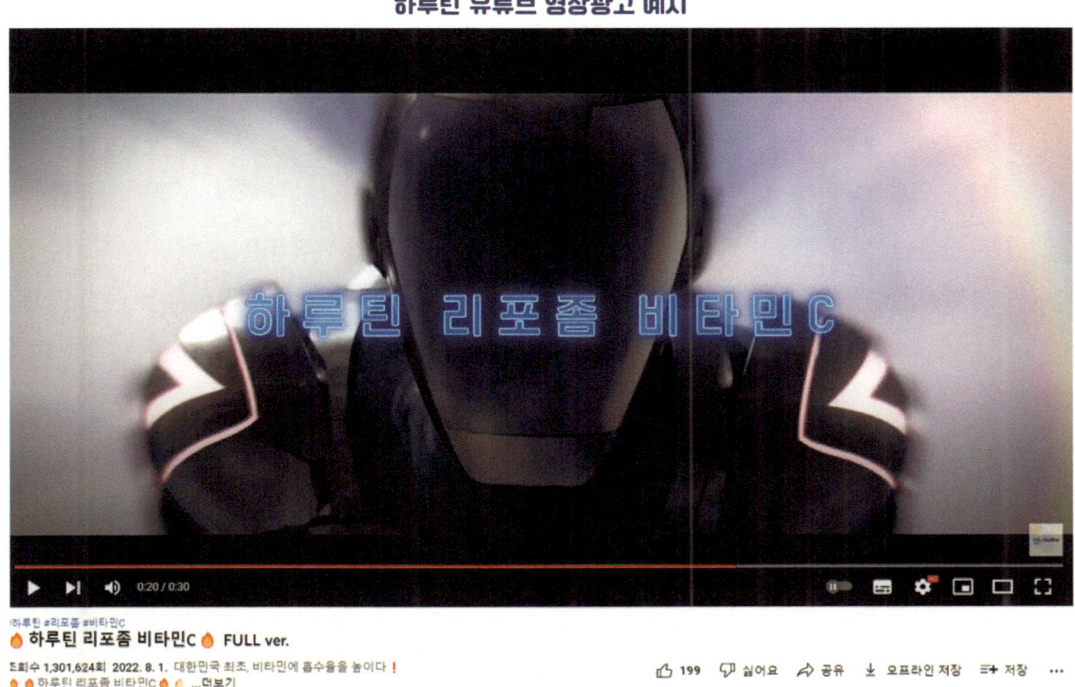

하루틴 유튜브 영상광고 예시

(3) PPL

주로 홈쇼핑에서 판매하는 상품이나 브랜드가 많이 하는 광고 방식이다. 재핑현상을 이용해 구매를 유도하는 이 방식은 건강기능식품의 특징으로 인해 가장 많이 활용된 요소이자, 광고 운영 시 가장 효율이 좋은 방식이기도 했다. 그러나 현재 이후 다뤄질 홈쇼핑 시장의 판매가 위축되면서 가장 효율이 떨어지는 마케팅 수단이기도 하다.

그럼에도 불구하고 PPL을 유지하는 이유는 건강기능식품의 독특한 특성 때문이다. 화학용어나 원료 이름을 그대로 활용해서 커뮤니케이션하거나 새로운 신소재를 활용하여 상품을 만들어야 하는 특성상 상품을 검색하게 만드는 "키워드"를 노출시키고 소비자들이 "검색"하여 정보를 "찾게" 만들어야 하기 때문이다.

초기 PPL은 건강정보 프로그램 중심으로 운영되었다면, 최근에는 예능으로 넘어가는 추세이다. 불후의 명곡, 백패커 등 지상파에서 종편까지 다양한 프로그램을 활용하고 있으며, 홈쇼핑에서 자주 구매하는 40~60대 타깃에서 점진적으로 MZ세대로 확대되는 형태로 변화하면서 단백질, 유산균, 다이어트군 등 MZ세대가 선호하거나 구매하는 제품 카테고리 중심으로 변화하고 있다.

(4) 체험 마케팅

PPL이 "키워드"를 만들어 내는 마케팅 수단이라면, 이렇게 만들어 낸 키워드에 "정보"를 노출시키는 것은 체험마케팅의 영역이다. 블로거나 인스타그래머, 유튜버들로 이뤄진 체험단은 기업이 자체적으로 만들어 낸 서포터즈의 개념도 있지만, 일시적으로 제품을 제공하고 리뷰를 작성하는 경우가 다수다.

최근에는 과장/과대광고나 경품이나 원고비 제공을 받았다는 것을 명기하지 않는 체험단을 찾기 어렵지만, 과거에는 "공정거래위원회가 고지한 문구"를 삽입하지 않는 브랜드들로 인해, 뒤 광고 이슈도 많아 소비자들에게 외면받기도 했다. 그럼에도 실질적인 소비자들의 경험을 볼 수 있는 수단으로 체험마케팅만 한 것이 없어 꾸준히 활용되고 소비자들에게 정보로서 소비되는 마케팅 수단이기도 하다.

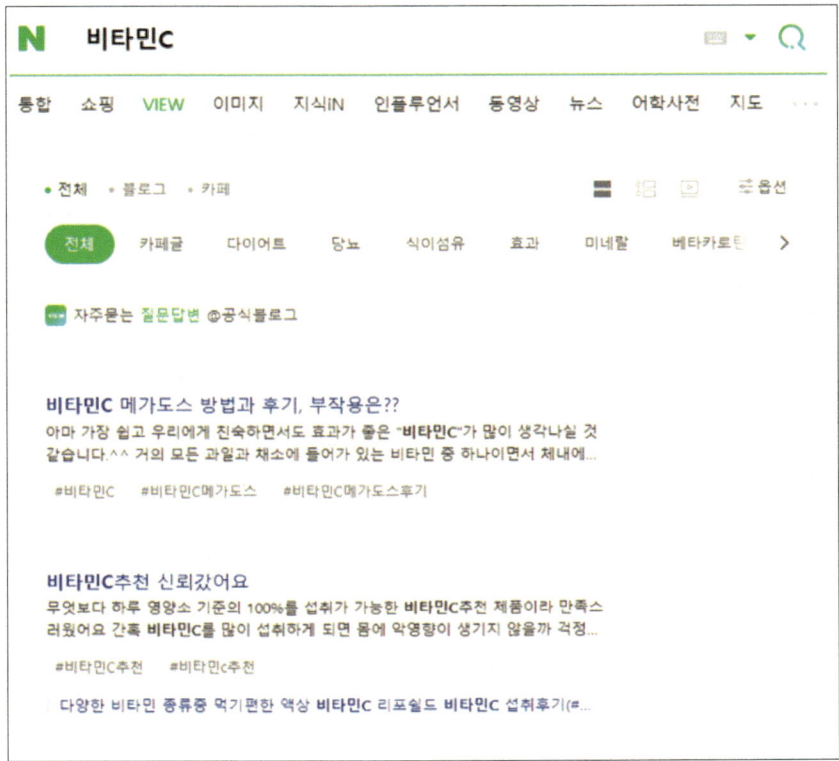

비타민C 검색 시 보이는 체험 마케팅 광고

(5) 검색광고

TV광고나 영상광고로 노출과 인지를 시키고, PPL로 검색어를 만들고, 체험마케팅으로 상품의 리뷰와 정보를 만들었다면, 이번엔 검색 시 상품을 보이게 만들 차례이다. 검색광고는 긴 여정을 지나 구매에 대한 니즈가 있는 고객들이 가장 마지막 단계에 찾는 마케팅 수단이다.

앞서 이야기한 마케팅 수단들은 보고 판매 사이트에 방문하는 고객들이 얼마나 되는지 예측하기 어렵지만 검색광고는 실질적으로 방문하거나 구매하는 고객들의 결과를 집계할 수 있기 때문에 가장 전환율이 높은 편이다. 그래서 대다수의 브랜드는 필수적으로 검색광고를 하고 있으며, 딱히 판매를 하지 않는 브랜드조차 "브랜드검색광고"는 필수적으로 활용하고 있다.

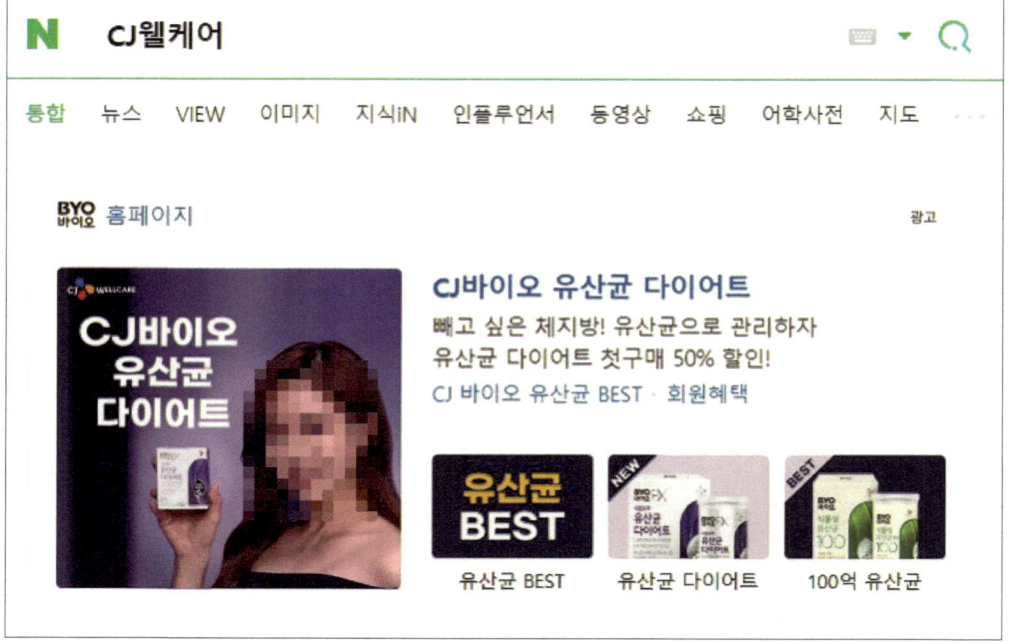

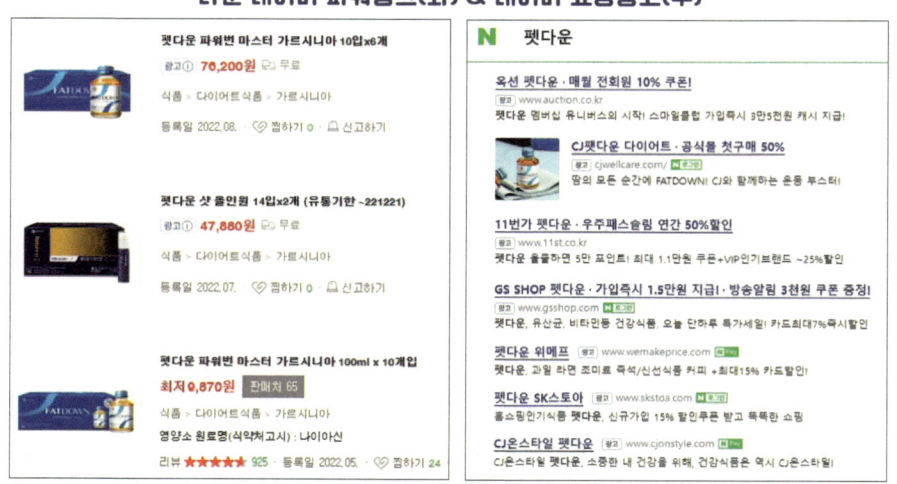

(6) 이미지형 광고

이미지형 광고(Display AD)는 흔히 배너광고라고 하는 것으로 크게 소비자의 성별, 나이, 지역, 관심사 등을 타겟팅하여 노출하는 일반 배너광고와 한 번이라도 판매 사이트를 방문한 고객들을 타겟팅하는 리타겟팅 광고로 나뉜다. 주로 다수의 지면을 나눠 쓰는 네트워크형 광고로 많이 운영되나, 최근에는 특정 앱에서만 노출되는 버티컬 광고 형태도 많이 활용되고 있다.

이미지형 광고의 특징은 소비자에게 전달하고자 하는 메시지를 이미지화하여 보여줄 수 있다는 점이다. 따라서 소비자들이 정보 취득을 하기 위해 검색하는 포털사이트나, 기사, 블로그 등의 지면을 구매하여 노출되고 있으며, 네이버, 구글, 다음 등 주요 포털사이트뿐만 아니라 오케이캐시백 등 다수의 매체에서 이미지형 광고를 적극 도입하여 활용 중에 있다.

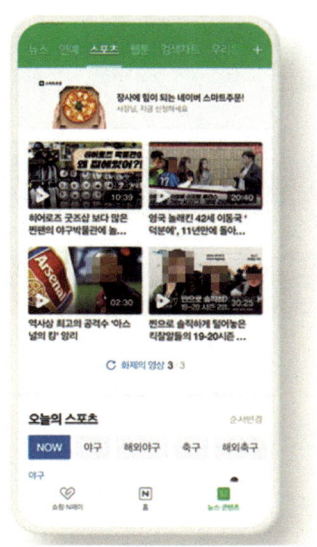

네이버 스마트 채널광고 예시

(7) 이벤트(프로모션)

이벤트 혹은 프로모션은 기업 혹은 브랜드가 소비자에게 어떤 혜택을 주고 소비자의 개인정보 혹은 회원가입을 유도하거나, 상품의 이슈를 위한 확산을 유도, 구매에 이르게 하기 위한 마케팅 수단이다.

이벤트와 프로모션은 목적성에 따라 운영 방식이나 기법 등이 모두 다르지만, 궁극적으로는 소비자에게 어떤 "액션"을 취하게 만든다는 것에서는 공통점을 가진다.

특히 건강기능식품의 경우는 회원가입, 검색, 구매를 유도하는 형태의 기획을 가장 많이 활용하고 있으며, 자사몰 방문 유도하는 형태를 가장 많이 취하지만, 최근에는 네이버 스마트스토어 구매 활성화를 위한 할인 프로모션 위주의 마케팅 활동을 적극적으로 운영 중이다.

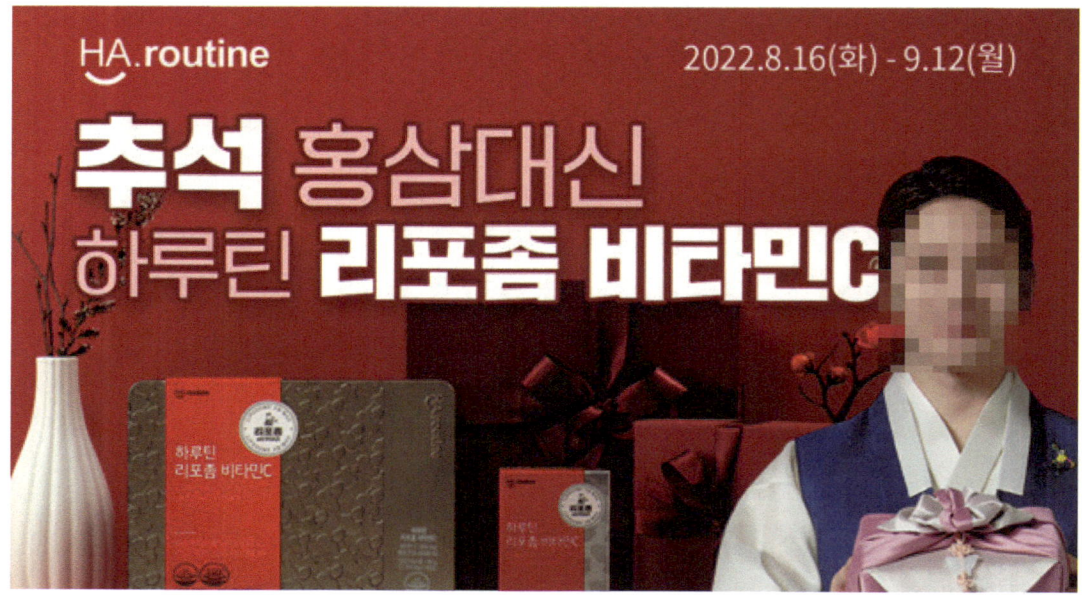

하루틴 추석 프로모션

3) 마케팅의 방법

지금까지 설명한 다양한 마케팅 방식은 결국 소비자가 기업, 브랜드, 상품을 "소비"하게 만드는 데 그 목적이 있다. 따라서, "어떤" 소비자에게 "어떻게" 마케팅을 할지에 대한 전략과 목적성이 명확하면 할수록 성공적으로 마케팅 활동을 유지할 수 있다.

상품을 기획 시 마케팅 부서의 영향력이 큰 것도 바로 이 때문이다. 상품이 생산된 뒤의 마케팅 계획을 사전에 수립 준비하는 일련의 과정들은 상품 기획 단계부터 시장을 분석하여 방향성과 전략을 잡아 움직이게 된다.

건강기능식품 분야는 심의 기준이 높고 어려운 정보를 담아야 해서 대다수의 브랜드들이 "전하고 싶은" 내용 중심으로 마케팅을 진행하고 있다. 그러나 마케팅을 보는 사람들은 소비자들이기에 메시지 역시 소비자들이 "듣고 싶은" 내용을 중심으로 운영되어야 성공할 수 있다는 점을 잊어서는 안 된다.

지금부터는 그럼 어떻게 마케팅을 해야 하는지를 요리하는 과정에 빗대어 설명해 보겠다.

(1) 타깃 분석(누가 먹을 것인가)

최근 백종원 씨가 나와서 활약 중인 '백패커'라는 프로그램을 본 적이 있는가? 매주 의뢰를 받아 새로운 사람들에게 맛있는 한 끼를 제공하는 과정을 보여 주는 이 프로그램의 핵심은 "누가 먹을 것인가"이다. 어린아이인지, 7080 할머니, 할아버지인지 등에 따라 재료도 조리방법도 모두 다르기 때문에 이 프로그램에서의 백종원 씨는 항상 꼼꼼한 사전 조사를 토대로 메뉴를 선정한다.

마케팅도 마찬가지이다. 소비자가 듣고 싶은 메시지를 전하기 위해서는 우리가 메시지를 전달해야 하는 주체가 누구인지에 대한 분석이 선행되어야 한다. 건강기능식품이라고 해서 모든 타깃이 홈쇼핑 시청을 주로 하는 4060에 집중되어 있지 않고 제품군별로 각기 다른 특성을 가지고 있다.

특히, 팬데믹과 엔데믹을 거치면서 온라인 구매의 주체인 MZ세대의 건강기능식품에 대한 관심은 점차 늘어나면서, 비타민, 유산균, 루테인 등 필수 건강기능식품은 물론이고, 다이어트, 단백질 등 그 영역은 점차 확대되고 있다. 그중에서도 각 카테고리별 특성에 따라 정보를 수집하고 구매하는 패턴도 각기 달라지고 있어, 타깃 분석이 선행되어야 우리가 전달해야 하는 메시지도 구체화될 수 있다.

타깃 분석은 다양한 방식으로 진행 가능하다. 자체 설문조사를 통한 구매 분석은 물론이고, 오픈서베이 등 전문 설문기관을 통해 설문조사 결과를 활용하기도 한다. 혹은 랩사라고 불리는 매체사의 데이터를 기반으로 한 소비자 분석 자료도 있다. 이렇게 분석된 자료는 자체 보도자료로 활용하기도 하고, 추후 나오는 신제품 기획 시 반영되기도 한다.

예를 들어 유산균의 경우, 배변활동을 위해 먹는다고 단순하게 생각할 수 있지만, 실제 소비자들은 면역력 증강과 건강관리 및 예방을 위해 유산균을 섭취한다. 그리고 제품의 함량과 효능을 준비하는 보편적인 건강기능식품과 달리, 유산균 전문 브랜드인지 여부가 소비자 선택에 중요한 역할을 한다. 따라서, 유산균 시장에서 우위를 선점하기 위해서는 제품력도 중요하지만 그보다 먼저 브랜드의 인지도를 강화할 수 있는 전략이 수립되어야 한다.

(2) 재료 상태 확인(상품 소구포인트 체크)

먹을 사람에 대한 분석이 끝났다면, 이번에는 내가 가지고 있는 재료의 상태와 종류를 확인할 때다. 그러기 위해서는 마케팅을 할 상품이 가지고 있는 장점이 무엇인지부터 살펴보아야 한다. 다양한 장점 중에서 소위 말하는 타깃에게 "먹히는" 장점이 무엇인지 고르려면 우리가 가지고 있는 무기를 점검해야 하기 때문이다. 이때 상품이 가지고 있는 주원료의 효능과 효과는 물론 부원료의 효능을 적극 활용한다. 다수의 브랜드에서 컨셉원료를 부원료로 넣는 이유도 키워드를 잡기 위함도 있지만, 타깃이 선호하는 효능이나 효과를 "가지고" 있다는 점을 강조하기 위함이다.

특히 기존에 없던 새로운 신소재를 활용한 상품의 경우, 상품이 기획되고 제작된 후 마케팅 방향성을 정하는 경우가 많다. 전략에 맞게 상품이 기획되었더라도 인증 등 절차를 밟고 생산되는 과정에서 다양한 변수가 반영되다 보면 기획 방향과 다르게 상품이 나오는 경우가 종종 발생되기 때문이다.

반대로 상품기획단계부터 타깃의 특성과 선호도를 반영하여 만드는 제품은 이런 단계를 건너뛰어도 된다. 타깃의 니즈를 반영한 상품의 경우엔 미투상품(타사에서 이미 생산하거나 판매하고 있는 제품 중 소비자 반응이 좋은 제품을 흉내 내어 만들어 낸 상품)인 경우가 많아 특별한 변수 없이 생산이 가능하여 주원료와 부원료에 "먹히는" 요소와 키워드를 모두 넣어 기획대로 상품을 생산된다.

특별한 변수 없이 상품의 기획단계에서 원하는 의도가 모두 반영되어 안정적인 마케팅 운영이 가능한 방법이지만, 반대로 타사와의 "특별함"을 찾기 어려워 장기적인 마케팅 운영보다는 단기적으로 매출을 확보하기 위한 전략으로 활용되는 방법이기도 하다.

(3) 전략 수립(레시피 만들기)

타깃분석과 상품의 소구포인트(USP)에 대한 정리가 끝났다면, 요리를 시작할 준비는 갖춰진 셈이다. 이렇게 갖춰진 재료로 어떤 음식을 만들 것인지는 레시피에 달렸다. 마케팅의 전략은 레시피를 만드는 과정이라고 보면 된다. 그러나 동일한 재료로 만들 수 있는 요리는 다양하기 때문에 어떤 요리, 즉 KPI를 정한 상태로 전략을 구성해야 한다.

예를 들어 브랜드의 인지도가 중요한 유산균을 신규브랜드를 론칭하여 온 가족 타깃으로 브랜딩 인지와 강화라는 운영목적을 가지고 마케팅을 운영한다고 생각해 보아야 한다. 단순히 소비자 브랜드 인지 강화를 설정했을 경우, 이에 대한 결과를 분석하기 어렵다. 그러나 '6개월 내 소비자 인지도 조사에서 유산균 브랜드 1위 달성'을 KPI로 수립한 상태에서 전략을 짠다면 부가적으로 CF를 찍을 것인지, 프로모션을 먼저 할 것인지 등을 구상하고 이에 맞는 매체와 예산을 설정할 수 있다.

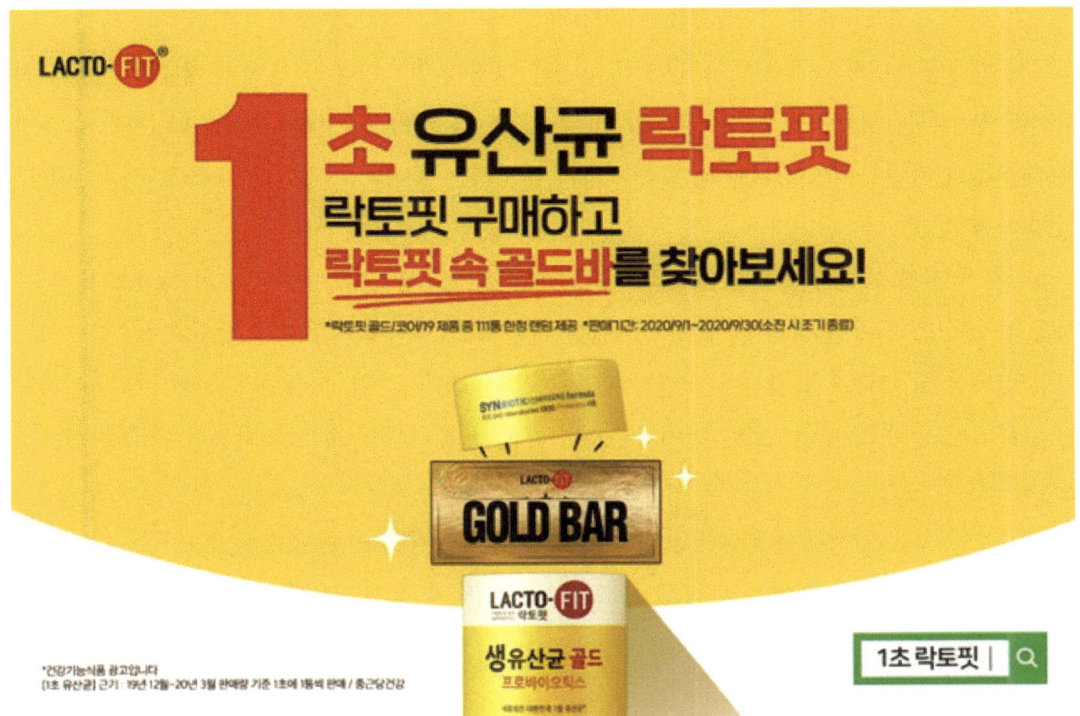

종근당 락토핏 마케팅 사례 - 1초유산균 키워드를 활용하여 판에 대한 강조

전략도 앞서 이야기한 상품 소구 포인트 정리와 마찬가지로 상품 기획 단계에서 수립 가능하나, 소비자 트랜드 변화나 마케팅 진행 시기의 시즌 이슈 등의 변수를 감안하여 실제 마케팅 운영 2~3개월 전에 재정비가 필요하다.

(4) 역할 분담(상세 운영 계획 수립)

레시피와 재료가 다 준비되었다면, 이제 어떤 순서대로 누가 요리할지를 정할 때다. 주방에서도 메인 셰프와 보조 셰프가 있고, 튀김 전문, 회 전문이 있듯이 운영되는 매체도 각 매체별로 장단점이 있다. 앞 챕터에서 설명했던 다양한 마케팅 수단들을 적재적소에 활용하기 위해서는 단기적 장기적으로 상세한 운영 계획이 수립되어야 한다.

언제 CF를 제작하고 방영하며, 언제 어떤 프로모션을 할 것인지 등은 모두 이때 정해지게 되는데, 상세 운영 계획은 전체적인 전략 방향을 유지하면서 실시간으로 벌어지는 상황에 맞춰 유연하게 변경될 수 있어야 한다.

(5) 마케팅 운영(요리하기)

실제 마케팅이 운영되기 시작하면, 보통 4~6번 과정의 반복이다. 1~3번이 메뉴를 정하기 전 사전에 준비하는 단계라면 4~6번은 요리하는 과정이라고 봐도 무방할 정도이다. 전략의 과정은 대부분의 기업이 비슷하지만 실제 마케팅을 운영하는 방식은 기업이나 브랜드, 카테고리 특성에 따라 각기 다른 편이다.

소비자의 진성 리뷰가 중요한 제품이라면 바이럴 중심으로 진행, 소비자들의 자발적 리뷰 작성을 유도하고, 명확한 목적을 가지고 구매를 하는 상품군은 검색광고의 비중이 높다. 그리고 기업의 특성 상 브랜드를 앞세우는 전략 위주로 운영되고 있다면, 제품보다 브랜드가 우선시되어 노출되기도 하고, 브랜드보단 판매가 우선이라면 판매 극대화 유도가 가능한 매체 중심으로 운영된다.

그러나 이 모든 과정에서 공통적인 부분은 어떠한 마케팅도 변수 없이 운영되지는 않는다는 점이기 때문에 진행 과정에서 수시로 체크하며, 마케팅이 적재적소에 진행될 수 있도록 해야 한다.

(6) 운영 결과 분석(맛 체크하기)

요리에 자신 있는 베테랑 셰프조차도 반드시 하는 맛 체크 과정은 마케팅에서도 필수적으로 해야 한다. 사전에 KPI에 맞는 분석 기준을 설정하여 기준에 맞게 일, 주, 월, 분기 등 정기적으로 운영결과를 체크하고 부족한 부분이나 잘된 부분들에 대한 내용을 축적하여 기록하는 과정은 현재 운영하는 마케팅을 잘 운영하는 것은 물론 이후 진행될 마케팅을 위해 사례를 축적하기 위해서도 반드시 필요하다.

다만, 이 과정에서 보다 효율적인 관리를 위해, KPI와 그간 축적해 온 데이터를 비교할 수 있도록 동일한 분석기준으로 비교되어야 한다. 그리고 분석된 내용은 상세 운영 계획과 마케팅 운영 시 반영되어야 한다.

5 제품 유통

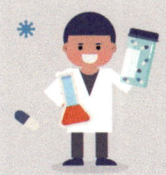

1) 건강기능식품의 주요 구매처

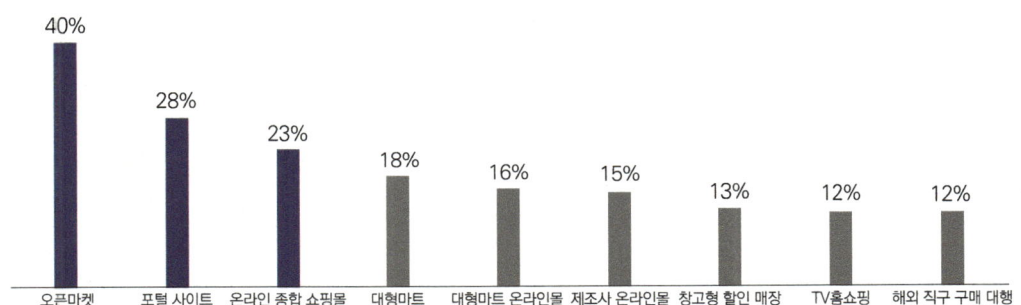

건강기능식품 주요 구매처
복수 응답

- 오픈마켓 40%
- 포털 사이트 28%
- 온라인 종합 쇼핑몰 23%
- 대형마트 18%
- 대형마트 온라인몰 16%
- 제조사 온라인몰 15%
- 창고형 할인 매장 13%
- TV홈쇼핑 12%
- 해외 직구 구매 대행 12%

과거 건강기능식품은 주로 '약'으로 분류되며, 약국이나 해외 직구를 통해 구매하는 경우가 많았다. 그러나 2018년 이후 점점 시장이 커지다, 펜데믹을 거치며 현재 건강기능식품 구매의 다수를 차지하고 있는 것은 온라인이다. 그중에서도 오픈마켓이나 종합몰의 구매 비중은 다른 채널에 비해 월등히 높다.

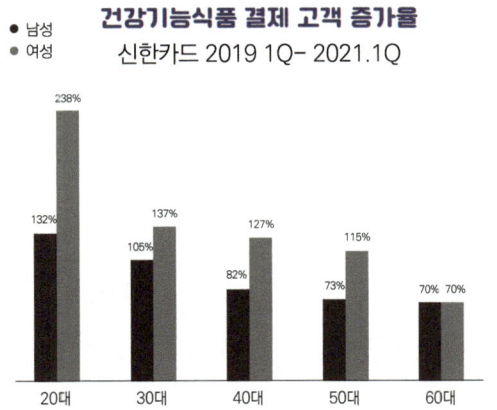

건강기능식품 결제 고객 증가율
신한카드 2019 1Q- 2021.1Q

- 남성
- 여성

연령	남성	여성
20대	132%	238%
30대	105%	137%
40대	82%	127%
50대	73%	115%
60대	70%	70%

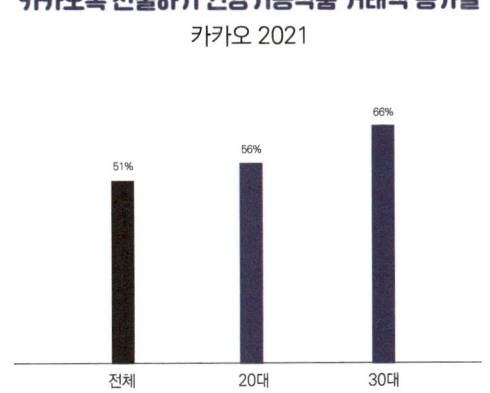

카카오톡 선물하기 건강기능식품 거래액 증가율
카카오 2021

- 전체 51%
- 20대 56%
- 30대 66%

시장의 흐름을 변화시키는 것은 건강기능식품 구매 연령층이 점차 낮아지는 것도 한몫하고 있다. 온라인 쇼핑 메인 구매층인 MZ가 건강기능식품을 구매하거나 선물하는 것에 익숙해지면서 온라인 구매가 늘어난 것이다. 또 4050대의 모바일 활동량이 늘어나면서 온라인 쇼핑에 익숙해지는 것 역시 온라인 구매 증가에 영향을 미치고 있다. 그렇다고 해서 기존에 판매되고 있는 오프라인이나 홈쇼핑의 영향력이 줄어든 것은 아니다. 타깃이 분산됨에 따라 운영 방식이나 특징이 조금 달라지고 있을 뿐이다.

2) 건강기능식품 추천하는 구매방법

점차 소비패턴이 달라지면서 구매처 역시 달라진다는 점은 앞서 설명하였다. 그렇다면, 어디서 구매하는 것이 가장 바람직할까? 답은 "나에게 맞는 곳"에서 사면 된다. 각 구매처별로 특징이 제각각이기 때문에 내 목적에 맞는 곳에서 구매하는 것이 가장 현명하다.

지금부터 각 구매처별 특색을 하나씩 설명해 보겠다.

(1) 홈쇼핑

건강기능식품 시장이 이만큼 성장하는 데 큰 공헌을 한 유통채널이자, 다수의 브랜드가 운영을 고민하는 채널이다. 홈쇼핑은 건강기능식품 시장에서 없어서는 안 되는 채널이지만, 사실 가장 많이 손해 보는 채널이기도 하다. 2018~2020년까지만 해도 홈쇼핑은 입점했다 하면 매출과 수익을 보장해 주는 채널이었다. 특히 팬데믹이 처음 등장한 2020년에는 여행의 빈자리를 홈쇼핑이 채우면서 틀었다 하면 건강기능식품이 나오는 경우가 많았다. 그러다 보니 홈쇼핑으로 빠르게 시장 진입과 성장하는 브랜드가 늘어나고, 론칭 때 얼마나 판매되는지가 그 상품의 향후 승패를 가른다고 해도 과언이 아닐 정도로 홈쇼핑의 중요도는 계속 올라갔으며, 경쟁 역시 심화되었다.

심화된 경쟁과 과도한 PPL은 브랜드의 수익률을 약화시켰다. 여기에 온라인이 강세가 되면서 최소 6개월 이상의 구성의 구매가 부담스러운 소비자들의 이탈로 홈쇼핑의 판매가 급감되며, 건강기능식품의 입점도 점점 줄어들고 있다. 그러나 여전히 건강기능식품 시장의 주요 타깃인 4060세대에게 홈쇼핑의 홍보 효과는 높은 편이기 때문에 신소재 론칭 시 마케팅의 수단이자 판매처로서 홈쇼핑은 중요한 수단이 되고 있다.

홈쇼핑은 일종의 방송 프로그램이기 때문에 한정된 시간 안에 효율을 높이기 위해서는 상품의 판매 가능성이 중요하다. 따라서 입점을 위해서는 상품이 가지고 있는 장점이 "팔릴 수 있는지"에 대해 홈쇼핑사에서 확신을 가질 수 있도록 상품의 판매 가능성에 대한 제안을 해서 채택이 되어야 한다. 그로인해 다른 판매처와 달리 홈쇼핑은 입점까지의 시간이 최소 2~4개월이 소요되며, 협회 심의는 물론, 방송 심의와 홈쇼핑 심의를 모두 통과해야지만 방송 스케줄을 잡을 수 있다. 또한, 홈쇼핑사 기준의 QC까지 모두 통과되어야만 유통이 가능해 그 과정이 그 어떤 유통채널보다도 까다롭다 할 수 있다.

이렇게 통과되더라도 어떤 쇼호스트나 PD가 어느 시간대 상품 판매를 맡아 주는지에 따라 판매의 영향력도 달라지는데, 현대홈쇼핑의 왕영은 톡투게더 등과 같이 입점되기만 해도 판매가 보장되는 프로그램의 경우엔 다른 프로그램보다 더 입점 경쟁이 치열한 편이며, 방송 전후 마케팅 요소까지도 꼼꼼하게 고려되어 운영되게 된다.

(2) 이커머스

건강기능식품 구매의 40% 이상을 차지하고 있는 오픈마켓과 종합몰 등 이커머스 시장은 온라인 채널의 특성인 '간편함'과 '저렴함'을 모두 가지고 있다. 여기에 여러 브랜드를 비교해서 구매할 수 있다는 장점과 1~2개월만 먼저 섭취해 볼 수 있다는 장점까지 모두 맞물리며, 점점 그 영향력은 커져 가고 있는 추세이다.

최근에는 네이버 쇼핑라이브와 네이버 검색광고의 영향력으로 점점 시장을 키워 가고 있는 네이버 쇼핑(포털사이트 쇼핑)까지 합세하면서 이커머스 시장의 영향력은 점점 더 커져 가고 있다. 홈쇼핑과 달리 이커머스 시장은 입점과 판매자 절차가 간편하여 브랜드사가 아닌 일반 유통사도 쉽게 제품을 취급할 수 있다는 장점이 있는 반면에 이로 인한 리셀러(낮은 가격에 제품을 구매하여 되파는 사람) 이슈도 꾸준히 발생되고 있다.

상대적으로 낮은 가격에 판매되는 리셀러와의 경쟁에 승리하기 위해서는 행사 프로모션 진행이 필수적인데, 이 행사를 잡아 주는 것이 바로 채널의 MD이다. 따라서 각 브랜드사별로 채널 전담 영업을 두고, 고정 행사를 잡아 더 많은 지면에 노출될 수 있도록 우호적 관계를 구축하는 것이 중요한 영업 전략 중 하나이다.

(3) 라이브 커머스

라이브 커머스는 마케팅과 유통채널의 중간 위치에 있다. 쇼호스트를 두고 상품을 설명하며 판매하는 것은 유통의 특성이지만, 맛, 크기, 효과 등 리뷰를 꼼꼼하게 설명해 주며 소비자가 궁금해 하는 것을 해결해 주는 마케팅의 특성도 동시에 가지고 있어, 초기에는 마케팅 수단으로 더 많이 활용되었으나, 현재는 유통의 일부로 인식되고 있다. 가장 매출영향력이 큰 채널은 네이버 쇼핑라이브이며, 그 뒤를 이어 카카오 쇼핑 라이브, 쿠팡 라이브 등 순이며, 대다수의 이커머스 채널은 물론 홈쇼핑 채널까지 모두 모바일 라이브 형태의 라이브 커머스에 진출, 채널을 늘리고 있다.

이와 별개로 라이브 커머스에 특화된 그립, 보고라이브 역시 시장에서 살아남기 위해 개그맨 등 셀럽을 활용하거나 카드사와의 연계를 통한 마케팅 수단 확보 등을 통해 건강기능식품 브랜드사 영입에 열중하고 있다.

(4) 자사 공식몰

최근 온라인 마케팅 트랜드가 D2C(소비자에게 직접 판매) 중심으로 변화하면서 자사 공식몰의 중요성과 활용도 역시 중요한 화두가 되고 있다. 외부 채널에서의 판매가 두드러지는 건강기능식품 시장 특성상 외부 채널에 집중되었던 마케팅이 자사 공식몰 위주로 변경되며 회원 확보에 집중하는 것도 이 때문이다.

여에스더가 이끌고 있는 에스더포뮬러의 경우, 일찌감치 자사 공식몰의 중요성을 염두해서 자사 공식몰 중심의 마케팅을 진행 중이며, 종근당건강이나 안국건강도 마찬가지이다. 다만, 자사 공식몰은 아니지만 비슷한 특성을 가지고 있는 네이버 스마트스토어를 자사 공식몰과 동시에 키우는 전략도 병행중이기 때문에 자사 공식몰의 영향력이 어디까지 커질 것인지는 좀 더 지켜볼 필요는 있지만, 업계 내에서는 브랜드와 제품의 CS처리나 회원 정보를 활용한 마케팅 진행, 신제품 홍보 등을 감안했을 때 자사 공식몰의 활용도는 더 늘어날 것으로 전망하고 있다.

이를 위해 자사 공식몰 전용 물류망을 구축하거나 회원 대상 혜택 등을 강화하는 등 마케팅 전략 수립 시에도 자사 공식몰을 키울 수 있는 방향으로 정립, 브랜드의 영향력을 키우거나 투자하는 기업들이 늘어나고 있는 추세이다.

구매처별 장단점 정리

구분	장점	단점
인터넷	시간과 장소에 구애받지 않음 저렴한 가격에 구매 가능 간편한 수령	전문가의 도움을 받을 수 없음 불충분한 설명 환불, 반품 절차 시 일정 기간 소요
라이브쇼핑	저렴한 가격에 구매 가능 충분한 설명을 듣고 구매 가능	시간상 제약으로 인한 충동 구매 가능 맞춤형 구매의 한계
약국	전문가 상담 후 구매 가능	선택할 수 있는 제품이 한정적
대형마트	남녀노소 간편하게 구매 전문가 상담 후 구매 가능(일부)	일정 기간 후(14일) 반품 불가 시간적 비용 발생
텔레마케팅	고령 소비자 구매 편리 장소의 제약 없음	환불, 반품 절차 다소 복잡 제품 실물 확인의 한계
다단계	고령 소비자도 간편하게 구매 가능 지인을 통한 간편한 구매	대부분 다량 구매 환불, 반품 절차 다소 복잡

6 참고문헌

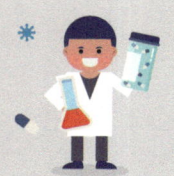

1) 영양기능연구과, 건강기능식품 기능성 원료 인정을 위한 제출자료 작성 가이드, 식품의약품안전평가원, 2021
2) 건강관리 트랜드 리포트 2021, opensurvey, 2021
3) 노태운, 유산균 섭취 이유 64%가 '면역력 증강 및 건강관리', 매일마케팅신문, 2022
4) 건강기능식품 업종 분석 리포트 No.4, 메조미디어, 2022
5) 건강기능식품정책과, 건강기능식품에 관한 법률(법률 제 10219호), 식품의약품안전처, 2010

PART 04

건강기능식품에 대한 소비자의 궁금증

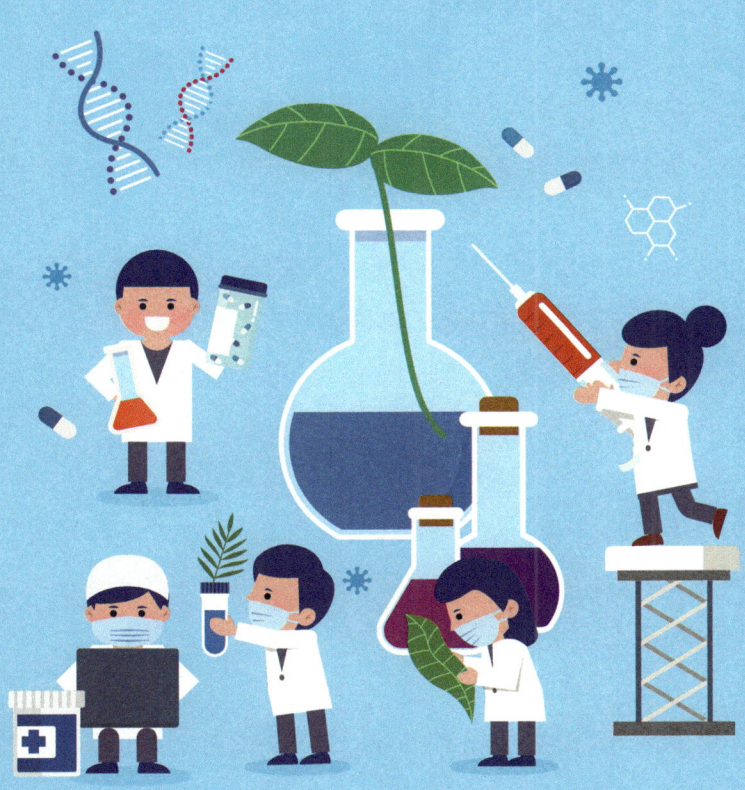

1. 건강기능식품에 대한 소비자의 궁금증

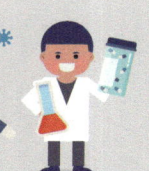

1. 다양한 건강기능식품 제형, 어떤 것을 섭취하는 것이 좋을까?

기능 성분이 흡수(붕해)되어야 하는 소화 기관, 맛과 목 넘김성과 같은 섭취하는 소비자들의 편의성, 기능 물질에 따른 적용 가능한 제제적 한계가 존재하고 있다. 그래서 정제, 타정, 분말 등의 다양한 일반적인 제제와 특수한 목적을 가진 특수 형태의 제제가 개발되었다.

특수한 형태로는 서방정, 트로키제, 장용성 캡슐 및 코팅이 비교적 많이 사용된다. 서방정은 천천히 녹아 성분을 오랜 시간동안 흡수하여 부작용을 최소화시키는 목적을 가지고 있으며, 트로키제는 입, 목 점막을 통해 유효성분이 비교적 짧은 시간 내 흡수할 수 있도록 만들어졌다. 장용성 캡슐 및 코팅은 다양한 소화 기관에서는 붕해되지 않고, 소장에서 붕해되도록 설계되었다. 주로 유산균이 위에서 붕해되지 않고, 장까지 전달될 수 있도록 하는 역할을 한다.

최근에는 알약(정제)과 액상(액체)을 함께 섭취하는 이중 제형 제품, 필름 형태의 ODF(orally disintegrating film) 제품들도 많이 출시되고 있다. ODF는 트로키제와 유사한데, 구강 붕해를 통해 유효성분을 체내로 빠르게 흡수시키는 것이다. 이러한 제형은 삼키기 어려움이 있는 사람, 영유아 등에게 효과적인 제형이다.

또한, 유효성분 흡수율을 높이기 위한 리포좀(liposome, 겉은 친유성[기름에 녹음] 속은 친수성[물에 녹음]) 제형의 제품도 출시되고 있다. 이 제형은 인지질로 되어있는 장세포막(membrane)에서도 빠른 흡수가 가능하다.

일반적인 제형뿐만 아니라 특수한 목적을 가진 다양한 제형이 존재한다. 건강기능식품을 구매할 때 이러한 제형들을 고려하여 구매하는 것을 추천한다.

2. 수입 건강기능식품 어떤 차이가 있을까?

1) 정식수입 건강기능식품 vs 해외직구 건강식품

나라마다 다른 규제가 있고 건강기능식품이 다르게 관리된다. 이는 제품 라벨링에서도 찾아볼 수 있다. 국내 건강기능식품은 소비자에게 오인혼동을 일으킬 만한 라벨링을 『식품 등의 표시 광고법』에서 금지하고 있다. 하지만, 해외직구로 들어오는 제품들은 이러한 법령을 피해 하는 경우가 있는데, 때문에 국외 건강식품이 해외직구로 국내에 들어오는 경우 소비자에게 오인혼동을 일으킬 수 있다.

예를 들어, 우르소(Uruso)라는 제품은 국내 해외직구 웹사이트를 통해 소비자들에게 판매가 되는데 이는 영양제로 불리지만, 제품명의 특성상 의약품인 우르소데옥시콜산(ursodeoxycholic acid, UDCA)을 연상시켜 소비자들에게 오인혼동을 준다. 따라서, 해외직구 구매 시 제품의 성분을 면밀히 살펴본 후 구매하여야 한다.

국외의 건강기능식품을 오인혼동 없이 구매하고 싶을 경우에는 정식으로 수입되는 국외 건강기능식품을 구매하는 것을 추천한다. 국내에 들어와도 정식수입을 통해 들어오는 경우 건강기능식품 마크가 및 한글표시가 있으니 이 점을 참고하면 좋겠다.

구분	정식수입	해외직구
건강기능식품 마크	O	X
한글표시	O	X
최대 구매 수량	제한 없음	6병/1명
예시		
관련 법령	「수입식품안전관리특별법」	

2) 건강기능식품 또는 의약품의 해외 직구 시 주의하여야 할 점

의약품, 건강기능식품 및 반려동물용 영양제는 수입금지 품목이 함유되어 있는 경우가 많아, 해당 상품군 구매 시 성분 확인 및 위해식품 차단목록에 해당하는지 확인이 필요하다. 또한 국내 수입 금지 품목이 아니더라도 구매한 국가에서 수출 금지 품목으로 반출이 불가한 경우가 있으므로 주의해야 한다.

수입 금지성분 함유 여부 및 검출 성분은 〈식품안전나라 홈페이지(www.foodsafetykorea.go.kr), 위해예방 – 해외직구정보 – 위해식품 차단목록〉에 접속하면 확인할 수 있다.

3. 유통채널(인터넷, 대형마트, 약국, 텔레마케팅 등)에 따른 건강기능식품의 차이가 있을까?

제품 성분의 차이가 없는 동일한 제품도 유통채널의 특성, 잔여 유통기한 등에 따라 가격이 상이할 수 있다. 따라서, 자신에게 유리한 유통채널에서 필요한 건강기능식품을 구입하는 것을 추천한다.

1) 동일 제품이 판매처마다 가격이 왜 다를까?

예를 들어, J사의 유산균은 어디서든 볼 수 있다. 올리브영, 11번가, 대형마트, 창고형 매장 등 대부분의 유통채널에서 판매하고 있다. 하지만 자세히 보면 포장단위의 구성이나 가격이 일부 다르다. 각 유통채널에 따른 수수료의 차이나, 프로모션(행사) 기간의 차이 등의 이유 때문이다.

어디서 구매할지는 자신이 접근하기 좋은 유통채널에 구매하거나, 각 프로모션 기간을 잘 봐두었다가 유리한 쪽을 선택하는 것을 추천한다.

2) 다수 채널이 아닌 특정 채널에서만 판매하는 제품들은 어떤 다른 점이 있을까?

건강기능식품 중 약국, 텔레마케팅, 다단계에만 한정해서 파는 품목들이 있다.

해당 제품은 다른 채널과 중복을 피해 특정 채널만을 위해서 제작된 것으로, 성분을 다르게 하거나, 상담 등 부가서비스가 들어가기 때문에 고가의 가격을 형성하고 있다.

약국에서 판매하는 제품은 약사에게 정확한 상담을 하고 복용을 할 수 있도록 하는 방식으로, 가장 큰 장점은 전문가와 상담을 할 수 있다는 것이 가장 큰 장점이다.

텔레마케팅 제품으로는 이○기가 홍보모델로 있는 호○원 같은 경우를 대표적으로 떠올려 볼 수 있다. TV광고, 인터넷광고 등 다양한 곳에서 광고를 하고 있지만 실질적으로 제품을 구매하려면 판매처에 전화를 통한 주문만 가능하다. 이러한 경우 타 채널에서 구매가 어렵다는 특징이 있다.

다단계는 암○이, 애○미 등이 있으며, 일반적인 광고 노출보다는 인적 자원을 활용하는 편으로, 사람 간의 소개로 제품 소개 및 구매가 이루어진다.

특히 다단계의 경우에는 일반적인 제품보다는 개별인정형 제품들을 판매하여 차별화를 강조하여 높은 가격대를 생성하고 있다.

이렇게 유통채널마다 다른 차이가 있으므로 구매 전 제품을 잘 알아보고 자기에게 꼭 필요하고 맞는 것인지 확인 후 구매하길 바란다. 제품 성분의 차이가 없는 동일한 제품도 유통채널의 특성, 잔여 유통기한 등에 따라 가격이 상이할 수 있다. 따라서, 자신에게 유리한 유통채널에서 필요한 건강기능식품을 구입하는 것을 추천한다.

4. 다이어트 건강기능식품은 효과가 있을까?

다이어트 건강기능식품은 소비자들이 가장 많이 찾는 제품군이며, 개발자들도 꾸준히 개발하는 제품군이다. 실제로 개별인정형 소재의 개수를 따져 본다면 '체지방 감소에 도움을 줄 수 있음'에 해당하는 소재가 가장 많다. 이와 같이 흔히 소비자들이 다이어트에 도움이 되는 제품이라면, '체지방 감소에 도움을 줄 수 있음'이 표시된 건강기능식품을 찾아서 섭취해 보시는 것을 권장한다. 현재 이렇게 등록된 제품의 경우 최소한 인체적용시험을 진행하고 그 효과를 확인한 소재를 사용하였기 때문에 그렇지 않은 제품에 비해서 효과를 볼 수 있을 가능성이 훨씬 높다고 할 수 있다.

건강기능식품의 개발자로서, 개인의 체질 및 특성에 따른 제품(소재) 효능 차이는 존재한다라고 의견을 드릴 수 있을것 같다. 예를 들어, A라는 제품을 섭취했을 때와 B라는 섭취했을 때, 개개인에 따라 어느 정도 차이가 있을 수 있다. 인체적용시험에서도 실제로 체지방이 많이 줄어든 사람과 덜 줄어든 사람이 존재하고, 효능의 유무는 모든 실험군과 대조군을 대상으로 한

실험 전체적인 통계치를 통해 확인하기 때문에 개인적인 차이가 발생할 수 있다.

이러한 차이는 과학적으로도 어느 정도 설명이 되는데, 실제로 식약처에서 '체지방 감소'에 도움을 주는 기작(작용원리)으로 여러 가지를 제시하고 있다. ① 지방 소화와 흡수억제, ② 체지방 합성 억제, ③ 체지방 분해 촉진, ④ 에너지 소비 촉진이 기작이다. 따라서 각 제품에 쓰인 소재들이 가지고 있는 체지방 감소에 관련된 기작에 따라 체내에서 작용하기 때문에 사람마다 효과에 차이는 존재할 수 있다.

그렇다면 나와 맞는 건강기능식품은 어떻게 찾을 수 있을까? 우선 하나의 제품을 꾸준히 섭취해 보는 것이 가장 중요하다. 인체적용시험을 할 때도 보통 4~8주 정도 매일 섭취한 실험자를 대상으로 데이터를 확보한다. 많은 건강기능식품이 그렇지만 특히 다이어트와 관련된 건강기능식품은 꾸준한 섭취를 기초로 결과를 도출하기 때문에, 그렇지 않은 경우에는 효과를 체감하기 어렵다. 따라서 매일 먹을 수 있는 루틴을 만들거나, 자신이 섭취하기 편한 제품을 고르는 것도 방법이다. 최소 1달 이상 섭취했을 때 효과가 있는지 없는지 확인해도 늦지 않다(대부분의 제품도 1달치 이상으로 판매한다). 또한 건강기능식품은 광고내용이 식약처 심의를 받기 때문에 여타의 다이어트 제품과 다르게 매우 자극적인 광고, 예를 들어 '1주일에 몇 kg를 뺐다'라는 수준의 광고는 할 수 없다. 통상적으로 생각하는 상식적인 수준에서의 효과를 기대할 수 있다고 볼 수 있다.

그리고 다이어트에 가장 중요한 요인은 뭐라 해도 식사와 관련 있다. 물론 같은 식사를 하면서 건강기능식품을 먹는다면 효과를 기대할 수 있겠지만, 조금 더 효과를 보고 싶으신 분은 식사량을 조금 줄여 보시거나, 탄수화물 섭취를 줄이는 등의 식이조절을 같이 한다면 좀 더 체감할 수 있는 효능을 확인 할 수 있다.

그렇다면 건강기능식품이 아닌 제품들은 어떨까? 대표적으로 효소제, 셰이크, 디톡스, 유사단식과 같은 여러 가지 제품군들이 시중에 나와 있다. 효소제는 기본적으로 소화에 도움을 줄 수는 있지만 다이어트에 도움을 줄 수 있다는 과학적 근거가 미약하다는 것이 업계의 통설이다. 실제로 식약처에 등록되었던 제품이 효과가 미미하여 빠진 케이스도 있다. 이외에 셰이크,

디톡스, 유사단식의 경우에는 이 제품들 자체가 효과가 있었던 것이기 보다는 이 제품을 섭취함으로써 식이조절을 하는 효과를 가져오게 된다. 예를 들어 한 끼에 800kcal를 섭취했던 사람이 이런 제품을 섭취함으로써 200~300kcal를 섭취한다든가, 극단적으로는 거의 칼로리 섭취를 안 하게 될 수도 있다. 당연히 칼로리 섭취가 줄게 되면 다이어트에는 효과가 있을 것이다. 이런 제품들은 단기간으로 효과가 있을 수는 있겠지만 지속성을 유지하는 것은 쉽지가 않다.

앞에서 말했듯, 효과를 보기 위해서는 꾸준히 건강기능식품을 섭취하는 것이 중요하다. 하루하루 체감할 수 있다면 좋겠지만, 꾸준히 섭취하다 보면 건강하게 다이어트에 성공하는 여러분을 직접 만나실 수 있을 것이라 생각한다.

5. 부형제(이산화규소, 스테아린산마그네슘, HPMC 등) 과연 안전할까?

해당 질문에 답에 앞서, '화학부형제'를 사용하는 목적에 대한 이야기로 시작하고자 한다. 화학부형제는 식품첨가물의 일종으로 식품을 제조, 가공, 유통하는 과정에서 이를 용이하게 하기 위해 첨가하는 물질이다. 가공보조제, 보존료, 감미료, 고결방지제 등 용도에 따라 32가지로 나뉜다. 화학부형제는 식품을 가공하는 과정에서 필수불가결한 존재이다.

건강기능식품에 주로 사용되는 화학부형제의 종류와 역할은 아래와 같다.

① 결정셀룰로스

정제 제형에 대표적으로 사용되는 화학부형제이다. 타정성이 매우 우수하고 안정성이 높아서 분말을 압착하여 알약 형태로 만드는 역할을 한다. 이는 다당류인 셀룰로스가 주성분으로 인체에 무해하여 별도의 사용량을 규정하고 있지 않다.

② 이산화규소

정제, 분말, 경질캘슐 등의 제형에 주로 사용되는 화학부형제이다. 고결방지제 용도로 많이 사용되며, 이는 분말이 주변에 수분을 흡습하여 고화되는 것을 방지한다. 이외에도 분말에 흐름성을 부여하여 가공 시 포장재 충전을 용이하게 하는 역할을 한다. 식품유형에 따라 사용량 규정이 상이하나 건강기능식품의 경우 2% 이하로 사용량을 규정하고 있다.

③ 스테아린산마그네슘

고결방지 및 윤활제 역할을 한다. 특히 타정 시 배출을 용이하게 하여 기계에 분말이 눌어붙는 것을 방지한다. 스테아린산마그네슘은 별도의 사용량을 규정하고 있지 않으며, 식품의약품안전처에서는 2023년부터 마그네슘 건강기능식품 원료로서 사용할 수 있도록 법을 개정하였다.

④ 카복시메틸셀룰로스칼슘(CMC-Ca)

정제, 과립, 캡슐의 붕해를 촉진하는 역할을 한다. 정제, 캡슐, 과립 제형은 법적으로 붕해 기준규격이 정해져 있다. 붕해 시간이 지연될 때 카복시메틸셀룰로스칼슘을 투입할 경우 압축되어 있는 원료가 팽윤하여 붕해를 촉진한다. 일반식품의 경우 법적으로 2% 이하로 규정되어있으나, 건강기능식품의 경우 별도의 사용량을 규정하고 있지 않다.

⑤ 히드록시프로필메틸셀룰로스(HPMC)

정제의 코팅제로 사용된다. 피막을 형성하는 성질이 있어 정제의 이취를 가리거나 분진을 제거하는 용도로 사용된다. 이외에도 외관 개선을 위해 색코팅에 사용되기도 한다. 별도의 사용량은 규정하고 있지 않다.

이러한 "역할을 수행하는 화학부형제는 과연 안전할까?"라는 질문에 대한 답은 "안전하다"이다. 식품첨가물로 인정받기 위해서는 필요성과 안전성을 입증할 수 있는 과학적 증빙자료가 있어야 하며, 식품의약품안전처에서 이를 검토한 후 승인하여야만 사용이 가능하다.

식품첨가물의 안전성을 평가하기 위해서는 총 5단계의 독성 및 발암성 시험을 거치며, 안전성 평가를 통해 일일섭취허용량(ADI)을 설정하여 그보다 훨씬 적은 양을 법적으로 규정하고 관리하고 있다. ADI는 동물실험을 통해 평생 먹어도 안전한 양을 확인한 후, 이의 100분의 1 수준을 ADI로 설정하고 있다. 식품첨가물은 사람이 평생 먹어도 무해한 양을 과학적 근거로 확인하여 관리하고 있다.

또한, 식품첨가물은 대부분 간에서 대사되어 소변으로 배출되기 때문에 몸에 쌓이지 않는다. 발암물질이라는 인식이 있는 이산화규소 역시 몸에 쌓이지 않고 배출되며, 이산화규소가 발암물질로 지정된 이유는 폐를 통해 미세나노입자로 들어갈 경우에 발암을 유발할 수 있기 때문이다. 또한, 제약산업에서는 의약품 제조 시 이산화규소 사용량에 대한 규제가 없다. 이산화규소를 경구로 소량 섭취하는 정도라면 안전하다는 것이 건강기능식품 업계 저자들의 견해이다.

이러한 식품첨가물이 우리에게 주는 이점은 건강기능식품을 저렴한 가공비용으로 제조하여 소비자들의 접근성을 높여 준다. 식품첨가물에 대해 무조건 좋지 않다는 인식을 가질 필요는 없다.

6. 무부형제는 무엇이고, 어떻게 만들어지는 것인가요?

최근 화학부형제의 대체재로 무부형제를 사용했다는 건강기능식품이 증가하고 있다. 무부형제의 정확한 명칭은 '무화학부형제'를 의미하며 화학부형제와 비슷한 효과를 내는 천연 식품 유래 원료를 사용한다.

① 결정셀룰로스 대체재

덱스트린과 치커리식이섬유는 끈적이는 성질이 있어, 결합제 역할을 하므로 결정셀룰로스의 대체재로 사용된다. 두 원료는 모두 옥수수, 치커리 등 식물에서 추출한 원료이다.

② 이산화규소 대체재

쌀발효분말, 대나무수액분말, 제삼인산칼슘 등이 이산화규소의 대체재로 사용된다. 제삼인산칼슘의 경우 사실상 화학 부형제이므로 이산화규소의 부정적 마케팅을 대체하기 위한 원료이며 무부형제로 보기는 어렵다.

③ 스테아린산마그네슘 대체재

목화씨유분말, 미강추출분말, 유채씨유분말 등 주로 식물유래 유지성분이 스테아린산마그네슘의 대체재로 사용된다.

④ 카복시메틸셀룰로스칼슘(CMC-Ca) 대체재

옥수수전분이 카복시메틸셀룰로스칼슘 대체재로 붕해 촉진 용도로 사용된다. 다만, 카복시메틸셀룰로스칼슘의 경우 2% 이내로 붕해를 촉진하지만, 옥수수전분은 다량을 투입하여야 한다.

⑤ 히드록시프로필메틸셀룰로스 대체재

옥수수단백추출물이 히드록시프로필메틸셀룰로스의 대체재로 사용된다. 다만 히드록시프로필메틸셀룰로스는 피막을 형성하므로 정제의 경도를 증가시켜 다양한 포장재에 적용이 가능하지만 옥수수단백추출물은 단순히 분진제거 역할 정도만 가능하므로 병포장에 제한적이다.

무부형제는 화학부형제만큼의 첨가물로서의 역할을 기대하기는 어렵다. 그렇기 때문에 화학부형제보다 다량이 투입되어야 하며, 제조가공의 과정도 어렵기 때문에 제품의 단가는 높아질 수밖에 없다. 소비자들은 단순히 화학부형제를 배척하기보다는 화학부형제와 무부형제를 사용한 건강기능식품의 장단점을 확인하고 자신에게 맞는 제품을 고르는 것이 중요하다.

7. 알레르기가 있다면, 꼭 살펴보아야 하는 것들은 무엇이 있을까?

1) 식품 알레르기와 발생기전

식품 알레르기란 대부분에게 무해한 식품을 특정인이 섭취하였을 때 과도한 면역반응이 일으키는 것을 말하며 가려움, 두드러기, 아토피 피부염, 구토, 설사, 천식, 아나필락시스(호흡곤란 등으로 인한 쇼크) 등이 발생하게 된다. 알레르기는 유전적인 요인과 환경적인 요인이 복합적으로 작용하여 발병하는 것으로 알려져 있으며, 어머니나 아버지 중 한쪽이 알레르기가 있는 경우 자녀의 30% 정도, 부모 모두 알레르기가 있는 경우 자녀의 50% 정도에서 알레르기가 발생하는 것으로 알려져 있다. 그러나 최근 식품 알레르기가 급증하는 것은 유전적 요인만으로는 설명이 되지 않고 있으며 발병률이 증가하는 원인을 실내 공기 내 식품항원의 존재, 섭취 패턴의 변화, 기타 환경적 변화 등에서 찾고 있다.

2) 식품의약품안전처 지정 알레르기 유발 식품

① 난류, ② 우유, ③ 메밀, ④ 땅콩, ⑤ 대두, ⑥ 밀, ⑦ 고등어, ⑧ 게, ⑨ 새우, ⑩ 돼지고기, ⑪ 복숭아, ⑫ 토마토, ⑬ 아황산류(이를 첨가하여 최종 제품에 이산화황이 1킬로그램당 10밀리그램 이상 함유된 경우만 해당한다), ⑭ 호두, ⑮ 닭고기, ⑯ 소고기, ⑰ 오징어, ⑱ 조개류, ⑲ 잣

3) 2022년 건강기능식품 알레르기 표시안

구분	현행	개정
정보표시면에 알레르기 유발물질 표시 의무화	정보표시면의 표시면적이 적은 경우 제품설명서에 알레르기 유발물질 기재 가능	소비자 안전을 위해 반드시 정보표시면에 알레르기 유발물질을 표시토록 의무화
프로바이오틱스 기능성분 (균수) 표시방법 마련	프로바이오틱스 기능성분(균수)은 제품에 그 함량을 표시하도록 하고 있으나 표시방법에 대한 별도의 규정 없음	프로바이오틱스 기능성분(균수)에 대해 숫자·한글 병행표시 또는 한글로 표시하도록 표시방법 마련
영업소 소재지 대신 반품업무 소재지 표시 가능	수입 식품 등 수입판매업소의 경우 영업등록증에 기재된 소재지 표시 * 현재 건강기능식품 제조업소의 경우에만 영업소 소재지 대신 반품 업무 소재지 표시 가능	수입 식품 등 수입판매업소의 영업소 소재지 대신 반품교환 업무를 대표하는 소재지 표시 가능
타 고시로 이관된 규정 정비	'천연', '100%', 무(無)보존료' 표시 관련 규정 운영	「식품 등의 부당한표시 또는 광고의 내용기준」 고시로 통합 운영됨에 따라 해당 규정 삭제

건강기능식품 정보표시면에 알레르기 유발물질을 반드시 표시하도록 법안 개정이 추진될 예정이다. 먼저 주요 개정 내용은 정보표시면에 알레르기 유발물질 표시 의무화, 그리고 프로바이오틱스 기능성분(균수) 표시방법 마련 등이다.

또한 소비자가 프로바이오틱스 제품의 기능성분을 쉽게 확인할 수 있도록 균수 표기 시 숫자와 한글을 병행 표시하거나 한글로만 표시하도록 표시 방법을 마련할 방침이다. 자세한 내용은 식약처 홈페이지에서 확인 가능하며, 이번 개정안은 의견수렴 절차를 걸쳐 개정 및 고시 후 2023년부터 시행된다.

4) 알레르기 진단 및 대처

알레르기 검사는 과거의 식품 섭취 시 명백한 증상, 식품 유발 검사, 혈액 검사, 피부반응검사 등을 진행해 확인할 수 있고 식품 섭취 시 알레르기 반응은 즉각적으로 몸에서 반응하거나 수 시간 후에 증상이 나타나는 경우가 있다. 식품 알레르기를 피하는 유일한 방법은 해당 식품 및 성분을 섭취하지 않는 것이 중요하며, 아나필락시스 같은 심각한 증상이 나타나면 응급실을 찾아 응급 처치를 받아야 한다.

* 이 제품은 난류(계란), 메밀, 우유, 게, 새우, 돼지고기, 토마토, 고등어, 복숭아, 땅콩을 사용한 제품과 같은 제조시설에서 제조하고 있습니다.
* 본 제품은 소비자분쟁해결기준에 의거, 교환 또는 보상받을 수 있습니다.

식품 알레르기를 가지고 있는 사람이라면 제품을 구매하기 전에 위와 같은 주의 문구가 있는지 필히 확인하고 구입 및 섭취하는 것이 바람직하다.

8. 나라별 건강기능식품은 어떻게 불리고 있을까?

1) 나라별 건강기능식품 명칭

건강기능식품에 대한 개념은 각 나라의 규정에 따라 정의 및 범위가 다르며 규제기관에 의한 관리 기준 및 체계 또한 다르게 적용된다. 국내에서 건강기능식품은 허가 제도인 반면에 미국, 캐나다 등 다수의 나라에서는 등록 제도로 관리되고 있다. 허가제, 등록제의 큰 차이점은 규제기관에게 따르는 책임이라고 볼 수 있다. 미국의 Food and Drug Administration(FDA)에서는 식이 보충제에 대한 유효성 평가를 진행하지 않으며, 따라서 최종 제품에는 "This statement has not been evaluated by the Food and Drug Administration"라는 문구를 표시하여 해당 제품의 효과가 미국 규제기관에서 허가 받은 것이 아님을 명시하게 된다. 이에 미국 규제기관은 제품에 대한 문제 발생 시 책임을 갖지 않으며, 모든 책임은 해당 제품의 제조업 또는 판매업에게 전가된다.

하지만, 국내의 규제기관인 식품의약품안전처에서는 건강기능식품 기능성 원료에 대한 유효성 및 안전성 평가를 진행하며 허가를 부여하게 된다. 이에 제품에 대한 문제 발생 시 제조, 판매업은 물론이고 식품의약품안전처에게도 책임이 가해진다. 이러한 이유로 식품의약품안전처에서는 국내 건강기능식품 기능성 원료 인정에 대해 매우 까다롭다.

국가	명칭	정의 및 범위
미국	식이보충제 (Dietary Supplement)	비타민, 미네랄, 허브, 아미노산, 효소 같은 성분을 포함한 제품. 식이섭취량을 증가시키고 보충하기 위해 사용하는 식이보충제. 질병의 치료, 진단 및 예방을 위한 것이 아니며 정제, 캡슐, 분말, 액체 등의 형태의 제품.
캐나다	자연건강제품 (Natural Health Product)	건강을 회복 또는 유지하기 위해 사용되는 자연발생 물질로서 비타민 및 미네랄, 한방치료, 동종요법, 아미노산, 필수지방산 등의 제품으로 정제, 캡슐, 용액, 크림과 같은 형태의 제품.
유럽(EU)	식품보충제 (Food Supplements)	미네랄, 비타민 등 영양적 생리학적 효과가 있는 물질의 공급원으로 다양한 식물과 허브 추출물 등 광범위한 영양소 및 성분의 캡슐, 정제, 환, 액체 등의 식품 보조제.
중국	보건식품(Health Food)	특정 보건 기능이 있거나, 비타민, 미네랄 등의 보충을 목적으로 하는 식품. 질병 치료를 목적으로 하지 않고 인체에 유해하지 않은 식품을 의미함.
일본	보건기능식품 (Health Functional Food)	특정 보건용 식품, 영양기능식품, 기능성표시식품으로 구분하며 건강기능 성분을 함유하거나, 인체에 생리적 영향을 미치는 데 공식적으로 승인된 식품, 또는 특정 건강 상태를 조절하고자 하는 사람들이 상태를 유지 및 증진을 위해 섭취하는 식품.
호주/ 뉴질랜드	보완의약품 (Complementary Medicine)	한국의 건강기능식품과 유사한 제품군의 '보완의약품'으로 식물 또는 허브류, 미생물, 뮤코다당류, 아미노산, 필수지방산과 인지질을 포함한 지방, 콜린염, 비타민, 무기질, 아로마요법, 동종요법 등을 이용하여 만든 제품.
베트남	기능성 식품 (Functional Food)	기능성식품 중 건강보호보충제 및 보충식품으로 구분됨. 건강보호 보충제: 캡슐, 압축 알갱이, 정제, 과립제, 점액질, 분말, 액체 등 다양한 제형으로 제조되며 비타민, 미네랄, 아미노산, 지방산, 효소 등 바이오 활성 물질로 이루어진 제품. 보충식품: 미량의 영양소와 비타민, 미네랄, 아미노산, 지방산, 효소, 프로바이오틱스, 프리바이오틱스 및 활성 물질과 같은 유익한 요소가 보충되는 일반적인 식품.
러시아	생리활성식이보충제 (Biological Active Additives)	개별 식품 또는 생체활성 물질 및 복합체와 함께 건강한 식단을 위해 식품에 첨가하거나 식품과 함께 섭취하기 위한 성분의 제품.
말레이시아	건강보충제 (Health Supplement)	건강보충제는 식이를 보충하고 인체 건강 기능을 유지, 강화 및 개선하기 위해 사용되는 모든 제품을 의미하며, 캡슐, 알약, 분말, 액체와 같은 소량의 섭취 형태 제품으로 멸균제품(주사제형 및 안약)은 포함하지 않는 비타민, 미네랄, 아미노산, 지방산, 효소, 프로바이오틱스 및 생리활성성분 등의 성분을 포함하는 제품.
싱가포르	건강보충제 (Health Supplement)	일상적으로 섭취하는 영양소 이상의 효과를 위해 식이를 보충하고, 신체의 건강한 기능을 유지 또는 보조하기 위해 섭취하는 제품.
인도네시아	식품보충제 (Food Supplement)	체내 필요 영양소를 보충, 유지 또는 상승시킴으로써 건강 관련 기능을 개선하는 목적을 갖고, 일상 식사에서 섭취하는 식품과 달리 영양학적 가치를 기반으로 신체에 영향을 주는 식품으로 비타민, 미네랄, 아미노산 등을 함유한 캡슐, 분말, 과립, 액체, 정제의 제품.
태국	식품보충제 (Food Supplement)	영양소 또는 기타 물질을 성분으로 함유한 전통식품 이외의 소비를 목적으로 섭취되는 정제, 캡슐, 분말, 편상, 액체 또는 기타 제형의 식품.

9. 동일한 기능성 원료와 함량이 포함된 제품이라면, 어떤 것을 골라야 할까?

구매하려고 하는 건강기능식품의 기능성 원료 소재에 대하여 '동일 원료'가 '동일 함량' 들어있다면 가격이 저렴한 제품을 고르는 것이 현명한 소비일 것이다. 하지만 고를 수 있는 선택지가 너무 많고 소비자에게 주어진 제품 정보만으로 빠르고 쉽게 판단하기 어렵다는 것이 문제다.

주어진 정보를 모두 비교하기 어려움이 있을 때는 간편하게 건강기능식품 마크를 확인하거나 식품이력관리시스템(www.tfood.go.kr)에서 기업명, 제품명 또는 건강기능식품 이력추적관리번호를 입력하시어 확인하신 정보를 이용하는 것을 추천한다.

또 다른 제품 선택의 기준은 소비자에게 더 좋은 효과를 제공하기 위해 꾸준히 연구개발하고 개선되는(지속적으로 리뉴얼을 실시하는) 제품이다. 동일한 기능성 원료를 사용하여, 같은 기능성 표현을 하고 있는 제품이더라도 제품의 모든 배합비가 동일하지는 않다.

그러므로 ① 법적 규격을 넘어 자체적으로 고품질의 기능성 원료를 사용하는 제품, ② 함께 섭취하여 시너지 효과를 볼 수 있는 원료(부원료) 등을 꾸준히 도입하는 제품을 선택하는 것을 추천한다.

10. 건강기능식품 유통기한이 지났을 때 어떻게 해야 할까?

건강기능식품의 유통기한은 해당 제품에 대한 정보를 가장 잘 파악하고 있는 제조업자 등 영업자가 책임지고 과학적 근거자료를 토대로 합리적으로 설정하도록 하고 있다.

제품의 유통기한 경과 후에는 제품의 판매는 금지되지만 일반 가정에서 미리 구매하여 적절히 보존한 경우 일정기간 이후까지 섭취가 가능한 경우가 대부분이다. 왜냐하면 실험결과로부터 얻은 유통기한의 70~80%를 실제 제품의 유통기한으로 설정하기 때문이다. 예를 들어, 유통기한이 18개월이라면, 22~24개월까지 섭취가 가능하며, 그 이상 경과하였다면 안전성에 문제가 발생할 수 있기 때문에 종량제봉투에 폐기하는 것이 바람직하다. 또한 이러한 개념에서 시작된 것이 식품의 소비기한 표시제도라고 할 수 있다.

2023년 1월 1일부터 소비기한 표시제가 시행 예정이다. 시행일 이전(2022년 12월 31일)까지는 자율사항으로 소비기한 추가로 표시하는 것이 영업자(제조사) 책임하에 가능하다. 따라서 소비기한이 표기된 제품의 경우, 유통기한이 아닌 소비기한을 기준으로 섭취하시고 소비기한

이 지났을 경우 폐기하면 된다.

　유통기한의 경우 소비자에게 유통, 판매가 허용되는 기간이며 소비기한은 표시된 보관조건 준수 시 식품 섭취가 가능한 기한이다. 건강기능식품의 특성상 다양한 제형으로 판매되고 있기 때문에 각 제형별로 유통기한과 소비기한이 다를 수밖에 없다. 그렇기 때문에 현재 섭취 중이신 제품이 유통기한만 표기되어 있다면 소비기한은 얼마나 더 추가될지 예상하기가 어렵다. 더욱이 소비기한의 경우 '표시된 보관조건을 준수'했을 경우에만 보장된다는 조건이 있다.

　앞으로 건강기능식품을 구매할 때는 유통기한, 소비기한, 보관조건을 꼼꼼히 살펴보는 것을 추천한다.

2 참고문헌

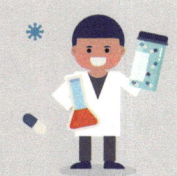

1) 한영신, 식품 알레르기 교육 및 급식관리 매뉴얼, 서울특별시 식품안전추진단, 2010
2) 식품소비안전과, 알아 두면 힘이 되는 식품 알레르기 표시 바로 알기, 식품의약품안전처, 2016
3) 식품기준과, 축산물 및 건강기능식품의 유통기한 설정실험 가이드라인(민원인안내서), 식품의약품안전처, 2018
4) 소비기한 표시제 준비 안내서, 식품의약품안전처, 2022
5) 식품첨가물이란?, 식품안전나라
   (https://www.foodsafetykorea.go.kr/)
6) 건강기능식품의 기준 및 규격(고시 제2022-25호), 식품의약품안전처, 2022
7) 식품첨가물의 기준 및 규격(고시 제2022-55호), 식품의약품안전처, 2022

부록

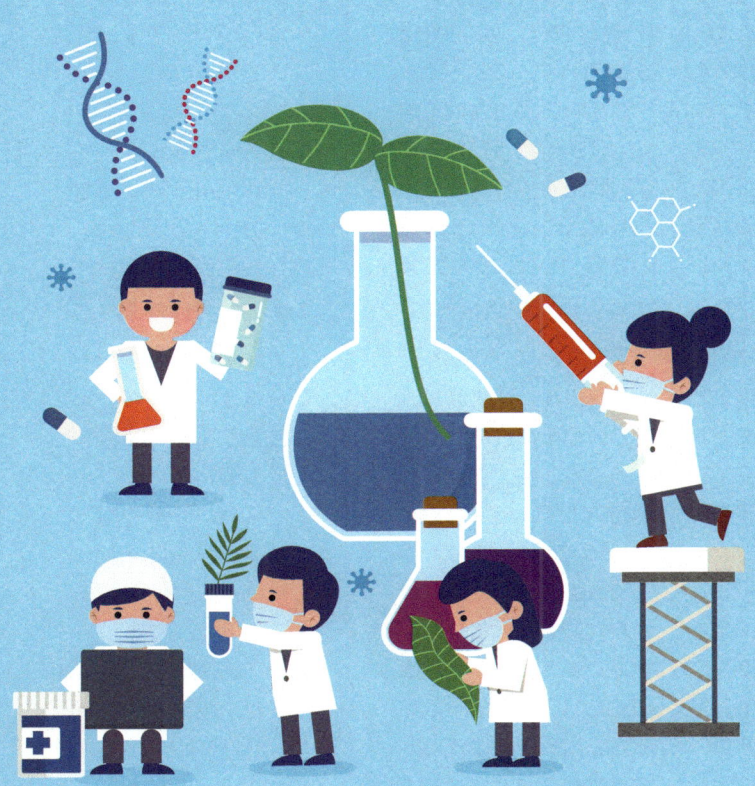

1 건강기능식품 제조업체 현황

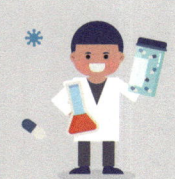

순번	인허가번호	지정일자	지정번호	업소명	대표자
1	20040020014	20050222	20050014	(주)비엘헬스케어 2공장	이현직
2	20040017049	20050228	20050001	(주)세모	강기철 외 1명
3	20040017006	20050506	20050002	(주)알피바이오	김남기
4	20040017011	20050517	20050003	(주)마임	홍혜실
5	20040020001	20050526	20050015	풀무원건강생활(주)	황진선 외 1명
6	20040020004	20050607	20050016	(주)네이처텍	황규철
7	20040020008	20050620	20050017	주식회사 노바렉스	권석형
8	20040020007	20050629	20050018	(주)한국씨엔에스팜	최석규
9	20040017014	20050715	20050004	(주)뉴팜	김인상
10	20040020006	20050822	20050024	(주)서흥	양주환
11	20040017025	20050914	20050005	동서바이오팜(주)	이정주
12	20040018005	20051026	20050013	경북과학대학식품공장	김재규
13	20040020046	20051031	20050019	한국바이오팜(주)	장병하
14	20040017021	20051115	20050006	(주)비오팜	박효남
15	20040017040	20051122	20050007	주식회사 다인위즈 샤프코지점	하창재
16	20040017031	20051206	20050008	(주)아모레퍼시픽	안세홍
17	20040020052	20051206	20050021	월드웨이(주)	정병천
18	20040020002	20051213	20050025	코스맥스바이오(주)	박정욱
19	20040017017	20051213	20050009	(주)쎌바이오텍	정명준
20	20040015083	20051221	20050026	주식회사한미양행	정명수
21	20040017029	20051221	20050010	(주)케이에이치앤비	한진호
22	20040020041	20051221	20050022	노비스바이오(주)	안창언
23	20040017062	20051229	20050012	(주)에스엘에스	이은수
24	20040020071	20051229	20050023	에프엔바이오(주)	김동호
25	20040016037	20060110	20060026	아미코젠(주)문산제2공장	신용철
26	20040017046	20060117	20060001	주식회사 토모	김형욱
27	20040020034	20060117	20060015	(주)나라엔텍	전진성
28	20050020001	20060117	20060014	(주)웰팜	최희상

29	20040015107	20060126	20060027	(주)유유헬스케어	유경수 외 1명
30	20040020019	20060126	20060017	인성제약(주)	김동남
31	20040020010	20060126	20060016	(주)두루원	임병배
32	20040020074	20060127	20060018	금산덕원인삼약초영농조합법인	고태훈
33	20040015073	20060127	20060028	경성제약주식회사	배영호
34	20040017015	20060215	20060004	(주)바이오 로제트	이종진
35	20040017010	20060215	20060006	광동제약주식회사	최성원
36	20040015118	20060215	20060029	(주)청우식품	박윤구
37	20040017032	20060215	20060005	동방에프티엘(주)	정헌석
38	20040019018	20060302	20060013	(주)한국제약	김혜경
39	20040015094	20060302	20060030	(주)화인내츄럴	정학민
40	20040015070	20060307	20060031	(주)비피도	신용철
41	20040020022	20060320	20060020	(주)이에스바이오텍	이동수
42	20040015039	20060320	20060032	고려인삼과학주식회사	이창훈
43	20040020020	20060320	20060019	엠에스바이오텍(주)	주동관
44	20040015100	20060411	20060033	(주)일화	김상균
45	20040020003	20060421	20060021	태웅식품(주)	장현주
46	20040020016	20060619	20060022	종근당건강(주)	김호곤
47	20040017066	20060627	20060008	바산 고려홍삼(주)	송주호
48	20040017059	20060630	20060009	(주)씨티씨바이오	이민구
49	20040017030	20061031	20060011	(주)그린바이오	심건섭
50	20060020003	20061127	20060023	콜마비앤에이치(주)음성공장	윤여원
51	20040020013	20061207	20060024	(주)한국인삼공사	허철호
52	20040020028	20061220	20060025	(주)유니쎌팜	김상완
53	20040017106	20070102	20070001	에스케이내추럴팜(주)	이지학
54	20040020038	20070125	20070010	(주)생명과학	노회건
55	20040017013	20070131	20070002	(주)녹십초알로에	박형문
56	20060020008	20070209	20070011	주식회사 노바렉스2공장	권석형
57	20060017039	20070402	20070003	롯데제과(주)	민명기
58	20060018002	20070409	20070009	(주)비트로시스	김종관
59	20040017079	20070430	20070004	(주)알피바이오 제2공장	김남기
60	20040020036	20070504	20070012	(주)다정	김철중
61	20040020035	20070615	20070013	충북인삼농협고려인삼창	이규보
62	20050015368	20070718	20070014	(재)춘천바이오산업진흥원	유지욱
63	20040017039	20070824	20070005	주식회사 한국바이오건강	강태화
64	20040019039	20071106	20070007	원광제약주식회사	최경수
65	20070017035	20071115	20070006	코스맥스엔비티(주)	윤원일

66	20040015104	20071121	20070015	주식회사 네츄럴웨이	최종헌
67	20070019008	20071218	20070008	(주)가보팜스	김희성
68	20040015081	20080404	20080014	(주)화진바이오코스메틱	강정희
69	20070017024	20080404	20080001	(주)진성에프엠	김진수
70	20070019018	20080415	20080004	(재)전남바이오산업진흥원 식품산업연구센터	최종화
71	20040016011	20080423	20080011	조아제약(주)	조성배
72	20070020003	20080520	20080006	농업회사법인(주)에프앤피	김신제
73	20080020005	20080602	20080008	(주)네추럴에프앤피 음성공장	이현직
74	20070016030	20080818	20080012	(주)젠푸드	김태윤
75	20060017055	20081013	20080003	(주)함소아제약	최재국
76	20040020037	20081113	20080009	(주)정원	이은성
77	20040020032	20081229	20080010	도담 주식회사	홍상근
78	20080019001	20081229	20080005	(주)켐포트	김영주
79	20080018002	20090107	20090004	소백인삼영농조합법인	강성찬
80	20040015162	20090226	20090020	(주)허브큐어	조남희
81	20090020008	20090309	20090008	한국파낙스제조(주)제2공장	손정훈
82	20080020059	20090309	20090009	중부대학교 산학협력단	이주헌
83	20080020053	20090317	20090010	고려인삼엑스포공사	김재갑
84	20080018016	20090323	20090005	(재) 대구테크노파크부설바이오산업지원센터	반병섭
85	20080017010	20090406	20090001	화일약품(주)	조경숙
86	20090020003	20090615	20090011	(주)엄마사랑	조성용
87	20040020025	20090622	20090013	주식회사 휴럼	김진석
88	20050020002	20090702	20090012	(주)월드푸드	권경자
89	20060015326	20090715	20090021	주식회사 대웅생명과학	조양규
90	20040018011	20090817	20090006	풍기인삼농협	권헌준
91	20040020060	20090817	20090014	주식회사 동진제약	이동진
92	20090020004	20090824	20090015	서산인삼협동조합 인삼종합처리장	김낙영
93	20040016020	20090914	20090018	(주)케이지앤에프	김덕훈
94	20050018001	20090924	20090007	풍기특산물영농조합법인	박관식
95	20090019003	20091028	20090003	(재)전북바이오융합산업진흥원	김동수
96	20040016012	20091214	20090019	주식회사 엠에스씨	김호석
97	20040020066	20091217	20090017	주식회사 조은푸드텍	김동구
98	20040020027	20100304	20100010	(주)농협홍삼	고병기
99	20040020059	20100510	20100011	한국생약영농조합법인	박정란
100	20040015173	20100526	20100016	한일인삼산업주식회사	김기용
101	20070018001	20100616	20100006	풍기진생영농조합법인	유숙열

102	20090020079	20100629	20100012	농업회사법인 주식회사 한국삼	정효성
103	20040015119	20100806	20100017	개성인삼농협	이영춘
104	20040020024	20100812	20100013	(주)유니젠	이병훈
105	20040017073	20100831	20100001	김포파주인삼농업협동조합	조재열
106	20040019009	20101006	20100004	대상(주)군산공장	임정배
107	20070017023	20101008	20100002	농업회사법인 (주)삼흥	윤청광
108	20090019006	20101029	20100005	주식회사 새롬	박종국
109	20040016036	20101103	20100014	(주)천호엔케어	손동일
110	20100018018	20101105	20100007	포항바이오파크	곽영일
111	20040017038	20101112	20100003	케이지랩 주식회사	노옥희
112	20090015171	20101124	20100018	(주)이롬	김동원
113	20100016004	20101201	20100015	에이케이앤엠엔바이오팜 (주)	이훈구
114	20100018002	20101216	20100008	농업회사법인(주)동서웰빙	최경자
115	20060015109	20101224	20100019	(주)삼진GNF	김창욱
116	20040015191	20101231	20100020	(주)팜텍코리아	김형석
117	20100016005	20110217	20110019	주식회사 락토메이슨	손민
118	20100019004	20110307	20110004	네이처퓨어코리아(주)	김상준
119	20110020001	20110307	20110008	주식회사 성윤 에프엔지(F&G)	양은숙
120	20040020068	20110317	20110009	극동에치팜(주)	황상철
121	20050020005	20110324	20110010	(주)프로바이오닉	박용하
122	20100020070	20110516	20110011	(주)휴온스푸디언스 금산2공장	천청운
123	20100017004	20110608	20110001	한국양봉농업협동조합	김용래
124	20060020009	20110609	20110012	(주)에치엔지	백인영
125	20040016034	20110704	20110020	주식회사 다움	김형서
126	20100020056	20110822	20110014	(주)동원에프앤비	김재옥
127	20110019005	20111031	20110005	(주)케비젠 제1공장	신홍식
128	20110020069	20111101	20110015	주식회사삼우다연	유병희
129	20050017042	20111114	20110002	고려은단(주)	조영조
130	20110018024	20111205	20110007	한국네츄럴팜	이성기
131	20050019011	20111209	20110006	전북인삼농협	신인성
132	20040020030	20111213	20110016	(주)비티진	허율
133	20040017074	20111219	20110003	(주)대호양행	임준환
134	20040020031	20111220	20110017	대동고려삼(주)	최성근
135	20090020047	20111230	20110018	(주)에치와이 천안공장	김병진
136	20090017023	20120119	20120001	(주)빅솔 반월공장	김태훈 외 1명
137	20040020029	20120502	20120013	(주)메디오젠	백남수
138	20120020014	20120511	20120014	(주)한국인삼내츄럴	황진산

139	20110020099	20120517	20120015	(주)아리바이오에이치앤비	이정옥
140	20050020007	20120521	20120016	백제금산인삼농협	강상묵
141	20120017002	20120601	20120002	이앤에스(주)	이은수
142	20040020040	20120612	20120017	(주)한국파비스알엔디	최승한
143	20080015268	20120702	20120021	삼아제약주식회사	허준
144	20080015058	20120726	20120022	주식회사 굿씨드	구성학
145	20120019007	20120820	20120008	(주)한풍네이처팜	조형권
146	20040017067	20120829	20120003	주식회사 현대바이오랜드 안산	이희준
147	20110017019	20120918	20120004	주식회사 아람	박대철
148	20100015219	20121002	20120023	주식회사비엠제약	권철원
149	20040020009	20121011	20120018	(주)에스제이바이오텍	송태규
150	20040017024	20121026	20120005	고려인삼제조주식회사	노정진
151	20110020121	20121030	20120019	농업회사법인주식회사고려인삼	이연우
152	20100019001	20121126	20120009	켐포트 제2공장	김영주
153	20120019009	20121211	20120010	케이헬스푸드 주식회사	김형조
154	20120018022	20121211	20120011	재단법인 경북바이오산업연구원 바이오벤처프라자	한진관
155	20110017017	20121213	20120006	주식회사 내츄럴바이오	신용석
156	20040020058	20121221	20120020	웅진식품(주)	이지호
157	20110017015	20130204	20130001	삼영식품원료공업(주)	최진국
158	20120017010	20130208	20130002	(주)다스코바이오	전병일 외1명
159	20110016004	20130218	20130013	아미코젠(주)	신용철
160	20040020062	20130412	20130006	주식회사 유림고려홍삼	최재선
161	20090016001	20130416	20130014	농업회사법인(주)힐링팜	심지예
162	20040015110	20130528	20130016	(주)팜크로스	김대선
163	20130020024	20130619	20130007	(주)서흥헬스케어	박금덕
164	20110015071	20130711	20130017	(주)하티	서성각
165	20130020020	20130808	20130008	주식회사 에스디생명공학 건강식품사업부문	박설웅
166	20130017003	20130813	20130003	(주)엠앤씨생명과학	조선도
167	20120020075	20130902	20130009	콜마비앤에이치(주)	김병묵 외 1명
168	20040015072	20131014	20130018	(주)백천바이오텍(biotech)	박성환
169	20130020310	20131024	20130010	서창산업(주)	최윤묵
170	20040020050	20131106	20130011	(주)에스앤디	여경목
171	20130017023	20131108	20130004	(주)청명자연과학	임석준
172	20130016003	20131122	20130015	(주)안신	강혜란

173	20130020311	20131219	20130012	재단법인 청양군지역활성화재단	김윤호
174	20130017129	20140701	20140002	안성인삼농업협동조합 인삼가공공장	박봉순
175	20140020014	20140718	20140008	(주)삼양패키징 광혜원공장	조덕희
176	20060017022	20140808	20140003	(주)농업회사법인 비엔케어	이용림
177	20140020016	20140924	20140009	(주)다원	박종득
178	20140017072	20141020	20140004	주식회사 내츄럴엔도텍	김희도
179	20130017151	20141031	20140005	태경농산(주)안성공장(SD)	천영규
180	20130019303	20141103	20140006	제주농장영농조합법인 제주지점	김영선
181	20140020023	20141124	20140010	주식회사 진산사이언스	권혜정
182	20060020001	20141215	20140011	농업회사법인(주)청정인삼	강원구
183	20140020012	20141216	20140012	(주)아오스	하만철
184	20130020008	20150203	20150007	(주)오투바이오	장유이
185	20140015036	20150330	20150009	(주)지앤브이	전경아
186	20140019032	20150408	20150006	씨제이제일제당(주) 진안공장	신현재
187	20040015102	20150504	20150010	디에이치팜(주)	박형수
188	20060015144	20150512	20150011	포천인삼영농조합법인	박창학
189	20140020053	20150916	20150001	인터맥스	이승재
190	20140017107	20150930	20150002	(주)에치와이 평택공장	김병진
191	20150012015	20151103	20150012	(주)케이지씨예본	김내수
192	20140020026	20151105	20150013	스포츠바이오텍	조채형
193	20150002152	20151116	20150014	(주)한국인삼공사	허철호
194	20150004031	20151202	20150015	농업회사법인(주)강림오가닉	임수복
195	20150010018	20151204	20150016	(주)케비젠	신홍식
196	20130016186	20151209	20150017	재단법인 남해마늘연구소	장충남
197	20150006127	20160111	20160002	유니시티글로벌매뉴팩쳐링(유)	양동엽
198	20040015231	20160111	20160001	(주)파낙스코리아	김태우
199	20110020002	20160113	20160003	(주)건우에프피	김동만
200	20150012012	20160405	20160004	(주)휴온스푸디언스	천청운
201	20060017043	20160420	20160005	경방신약(주)	김충환
202	20130017132	20160426	20160006	초당약품공업(주)	김찬구
203	20080020056	20160509	20160007	(주)태경식품	윤일선
204	20160006005	20160527	20160008	고려은단 헬스케어(주)	조영조
205	20140020020	20160705	20160009	홍삼나라 주식회사	김기중
206	20150002217	20160718	20160011	농업회사법인지에이치내츄럴	조미리
207	20160006007	20160726	20160012	(주)종근당바이오	이정진
208	20040017016	20160811	20160016	주식회사 바이오에비뉴	임상진
209	20150012049	20160830	20160017	주식회사 크레타바이오	김동민

210	20150008006	20161005	20160019	(주)케미메디 한국전통의학연구소 식품사업부	최건섭
211	20160003966	20161205	20160021	드림바이오(주)	문정훈
212	20160012137	20161228	20160022	(주)원일바이오	한제근
213	20090020020	20170104	20170002	(주)힐링바이오	박병희
214	20160004725	20170116	20170004	스마일에프앤디(주)	전유신
215	20140017002	20170116	20170003	일동바이오사이언스(주)	이장휘
216	20040017055	20170123	20170005	고려홍삼원 주식회사	이종원
217	20160010002	20170124	20170006	(주)바이오스타그룹	라정찬
218	20160012278	20170314	20170007	농업회사법인 에스에스바이오팜(주)	김옥희
219	20140020072	20170418	20170008	바이오텍	박성태
220	20172820149	20170501	20170009	에이치엘비제약 향남공장	박재형
221	20160012230	20170504	20170010	(주)중원바이오팜	강진우
222	20140020028	20170508	20170011	(주)보고신약 논산공장	남경수
223	20172880154	20170530	20170013	(주)삼경코스텍	김명규
224	20172880176	20170623	20170014	제이더블유중외제약(주)	신영섭
225	20160012126	20170626	20170015	농업회사법인 금산흑삼 주식회사	고태훈
226	20172880193	20170706	20170016	극동에치팜 주식회사 2공장	황상철
227	20160012132	20170710	20170018	(주)씨엘팜	장석훈
228	20172781247	20170710	20170017	(주)한국지네틱팜	박명애
229	20172781366	20170726	20170020	(주)뮤젠생명과학	최진
230	20172880212	20170728	20170021	(주)화인에프티	박승철
231	20172880219	20170803	20170022	홍삼단 주식회사	박준교
232	20172860007	20170809	20170023	주식회사 메가바이오숲	황성연
233	20172820867	20170821	20170024	(주)태준제약	이태영
234	20172880236	20170822	20170025	주식회사 코스팜	김한철
235	20172860208	20170928	20170026	한국식품산업클러스터진흥원	김영재
236	20172860209	20170929	20170027	(주)비티씨 익산공장	김태영
237	20150006114	20171016	20170028	한미헬스케어(주)	임종훈
238	20172880270	20171017	20170029	(주)유한양행	조욱제
239	20100017005	20171018	20170030	(주)녹십자웰빙	김상현
240	20172880295	20171107	20170031	(주)서흥 오송2공장	양주환
241	20172782016	20171108	20170032	(주)휴온스푸디언스	천청운
242	20130017122	20171128	20170033	주식회사 이수바이오	김미경
243	20140020032	20171219	20170034	엠에스바이오텍(주)제2공장	주동관
244	20172821324	20171221	20170035	(주)케이알식품	노상환
245	20130015151	20171222	20170036	주식회사웰파인	손일권

246	20172860265	20171229	20170037	(주)제이바이오	김재윤
247	20040017061	20180110	20180001	(주)에이치엘사이언스	이해연
248	20180012056	20180223	20180002	주식회사 위너웰	박종철
249	20130019304	20180319	20180003	제너럴바이오 주식회사	서정훈
250	20172880030	20180328	20180004	(주)뉴트렉스테크놀러지	김성한
251	20040015189	20180330	20180005	강원인삼농협	최진현
252	20180010071	20180402	20180006	주식회사 고려인삼제조	강태화
253	20180012098	20180405	20180007	몸엔용바이오 농업회사법인 주식회사	안종호
254	20110017016	20180416	20180008	한독화장품(주)	나애숙
255	20180012174	20180503	20180009	(주)메디오젠 충주공장	백남수
256	20040017022	20180509	20180011	(주)고려원인삼	윤성용
257	20180003125	20180517	20180012	(주)프로게이너	유대현
258	20040019002	20180604	20180013	(주)건보	김창민
259	20180003416	20180618	20180014	주식회사 웰빙엘에스	이득식
260	20040017047	20180703	20180015	(주)보락	정기련
261	20180006924	20180704	20180016	(주) 동원에프앤비 수원공장	김재옥
262	20180012268	20180710	20180017	네이처런스(주)	김미경 외1명
263	20180003704	20180720	20180018	농업회사법인(주)개성상인	나미리
264	20180012296	20180803	20180019	(주)휴비스트제약	박광남
265	20180003915	20180813	20180020	(주)팜투팜2공장	황인철
266	20180012310	20180813	20180022	에이치엔웨이	윤해남
267	20150008021	20180816	20180021	에이펙셀(주)	김청자
268	20180012331	20180831	20180024	(주)휴온스푸디언스 금산1공장	천청운
269	20150010021	20180903	20180025	(주)김정문알로에	최연매
270	20180007234	20180907	20180026	(주)에스디푸드	노성수
271	20180012359	20180921	20180028	매일유업(주)아산공장	김선희
272	20180004589	20180921	20180029	(주)헬씨코	윤제위
273	20180012379	20181011	20180030	주식회사 에스이바이오텍	권백진
274	20140020073	20181017	20180031	주식회사 셀로닉스	문성철 외 1명
275	20110020078	20181022	20180032	(주)대한홍삼진흥공사 금산지점	차영인
276	20040017068	20181114	20180034	일양약품(주)	김동연
277	20140020002	20181120	20180036	(주)믿음의나무 농업회사법인	최승
278	20180010268	20181121	20180037	(주)이노웨이 익산공장	이호영
279	20130017128	20181204	20180038	(주)쎌바이오텍 1공장, 2공장	정명준
280	20100020060	20181211	20180040	서울프로폴리스(주)	이승완
281	20180010287	20181212	20180041	(주)바이텍	이도행

282	20180012466	20181219	20180043	맥널티바이오(주)	이은정
283	20180017017	20181220	20180044	(주)서울에프엔비	오덕근
284	20190009105	20190117	20190001	(주)세종바이오팜	서옥석
285	20190016024	20190121	20190002	(재)충북테크노파크	노근호
286	20150012011	20190304	20190003	(주)아마존허브	김성철
287	20140016043	20190313	20190004	영농조합법인 물댄동산	김수민
288	20190009394	20190315	20190005	(주)미누스토리	손관영
289	20190016099	20190318	20190006	(주)디엔 농업회사법인	조미순
290	20190009460	20190327	20190007	주식회사 케어메이트	윤희권
291	20190009483	20190401	20190008	우리바이오(주)	박길수
292	20040020042	20190411	20190009	(주)세계에프엘	이장우
293	20190014072	20190417	20190011	퓨젠셀텍	이인한 외 1명
294	20190014071	20190417	20190010	주식회사 프롬바이오 익산공장	심태진
295	20160006598	20190520	20190012	토음바이오 주식회사	전성식
296	20190014129	20190625	20190013	(주)비케이바이오	최혁준
297	20120015079	20190628	20190014	(주)메디언스	박상재
298	20150012003	20190705	20190015	해태에이치티비(주)	전재호
299	20190016244	20190715	20190016	(주)지에프씨생명과학	강희철
300	20190010145	20190716	20190017	(주)에이치엔비웰	김용수
301	20190016261	20190726	20190018	농업회사법인 주식회사 에프엔비바이오	채종우
302	20190016274	20190801	20190019	주식회사 네추럴에프앤피 오창3공장	이현직
303	20190004170	20190805	20190020	(주)바이오시네틱스 제1공장	김갑식
304	20190010297	20190813	20190021	주식회사케이지이	최필용
305	20190012224	20190822	20190022	농업회사법인(주)부성	황예섭
306	20190004373	20190823	20190023	코뉴	이현호
307	20190004418	20190828	20190024	농업회사법인(주)개성상인-제2공장	나미리
308	20190004553	20190916	20190025	주식회사 네추럴웨이 포천 제2공장	최종헌
309	20190014213	20190917	20190026	(유)한풍제약	조인식
310	20190016340	20190920	20190027	(주)비티엔	이병열
311	20050019020	20191031	20190028	대상(주)	임정배
312	20190010796	20191101	20190029	농업회사법인 주식회사 헬스앤라이프	장영훈
313	20190016403	20191105	20190030	(주)휴온스푸디언스 금산3공장	천청운
314	20040017054	20191108	20190031	고려제약(주)	박상훈
315	20080020009	20191112	20190032	금산우리홍삼영농조합법인	김현근
316	20190006816	20191113	20190033	(주)젤텍	양주환
317	20040015292	20191114	20190035	(주)진생사이언스	김복득
318	20040020017	20191115	20190036	(주)한국신약	한상욱

319	20130016001	20191121	20190038	씨제이제일제당 부산공장	최은석
320	20040016061	20191121	20190037	(주)HK바이오텍	김정옥
321	20150012057	20191121	20190039	(주)퍼스트바이오	송기훈
322	20190014283	20191202	20190040	(주)서주 2공장	조용환
323	20040017065	20191203	20190041	영풍제약(주)	김재훈
324	20190014317	20191227	20190042	(주)바이텍 익산지점	이도행
325	20200016020	20200110	20200001	엔에이치씨바이오텍 주식회사	이정열
326	20200012016	20200113	20200002	농업회사법인 주식회사 내츄럴엔	정수연
327	20200006045	20200115	20200003	농업회사법인(주)케이앤바이오	백승한
328	20200002186	20200120	20200004	한화제약(주)	김경락
329	20200016052	20200203	20200005	주식회사 상상바이오	최무신
330	20200016061	20200207	20200006	(주)에이치에스바이오	오민근
331	20200016095	20200224	20200007	천이고려홍삼EG(이지)	곽병희
332	20200016122	20200306	20200008	주식회사 메가바이오	이인균 외 1명
333	20200014091	20200318	20200009	주식회사 239바이오	이삼구
334	20200002857	20200323	20200010	성이바이오 주식회사	전통규
335	20200002994	20200402	20200011	상아생명과학주식회사F2	장민철
336	20150012013	20200408	20200012	유니크바이오텍(주)	허용갑
337	20200016180	20200408	20200013	동진바이오농업회사법인(주)	이동진
338	20200016189	20200420	20200015	주식회사 리앤씨바이오	최문범
339	20120020058	20200421	20200014	(주)지에프퍼멘텍	최종수
340	20200016202	20200428	20200016	주식회사 바이오360	김병학
341	20200009972	20200507	20200017	(주)파마피아	신용희 외 1명
342	20200003485	20200515	20200018	(주)보양제약	양형열
343	20200016238	20200518	20200020	(주)뉴트라파낙스	송하석
344	20200014174	20200527	20200021	(주)네오크레마 익산공장	한기수
345	20200016252	20200528	20200022	(주)비엘헬스케어	이현직
346	20080020011	20200602	20200024	(주)비엘	박영철
347	20200014186	20200602	20200023	태극제약(주)	최승만 외 1명
348	20200016268	20200605	20200025	(주)한국코스모	양주환
349	20160007515	20200612	20200026	주식회사 제이비케이랩	장봉근
350	20200014200	20200615	20200027	남원원예 농업협동조합 푸드종합가공센터	김용현
351	20200003927	20200619	20200028	주식회사 블루바이오텍	황성일
352	20200016295	20200622	20200029	송악농협식품사업부	이주선

353	20200014204	20200622	20200030	농업회사법인 프라임팜 주식회사	양승철
354	20200010376	20200624	20200031	(주)바이오셀	임여름
355	20200016305	20200626	20200032	주식회사 코스팜 2공장	김한철
356	20200016323	20200713	20200033	주식회사 새롬비앤에프 농업회사법인	박자룡
357	20200016325	20200717	20200034	(주)서울제약	신봉환
358	20200016338	20200724	20200035	(주)아리바이오 에이치앤비 제2공장	이정옥
359	20200016357	20200731	20200037	농업회사법인(주)글로벌금산진생	김성민
360	20200016354	20200731	20200036	(주)유디바이오	김종철
361	20200004746	20200825	20200038	(주)뉴트리케어	김호범
362	20200014294	20200827	20200040	남양유업 주식회사 나주공장	이광범
363	20200004784	20200827	20200039	(주)서울에프엔비 기업도시점	오덕근
364	20140017116	20200916	20200041	(주)소울네이처푸드	김병기
365	20040017087	20200918	20200042	태경농산(주)안성공장	천영규
366	20200014333	20200929	20200043	국민바이오(주) 지엠피 공장	성문희
367	20200011312	20201014	20200044	주식회사 보고바이오	안정훈
368	20120019021	20201019	20200045	(주)보타메디	이행우
369	20200016482	20201022	20200046	매일유업(주)영동공장	김선희
370	20110017020	20201023	20200047	롯데정밀화학(주)인천공장	김용석
371	20200016501	20201103	20200048	농업회사법인금삼바이오주식회사	정원철
372	20040016032	20201104	20200049	아주식품	서영배
373	20040020018	20201104	20200050	동성제약(주)	이양구
374	20200011508	20201104	20200051	주식회사 한성헬시온	신형민
375	20150012010	20201106	20200053	주식회사 뉴트라젠	안형준 외 1명
376	20160010095	20201106	20200054	풀무원다논 주식회사	임광세
377	20040020056	20201106	20200052	게란티제약(주)	손지웅
378	20140020025	20201110	20200057	(유)하이모 자연건강사업부	홍인표
379	20150012061	20201111	20200058	파이코일바이오텍코리아(주)	임창순
380	20200016525	20201112	20200059	경방신약(주) 금산공장	김충환
381	20060018001	20201116	20200060	풍기인삼공사영농조합법인	김정환
382	20110020056	20201117	20200061	금산홍삼랜드	박희춘
383	20040020021	20201119	20200063	(주)대화바이오	김화성
384	20090019008	20201119	20200065	(주)해림후코이단	이지효
385	20130020315	20201119	20200062	(주)엔지켐생명과학	손기영
386	20050016037	20201119	20200064	(주)삼양사	최낙현
387	20160012154	20201124	20200066	(주)엠지바이오	조우제
388	20040015090	20201124	20200067	일동후디스주식회사	이준수
389	20050020009	20201125	20200068	금산고려홍삼(주)	이성우

390	20040017101	20201126	20200069	(주)성균바이오텍	김현석
391	20160002572	20201127	20200071	(주)바이오션	이성권
392	20040020061	20201127	20200070	농업회사법인(주)한국흑홍삼	이창원
393	20200016548	20201130	20200073	주식회사 새롬웰푸드	김민숙
394	20150006119	20201130	20200072	푸른바이오에스	우혜영
395	20040019005	20201130	20200075	주)건강을 지키는 사람들	이강옥
396	20040019010	20201130	20200076	솔루스바이오텍(주)	서광벽
397	20050019012	20201130	20200074	한국고려홍삼조합 주식회사	유경종
398	20200014421	20201208	20200077	(주) 함소아제약 임실공장	최재국
399	20200011912	20201216	20200078	(주)엘씨엠싸이언스	이혜경
400	20200014440	20201218	20200079	아이큐어	최영권
401	20200016581	20201221	20200081	(주)삼아인터내셔날	이균희
402	20200012446	20201221	20200080	주식회사 다원바이오	최현진
403	20120019024	20201224	20200082	농업회사법인 주식회사 거림제약	정권수
404	20130018006	20201229	20200083	진명뉴트리션	전동환
405	20210016016	20210111	20210001	나주시천연색소산업화지원센터	박천우
406	20210002273	20210118	20210002	(주)한국네스트 제2공장	한성호
407	20210018040	20210121	20210003	(주) 에치와이 논산공장	김병진
408	20110017021	20210201	20210004	(주)다림바이오텍	정종섭
409	20040019029	20210201	20210005	(주)하치노다카라코리아	이선옥
410	20210016090	20210226	20210006	데이앤바이오(주)	김승주
411	20210010817	20210317	20210007	고려은단(주)	조영조
412	20210014103	20210322	20210008	(주) 대평	김경재 외 1명
413	20210003372	20210329	20210009	영농조합법인 산골농장	장선민
414	20210018189	20210401	20210010	아그라나 프루트 코리아(주)	안흥석
415	20210018196	20210406	20210011	경남제약(주)	홍상혁
416	20210018220	20210420	20210013	(주)아비스모생활건강	이동우
417	20210011182	20210420	20210012	주식회사 에이치이엠파마 광교지점	지요셉
418	20210007372	20210421	20210014	한국해양바이오클러스터 주식회사	김현모
419	20210011276	20210428	20210015	(주)대웅제약	전승호
420	20210018250	20210430	20210016	한국맥널티(주)	이은정
421	20210018277	20210512	20210017	농업회사법인(주)원네스팜	양성운
422	20210011433	20210513	20210018	(주)빙그레 광주공장	전창원
423	20210018291	20210518	20210020	(주)세종쎌팜	배덕희
424	20210011470	20210518	20210019	(주)삼양사 인천1공장	최낙현
425	20210011569	20210528	20210022	주식회사 해나눔	한혜영

426	20210016229	20210602	20210023	홀바이오텍(주)	김상준
427	20210014231	20210608	20210024	(주)노바엠헬스케어	권준범
428	20210018335	20210614	20210025	디비씨	이현준
429	20040019014	20210614	20210026	(주)건풍바이오	오천금
430	20210018347	20210617	20210027	주식회사 씨알푸드	이상범
431	20150010002	20210617	20210028	(주)뉴트롬	홍천기
432	20150006092	20210622	20210029	(주)빈스힐	주미정
433	20040019019	20210623	20210030	주식회사푸른들	손성균
434	20210004817	20210702	20210031	(주)팜코바이오	김성수
435	20210011989	20210705	20210032	(주)우신라보타치	남택수
436	20210016284	20210708	20210033	한국프라임제약(주)봉동3지점	현병용
437	20210018425	20210726	20210034	(주)넥스팜코리아	김동필
438	20210018427	20210727	20210035	(주)비락 진천공장	이항용
439	20210014317	20210818	20210036	파이토지노믹스 주식회사	도기식
440	20210018496	20210823	20210037	유니웰 주식회사	오혜숙
441	20140017009	20210827	20210038	주식회사 힐링	박영순
442	20210016371	20210903	20210039	무주덕유산반딧골영농조합법인	이경원
443	20210018526	20210906	20210040	(주)웰드림	박증섭
444	20210018542	20210915	20210041	주식회사 쌤큐	채홍용
445	20210012855	20210924	20210042	아이큐벤 주식회사	최영진
446	20210018565	20211001	20210043	콜마비앤에이치(주)세종2공장	김병묵 외 1명
447	20210016411	20211006	20210044	발효미생물산업진흥원(한국미생물)	황숙주
448	20120017003	20211025	20210045	화성인삼 영농조합법인	홍점선
449	20040017035	20211026	20210046	두리농산	이범상
450	20210006483	20211027	20210047	주식회사 한국고려홍삼	엄태광
451	20210016446	20211028	20210048	오리온제주용암수	현종훈
452	20070017038	20211104	20210049	금사머쉬앤팜	박준선
453	20210006622	20211109	20210050	고려인삼주식회사	조규설
454	20040016031	20211111	20210051	한국클로렐라	배옥자
455	20040015055	20211115	20210052	(주)고센바이오텍	이경용
456	20110016006	20211117	20210053	(주)마린바이오프로세스	이배진
457	20210018681	20211123	20210054	농업법인(주)옻가네 2공장	지용우
458	20150008017	20211123	20210055	신화제약(주)	김영대
459	20150012055	20211126	20210060	(주)충청바이오텍	임우종
460	20040020039	20211126	20210059	구안산업(주)금산공장	김상욱
461	20210013486	20211126	20210058	바이오펀치	김혜연

462	20040015201	20211129	20210061	(주)파시코	이윤희
463	20210016523	20211129	20210063	씨제이웰케어(주) 진안공장	장승훈
464	20160008035	20211129	20210062	농업회사법인(주)이비채	추성태
465	20080019007	20211130	20210065	신흥제약 건강사업부	임동환
466	20172840017	20211130	20210066	(주)큐비엠	장유경
467	20040017037	20211130	20210064	(주)키토라이프	정특래
468	20210020074	20211210	20210067	(주)팜스빌	이병욱
469	20210018726	20211214	20210068	농업회사법인 케이웰바이오 주식회사	한영선
470	20210013682	20211215	20210069	(주)고철남	고철남
471	20210020204	20211221	20210070	에이이엠바이오주식회사	김용욱
472	20210018742	20211222	20210071	(주)엔푸드	박의석
473	20210018749	20211224	20210072	(주)에이치씨바이오랩	김연석
474	20220020002	20220104	20220001	이앤에스(주)	이은수
475	20220011252	20220113	20220002	동경기인삼농협 인삼가공센터	윤여홍
476	20220018020	20220113	20220003	(유)파워풀팜스	이형수
477	20220011370	20220120	20220004	동서바이오팜(주) 안성공장	이정주
478	20220008181	20220126	20220005	아미코젠(주)문산제3공장	신용철
479	20220018069	20220127	20220006	(주)에스알씨 풀뜨레	이정열
480	20220020135	20220209	20220008	(주)한빛향료	김기수
481	20220020134	20220209	20220007	(주)엔에스티바이오	박은영
482	20220020194	20220223	20220009	(주)마이크로바이옴코리아	박형권
483	20220012089	20220228	20220010	주식회사 렉스바이오	김효정
484	20220020301	20220318	20220011	(주)종근당	김영주
485	20090020014	20220323	20220012	(주)바이오리듬	정용현
486	20220003877	20220325	20220014	(주)엘에이치뉴트리	현승규
487	20220003876	20220325	20220013	동원시스템즈(주) 횡성공장	서범원
488	20220012597	20220328	20220015	영진약품 주식회사 남양공장	이기수
489	20220020363	20220330	20220016	대상라이프사이언스(주) 천안2공장	서훈교
490	20220004312	20220413	20220017	(주)엔바이오	고화정
491	20220020446	20220415	20220018	그린뉴트라(GREEN NUTRA)	허성수
492	20220020472	20220422	20220019	제이지바이오(주) 농업회사법인	장원준
493	20220013093	20220426	20220020	주식회사 해나눔 청운지점	한혜영
494	20220018370	20220504	20220021	주식회사 내츄럴 코어	김택한
495	20220004818	20220510	20220022	원바이오 주식회사	원덕수
496	20220014203	20220701	20220023	㈜글로벌피앤피	정혜미
497	20220009243	20220706	20220024	(주)락토메이슨 제3공장	손민
498	20220018620	20220718	20220026	(주)휴바이오	이동성 (본사)

499	20220014516	20220718	20220025	주식회사 에프디팜(FD Farm Co.,Ltd)	유태영
500	20220016693	20220725	20220027	주식회사 에이트리에프앤비 안동2공장	전동우
501	20220020823	20220726	20220028	유니메드제약(주)	김건남
502	20220018668	20220803	20220029	주식회사 함소아제약익산공장	최재국
503	20220018725	20220823	20220030	(재)제주테크노파크 용암해수센터	태성길
504	20220016813	20220825	20220031	파이토지노믹스 주식회사	도기식
505	20220018768	20220831	20220032	바이오코프(주)	노주완
506	20220021067	20220908	20220033	한국바이오팜(주)2공장	장병하
507	20220018836	20220916	20220034	(재)제주테크노파크 바이오융합센터	태성길
508	20220015887	20220928	20220035	(주)바이오웨이브	정상훈
509	20220010222	20221005	20220036	(주)한미양행 선유공장	정명수
510	20220018936	20221007	20220037	주식회사 위바이옴	이형진
511	20220021198	20221014	20220038	남양유업 주식회사 세종공장	이광범
512	20220018993	20221020	20220039	(주)렉스팜	고경수
513	20220019597	20221026	20220040	(주)희창유업 제2공장	박창현

2 고시형 원료 현황

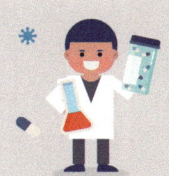

구분	원료명	기능성	섭취량
1	비타민A	① 어두운 곳에서 시각 적응을 위해 필요 ② 피부와 점막을 형성하고 기능을 유지하는 데 필요 ③ 상피세포의 성장과 발달에 필요	210~1,000μgRE(699.93~3,333IU)
2	베타카로틴	① 어두운 곳에서 시각 적응을 위해 필요 ② 피부와 점막을 형성하고 기능을 유지하는 데 필요 ③ 상피세포의 성장과 발달에 필요	① 시각 적응 및 피부와 점막 형성: 0.42~7mg ② 상피세포 성장과 발달: 1.26mg 이상
3	비타민D	① 칼슘과 인이 흡수되고 이용되는 데 필요 ② 뼈의 형성과 유지에 필요 ③ 골다공증발생 위험 감소에 도움을 줌	3~10μg(120~400IU)
4	비타민E	항산화 작용을 하여 유해산소로부터 세포를 보호하는 데 필요	3.3~400mg α-TE(4.917~596 IU)
5	비타민K	① 정상적인 혈액응고에 필요 ② 뼈의 구성에 필요	21~1,000μg
6	비타민B1	탄수화물과 에너지 대사에 필요	0.36~100mg
7	비타민B2	체내 에너지 생성에 필요	0.42~40mg
8	나이아신	체내 에너지 생성에 필요	① 니코틴산인 경우: 4.5~23 mg ② 니코틴산아미드인 경우: 4.5~670mg
9	판토텐산	지방, 탄수화물, 단백질 대사와 에너지 생성에 필요	1.5~200mg
10	비타민B6	① 단백질 및 아미노산 이용에 필요 ② 혈액의 호모시스테인 수준을 정상으로 유지하는 데 필요	0.45~67mg
11	엽산	① 세포와 혈액생성에 필요 ② 태아 신경관의 정상 발달에 필요 ③ 혈액의 호모시스테인 수준을 정상으로 유지하는 데 필요	120~400μg
12	비타민B12	정상적인 엽산 대사에 필요	0.72~2,000μg

13	비오틴	지방, 탄수화물, 단백질 대사와 에너지 생성에 필요	9~900μg
14	비타민C	① 결합조직 형성과 기능유지에 필요 ② 철의 흡수에 필요 ③ 항산화 작용을 하여 유해산소로부터 세포를 보호하는 데 필요	30~1,000mg
15	칼슘	① 뼈와 치아 형성에 필요 ② 신경과 근육 기능 유지에 필요 ③ 정상적인 혈액응고에 필요 ④ 골다공증발생 위험 감소에 도움을 줌	210~800mg
16	마그네슘	① 에너지 이용에 필요 ② 신경과 근육 기능 유지에 필요	94.5~250mg
17	철	① 체내 산소운반과 혈액생성에 필요 ② 에너지 생성에 필요	3.6~15mg
18	아연	① 정상적인 면역기능에 필요 ② 정상적인 세포분열에 필요	2.55~12mg
19	구리	① 철의 운반과 이용에 필요 ② 유해산소로부터 세포를 보호하는 데 필요	0.24~7.0mg
20	셀레늄	유해산소로부터 세포를 보호하는 데 필요	16.5~135μg
21	요오드	① 갑상선 호르몬의 합성에 필요 ② 에너지 생성에 필요 ③ 신경발달에 필요	45~150μg
22	망간	① 뼈 형성에 필요 ② 에너지 이용에 필요 ③ 유해산소로부터 세포를 보호하는 데 필요	0.9~3.5mg
23	몰리브덴	산화·환원 효소의 활성에 필요	7.5~230μg
24	칼륨	체내 물과 전해질 균형에 필요	1.05~3.7g
25	크롬	체내 탄수화물, 지방, 단백질 대사에 관여	0.009~9mg
26	식이섬유	식이섬유 보충	식이섬유로서 5g 이상
27	단백질	① 근육, 결합조직 등 신체조직의 구성성분 ② 효소, 호르몬, 항체의 구성에 필요 ③ 체내 필수 영양성분이나 활성물질의 운반과 저장에 필요 ④ 체액, 산-염기의 균형 유지에 필요 ⑤ 에너지, 포도당, 지질의 합성에 필요	단백질로서 12.0g 이상
28	필수 지방산	필수지방산의 보충	리놀레산은 4.0g 이상 또는 리놀렌산은 0.6g 이상

29	인삼	① 면역력 증진에 도움을 줄 수 있음 ② 피로개선에 도움을 줄 수 있음 ③ 뼈 건강에 도움을 줄 수 있음	진세노사이드 Rg1과 Rb1의 합계로서 3~80mg
30	홍삼	① 면역력 증진에 도움을 줄 수 있음 ② 피로개선에 도움을 줄 수 있음 ③ 혈소판 응집억제를 통한 혈액흐름에 도움을 줄 수 있음 ④ 기억력 개선에 도움을 줄 수 있음 ⑤ 항산화에 도움을 줄 수 있음 ⑥ 갱년기 여성의 건강에 도움을 줄 수 있음	① 면역력 증진·피로개선에 도움을 줄 수 있음: 진세노사이드 Rg1, Rb1 및 Rg3의 합계로서 3~80mg ② 혈소판 응집억제를 통한 혈액흐름·기억력 개선·항산화에 도움을 줄 수 있음: 진세노사이드 Rg1, Rb1 및 Rg3의 합계로서 2.4~80mg ③ 갱년기 여성의 건강에 도움을 줄 수 있음: 진세노사이드 Rg1, Rb1 및 Rg3의 합계로서 25~80mg
31	엽록소 함유 식물	① 피부건강에 도움을 줄 수 있음 ② 항산화에 도움을 줄 수 있음	총엽록소로서 8~150mg
32	클로렐라	① 피부건강에 도움을 줄 수 있음 ② 항산화에 도움을 줄 수 있음 ③ 면역력 증진에 도움을 줄 수 있음 ④ 혈중 콜레스테롤 개선에 도움을 줄 수 있음	① 피부건강·항산화에 도움을 줄 수 있음: 총엽록소로서 8~150mg ② 면역력 증진·혈중 콜레스테롤 개선에 도움을 줄 수 있음: 총엽록소로서 125~150mg
33	스피루리나	① 피부건강에 도움을 줄 수 있음 ② 항산화에 도움을 줄 수 있음 ③ 혈중 콜레스테롤 개선에 도움을 줄 수 있음	① 피부건강·항산화에 도움을 줄 수 있음: 총엽록소로서 8~150mg ② 혈중 콜레스테롤 개선에 도움을 줄 수 있음: 총엽록소로서 40~150mg
34	녹차추출물	① 항산화에 도움을 줄 수 있음 ② 체지방 감소에 도움을 줄 수 있음 ③ 혈중 콜레스테롤 개선에 도움을 줄 수 있음	카테킨으로서 0.3~1g
35	알로에 전잎	배변활동 원활에 도움을 줄 수 있음	무수바바로인으로서 20~30mg
36	프로폴리스 추출물	① 항산화에 도움을 줄 수 있음 ② 구강에서의 항균작용에 도움을 줄 수 있음	총플라보노이드로서 16~17mg
37	코엔자임Q10	① 항산화에 도움을 줄 수 있음 ② 높은 혈압 감소에 도움을 줄 수 있음	코엔자임Q10으로서 90~100mg
38	대두이소플라본	뼈 건강에 도움을 줄 수 있음	대두이소플라본 비배당체로서 24~27mg
39	구아바잎 추출물	식후 혈당상승 억제에 도움을 줄 수 있음	총폴리페놀로서 120mg
40	바나바잎 추출물	식후 혈당상승 억제에 도움을 줄 수 있음	코로솔산으로서 0.45~1.3mg
41	은행잎 추출물	① 기억력 개선에 도움을 줄 수 있음 ② 혈행 개선에 도움을 줄 수 있음	플라보놀 배당체로서 28~36mg

42	밀크씨슬 추출물	간 건강에 도움을 줄 수 있음	실리마린으로서 130mg
43	달맞이꽃종자 추출물	식후 혈당상승 억제에 도움을 줄 수 있음	PGG로서 4~8.4mg
44	EPA 및 DHA 함유 유지	① 혈중 중성지질 개선에 도움을 줄 수 있음 ② 혈행 개선에 도움을 줄 수 있음 ③ 기억력 개선에 도움을 줄 수 있음 ④ 건조한 눈을 개선하여 눈 건강에 도움을 줄 수 있음	① 혈중 중성지질 개선·혈행 개선에 도움을 줄 수 있음: EPA와 DHA의 합으로서 0.5~2g ② 기억력 개선에 도움을 줄 수 있음: EPA와 DHA의 합으로서 0.9~2g ③ 건조한 눈을 개선하여 눈 건강에 도움을 줄 수 있음: EPA와 DHA의 합으로서 0.6~2.24g
45	감마리놀렌산 함유 유지	① 혈중 콜레스테롤 개선에 도움을 줄 수 있음 ② 혈행개선에 도움을 줄 수 있음 ③ 월경전 변화에 의한 불편한 상태 개선에 도움을 줄 수 있음 ④ 면역과민반응에 의한 피부상태 개선에 도움을 줄 수 있음	① 혈중 콜레스테롤 개선·혈행개선에 도움을 줄 수 있음: 감마리놀렌산으로서 240~300mg ② 월경 전 변화에 의한 불편한 상태 개선에 도움을 줄 수 있음: 감마리놀렌산으로서 210~300mg ③ 면역과민반응에 의한 피부상태 개선에 도움을 줄 수 있음: 감마리놀렌산으로서 160~300mg
46	레시틴	혈중 콜레스테롤 개선에 도움을 줄 수 있음	레시틴으로서 1.2~18g
47	스쿠알렌	항산화에 도움을 줄 수 있음	스쿠알렌으로서 10g
48	식물스테롤/ 식물스테롤 에스테르	혈중 콜레스테롤 개선에 도움을 줄 수 있음	① 식물스테롤로서 0.8~3g(식물스테롤을 원료로 사용한 경우) ② 식물스테롤에스테르로서 1.28~4.8g (식물스테롤에스테르를 원료로 사용한 경우)
49	알콕시글리세롤 함유 상어간유	면역력 증진에 도움을 줄 수 있음	알콕시글리세롤로서 0.6~2.7 g
50	옥타코사놀 함유 유지	지구력 증진에 도움을 줄 수 있음	옥타코사놀로서 7~40mg
51	매실추출물	피로 개선에 도움을 줄 수 있음	구연산으로서 1~1.3g
52	공액리놀레산	과체중인 성인의 체지방 감소에 도움을 줄 수 있음	공액리놀레산으로 1.4~4.2g
53	가르시니아 캄보지아 추출물	탄수화물이 지방으로 합성되는 것을 억제하여 체지방 감소에 도움을 줄 수 있음	총-Hydroxycitric acid로서 750~2,800mg
54	마리골드꽃 추출물	노화로 인해 감소될 수 있는 황반색소밀도를 유지하여 눈 건강에 도움을 줄 수 있음	루테인으로서 10~20mg
55	헤마토코쿠스 추출물	눈의 피로도 개선에 도움을 줄 수 있음	아스타잔틴으로서 4~12mg

번호	원료명	기능성	일일섭취량
56	쏘팔메토 열매 추출물	전립선 건강의 유지에 도움을 줄 수 있음	로르산으로서 70~115mg
57	포스파티딜세린	① 노화로 인해 저하된 인지력 개선에 도움을 줄 수 있음 ② 자외선에 의한 피부 손상으로부터 피부 건강 유지에 도움을 줄 수 있음 ③ 피부보습에 도움을 줄 수 있음	포스파티딜세린으로서 300mg
58	글루코사민	관절 및 연골 건강에 도움을 줄 수 있음	글루코사민염산염 또는 황산염으로서 1.5g
59	NAG (N-아세틸글루코사민)	① 관절 및 연골 건강에 도움을 줄 수 있음 ② 피부보습에 도움을 줄 수 있음	① 관절 및 연골건강에 도움을 줄 수 있음: N-아세틸글루코사민으로서 0.5~1g ② 피부보습에 도움을 줄 수 있음: N-아세틸글루코사민으로서 1g
60	뮤코다당 단백	관절 및 연골건강에 도움을 줄 수 있음	뮤코다당·단백으로서 1.2~1.5g
61	구아검/구아검가수분해물	① 혈중 콜레스테롤 개선에 도움을 줄 수 있음 ② 식후 혈당상승 억제에 도움을 줄 수 있음 ③ 장내 유익균 증식에 도움을 줄 수 있음 ④ 배변활동 원활에 도움을 줄 수 있음	① 혈중 콜레스테롤 개선·식후 혈당상승 억제·배변활동 원활에 도움을 줄 수 있음: 구아검/구아검가수분해물 식이섬유로서 9.9~27g ② 장내 유익균 증식에 도움을 줄 수 있음: 구아검/구아검가수분해물 식이섬유로서 4.6~27g
62	글루코만난	① 혈중 콜레스테롤 개선에 도움을 줄 수 있음 ② 배변활동 원활에 도움을 줄 수 있음	글루코만난 식이섬유로서 2.7~17g
63	귀리식이섬유	① 혈중 콜레스테롤 개선에 도움을 줄 수 있음 ② 식후 혈당상승 억제에 도움을 줄 수 있음	① 혈중 콜레스테롤 개선에 도움을 줄 수 있음: 귀리 식이섬유로서 3g 이상 ② 식후 혈당상승 억제에 도움을 줄 수 있음: 귀리식이섬유로서 0.8g 이상
64	난소화성말토덱스트린	① 식후 혈당상승 억제에 도움을 줄 수 있음 ② 혈중 중성지질 개선에 도움을 줄 수 있음 ③ 배변활동 원활에 도움을 줄 수 있음	① 식후 혈당상승 억제에 도움을 줄 수 있음: 난소화성말토덱스트린 식이섬유로서 11.9~30g(액상원료는 11.6~44g) ② 혈중 중성지질 개선에 도움을 줄 수 있음: 난소화성말토덱스트린 식이섬유로서 12.7~30g(액상원료는 12.7~44g) ③ 배변활동 원활에 도움을 줄 수 있음: 난소화성말토덱스트린 식이섬유로서 2.5~30g(액상원료는 2.3~44g)

65	대두식이섬유	① 혈중 콜레스테롤 개선에 도움을 줄 수 있음 ② 식후 혈당상승 억제에 도움을 줄 수 있음 ③ 배변활동 원활에 도움을 줄 수 있음	① 혈중 콜레스테롤 개선·배변활동 원활에 도움을 줄 수 있음: 대두 식이섬유로서 20~60g ② 식후 혈당상승 억제에 도움을 줄 수 있음: 대두 식이섬유로서 10~60g
66	목이버섯 식이섬유	배변활동 원활에 도움을 줄 수 있음	목이버섯식이섬유로서 12g
67	밀식이섬유	① 식후 혈당상승 억제에 도움을 줄 수 있음 ② 배변활동 원활에 도움을 줄 수 있음	① 식후 혈당상승 억제에 도움을 줄 수 있음: 밀 식이섬유로서 6~36g ② 배변활동 원활에 도움을 줄 수 있음: 밀 식이섬유로서 36g
68	보리식이섬유	배변활동 원활에 도움을 줄 수 있음	보리 식이섬유로서 20~25g
69	아라비아검	배변활동 원활에 도움을 줄 수 있음	아라비아검 식이섬유로서 20g
70	옥수수겨 식이섬유	① 혈중 콜레스테롤 개선에 도움을 줄 수 있음 ② 식후 혈당상승 억제에 도움을 줄 수 있음	옥수수겨 식이섬유로서 10g
71	이눌린/ 치커리추출물	① 혈중 콜레스테롤 개선에 도움을 줄 수 있음 ② 식후 혈당상승 억제에 도움을 줄 수 있음 ③ 배변활동 원활에 도움을 줄 수 있음	① 혈중 콜레스테롤 개선·식후 혈당상승 억제에 도움을 줄 수 있음: 이눌린/치커리추출물 식이섬유로서 7.2~20g ② 배변활동 원활에 도움을 줄 수 있음: 이눌린/치커리추출물식이섬유로서 6.4~20g
72	차전자피 식이섬유	① 혈중 콜레스테롤 개선에 도움을 줄 수 있음 ② 배변활동 원활에 도움을 줄 수 있음	① 혈중 콜레스테롤 개선에 도움을 줄 수 있음: 차전자피 식이섬유로서 5.5g 이상 ② 배변활동 원활에 도움을 줄 수 있음: 차전자피 식이섬유로서 3.9g 이상
73	폴리덱스트로스	배변활동 원활에 도움을 줄 수 있음	폴리덱스트로스 식이섬유로서 4.5~12g
74	호로파종자 식이섬유	식후 혈당상승 억제에 도움을 줄 수 있음	호로파종자 식이섬유로서 12~50g
75	알로에 겔	① 피부건강에 도움을 줄 수 있음 ② 장 건강에 도움을 줄 수 있음 ③ 면역력 증진에 도움을 줄 수 있음	총다당체 함량으로서 100~420mg
76	영지버섯 자실체 추출물	혈행 개선에 도움을 줄 수 있음	베타글루칸으로서 24~42mg
77	키토산/ 키토올리고당	① 혈중 콜레스테롤 개선에 도움을 줄 수 있음 ② 체지방 감소에 도움을 줄 수 있음	① 혈중 콜레스테롤 개선에 도움을 줄 수 있음: 키토산 또는 키토올리고당으로서 1.2~4.5g ② 체지방 감소에 도움을 줄 수 있음: 키토산으로서 3.0~4.5g, 키토올리고당으로서 3g
78	프락토 올리고당	① 장내 유익균 증식 및 배변활동 원활에 도움을 줄 수 있음	프락토올리고당으로서 3~8g

79	프로바이오틱스	① 유산균 증식 및 유해균 억제에 도움을 줄 수 있음 ② 배변활동 원활에 도움을 줄 수 있음 ③ 장 건강에 도움을 줄 수 있음	100,000,000~10,000,000,000 CFU
80	홍국	혈중 콜레스테롤 개선에 도움을 줄 수 있음	총모나콜린 K로서 4~8mg
81	대두단백	혈중 콜레스테롤 개선에 도움을 줄 수 있음	대두단백으로서 15g 이상
82	테아닌	스트레스로 인한 긴장완화에 도움을 줄 수 있음	L-테아닌으로서 200~250mg
83	엠에스엠	관절 및 연골건강에 도움을 줄 수 있음	엠에스엠(MSM)으로서 1.5~2.0g
84	폴리감마글루탐산	체내 칼슘흡수 촉진에 도움을 줄 수 있음	폴리감마글루탐산으로서 60~70mg
85	히알루론산	① 피부보습에 도움을 줄 수 있음 ② 자외선에 의한 피부손상으로부터 피부건강 유지에 도움을 줄 수 있음	① 피부보습에 도움을 줄 수 있음: 히알루론산으로서 120~240mg ② 자외선에 의한 피부손상으로부터 피부건강 유지에 도움을 줄 수 있음: 히알루론산으로서 240mg
86	홍경천 추출물	스트레스로 인한 피로 개선에 도움을 줄 수 있음	홍경천추출물로서 200~600mg
87	빌베리 추출물	눈의 피로 개선에 도움을 줄 수 있음	빌베리 추출물로서 160~240mg(안토시아노사이드로서 50~108mg)
88	마늘	혈중 콜레스테롤 개선에 도움을 줄 수 있음	마늘 분말로서 0.6~1.0g
89	라피노스	① 장내 유익균의 증식과 유해균의 억제에 도움을 줄 수 있음 ② 배변활동을 원활히 하는 데 도움을 줄 수 있음	라피노스로서 3~5g
90	분말한천	배변활동에 도움을 줄 수 있음	분말한천으로서 2~5g(총 식이섬유로서 1.6~4.0g)
91	크레아틴	근력 운동 시에 운동수행능력 향상에 도움을 줄 수 있음	크레아틴으로서 3g
92	유단백가수분해물	스트레스로 인한 긴장 완화에 도움을 줄 수 있음	유단백가수분해물로서 150mg(알파에스1카제인(αS1-casein)(f91-100)으로서 2.7~4.1mg)
93	상황버섯 추출물	면역기능 개선에 도움을 줄 수 있음	상황버섯추출물로서 3.3g(베타글루칸(β-glucan)으로서 287.1~534.6mg)
94	토마토추출물	항산화에 도움을 줄 수 있음	all-trans-라이코펜으로서 5.7~15 mg
95	곤약감자 추출물	피부 보습에 도움을 줄 수 있음	글루코실세라미드(Glucosylceramide)로서 1.2~1.8mg
96	회화나무열매 추출물	갱년기 여성의 건강에 도움을 줄 수 있음	회화나무열매추출물로서 350mg

3 개별인정형 원료 현황

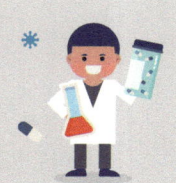

인정번호	원료명	기능성	섭취량	업체	비고
2004-1	정어리펩타이드	혈압을 조절하는 데 도움을 줄 수 있음	250~400㎍/일	원니스바이오	
2004-2	자일리톨	충치발생 위험 감소에 도움을 줌	5~10g/일	다니스코뉴트리션 앤드바이오싸이언스코리아 유한회사	
2004-3	테아닌등 복합추출물	기억력 개선에 도움을 줄 수 있으나 관련 인체적용시험이 미흡함	210mg/일	씨제이(주)	인정폐지
2004-4	알로에추출물분말 N-932	혈중 콜레스테롤 수준의 개선에 도움을 줄 수 있으나 관련 인체적용시험이 미흡함	210~4,200mg/일	(주)남양알로에	인정폐지
2004-5	알로에복합추출물 분말 N-932	혈중 콜레스테롤 수준의 개선에 도움을 줄 수 있으나 관련 인체적용시험이 미흡함	420~1,680mg/일	(주)남양알로에	인정폐지
2004-6	참당귀주정추출분말	노인의 인지능력 저하의 개선에 도움을 줄 수 있음	800mg/일	(주)싸이제닉	
2004-7	히비스커스 등 복합추출물	체지방 감소에 도움을 줄 수 있음	2,079mg/일	씨제이제일제당(주)	
2004-8	초록입홍합추출오일	관절건강에 도움을 줄 수 있음	620mg/일	(주)씨스팡	
2005-1	유니벡스 대나무잎추출물	혈중 콜레스테롤 및 지질조절, 항산화 효과에 도움을 줄 수 있으나 인체시험을 통한 확인이 필요함	300~600mg/일	(주)네이처텍	인정폐지
2005-9	포도종자추출물	인체의 항산화능 증진에 도움을 줄 수 있음	200~300mg/일	(주)에이치에프푸드	
2005-10	이소말토올리고당	① 장내 유익균의 증식과 유해균의 억제에 도움을 줄 수 있음 ② 배변활동을 원활히 하는 데 도움을 줄 수 있음	8~12g/일	(주)콘프로덕츠코리아	
2005-11	이소말토올리고당	① 장내 유익균의 증식과 유해균의 억제에 도움을 줄 수 있음 ② 배변활동을 원활히 하는 데 도움을 줄 수 있음	8~12g/일	대상(주)군산공장	

2005-15	피니톨	간 건강에 도움을 줄 수 있음	300mg/일	아미코젠(주)	
2005-20	대두올리고당	① 장내 유익균의 증식과 유해균의 억제에 도움을 줄 수 있음 ② 배변활동을 원활히 하는 데 도움을 줄 수 있음	2~3g/일	현대약품공업(주)	
2005-23	홍경천 등 복합추출물	혈당 조절에 도움을 줄 수 있으나 관련 인체적용시험이 미흡함	900mg/일	씨제이(주)	인정폐지
2006-2	이소말토올리고당	① 장내 유익균의 증식과 유해균의 억제에 도움을 줄 수 있음 ② 배변활동을 원활히 하는 데 도움을 줄 수 있음	8~12g/일	대상(주)	
2006-3	황금추출물 등 복합물	관절건강에 도움을 줄 수 있음	1,100mg/일	(주)네이처텍 병천공장	
2006-4	폴리코사놀-사탕수수왁스알코올	① 혈중 콜레스테롤 수치 개선에 도움을 줄 수 있음 ② 혈압조절에 도움을 줄 수 있음	① 5~20mg/일 ② 20mg/일	(주)레이델코리아	
2006-11	식물스타놀에스테르	혈중 콜레스테롤 수치 개선에 도움을 줄 수 있음	2.5~3.4g/일	(주)YHFOOD	
2006-12	브로콜리 스프라우트 분말	간 건강에 도움을 줄 수 있으나 관련 인체적용시험이 미흡함	1.5g/일	풀무원건강생활(주)	인정폐지
2006-13	가쯔오부시올리고펩타이드	혈압 조절에 도움을 줄 수 있음(생리활성기능 2등급)	1.5g/일	풀무원건강생활(주)	인정폐지
2006-16	가쯔오부시올리고펩타이드	혈압 조절에 도움을 줄 수 있음(생리활성기능 2등급)	1.5g/일	(주)메코	
2006-17	헤모힘 당귀등 혼합추출물	면역기능 개선에 도움을 줄 수 있음	20~40g/일	콜마비앤에이치(주)선바이오텍 사업부문	
2006-19	카제인가수분해물	혈압이 걱정되시는 분에게 도움을 줄 수 있음	4,000mg/일	씨제이제일제당(주)	
2006-24	복분자 주정 추출 폴리페놀 EA108	항산화능 증진에 도움을 줄 수 있으나 관련 인체적용시험이 미흡함		(주)리즈바이오텍	인정폐지
2006-25	올리브잎주정추출물 EFLA943	건강한 혈압의 유지에 도움을 줄 수 있음	500~1,000mg/일	씨제이제일제당(주)	
2007-1	L-글루타민	과도한 운동 후의 L-글루타민 보충은 신체 저항능력 향상에 도움이 될 수 있음	3~5g/일	대상(주) 건강사업본부	인정취소
2007-4	아마인	콜레스테롤 감소에 도움을 줄 수 있음	50g/일	네이쳐스메디신(주)	
2007-8	솔잎증류농축액	건강한 혈당의 유지에 도움을 줄 수 있음	1,350mg/일	파인생명공학	

번호	원료명	기능성 내용	섭취량	업체명
2007-10	콩발효추출물	당의 흡수를 억제하여 식후혈당을 건강하게 유지하는 데 도움을 줄 수 있음	900mg/일	씨제이제일제당(주)
2007-11	토치대두발효추출물	당의 흡수를 억제하여 식후혈당을 건강하게 유지하는 데 도움을 줄 수 있음	900mg/일	한국암웨이(주)
2007-12	피니톨 분말	혈당조절에 도움을 줄 수 있으나 관련 인체적용시험이 미흡함(생리활성기능 3등급)	1.2g/일	솔젠트(주)
2007-13	차조기등 복합 추출물 (KD-28)	관절 건강에 도움을 줄 수 있음	2.4g/일	(주)코아뉴트리션
2007-15	바이오게르마늄 효모	면역기능증진에 도움을 줄 수 있음	1.2g/일	게란티제약(주)
2007-23	PMO 참밀알부민	급격한 식후 혈당상승을 억제하는 데 도움을 줄 수 있음	1.2~1.5g/일	풀무원건강생활(주)
2008-6	APIC 대두배아열수추출물 등 복합물	체지방 감소에 도움을 줄 수 있음 (생리활성기능 2등급)	700mg/일	(주)아모레퍼시픽
2008-9	PME-88 메론추출물	① 산화스트레스로부터 인체를 보호하는 데 도움을 줄 수 있음 ② 혈관벽 두께(내중막 두께: IMT) 증가 억제를 통한 혈행개선에 도움을 줄 수 있음 ③ 자외선에 의한 피부홍반개선으로 피부건강에 도움을 줄 수 있음	500~1,000IU/일	(주)씨스팡
2008-14	소나무껍질추출물 등 복합물	햇볕 또는 자외선에 의한 피부손상으로부터 피부 건강을 유지하는 데 도움을 줄 수 있음	1,130mg/일	(주)서흥
2008-31	Enterococcus faecalis 가열처리건조분말	꽃가루에 의해 나타나는 코막힘의 개선에 도움을 줄 수 있음	1g/일	대덕약업(주)
2008-42	포도종자추출물	인체의 항산화능 증진에 도움을 줄 수 있음	200mg/일	(주)네추럴에프앤피
2008-52	그린마테추출물	체지방 감소에 도움을 줄 수 있음	3g/일	(주)삼정향료
2008-55	헛개나무과병추출분말	① 알콜성 손상으로부터 간을 보호하는 데 도움을 줄 수 있음 ② 운동능력 향상에 도움을 줄 수 있음 ③ 스트레스로 인한 피로 개선에 도움을 줄 수 있음	2,460mg/일	농업회사법인 주식회사 생명의 나무

번호	품목명	기능성 내용	일일섭취량	업체명	비고
2008-65	지아잔틴추출물	노화로 인해 감소될 수 있는 황반색소 밀도를 유지하여 눈 건강 도움을 줄 수 있음	10~20mg/일	(주)노바렉스	
2008-66	루테인/지아잔틴복합추출물	노화로 인해 감소될 수 있는 황반색소 밀도를 유지하여 눈 건강 도움을 줄 수 있음	10~20mg/일	(주)노바렉스	
2008-67	홍삼, 사상자, 산수유 복합추출물	햇볕 또는 자외선에 의한 피부손상으로부터 피부건강을 유지하는 데 도움을 줄 수 있음	3g/일	(주)한국인삼공사	
2008-78	표고버섯균사체	면역기능 증진에 도움을 줄 수 있음	1.8~3.6g/일	(주)케이씨에프코리아	
2008-79	쏘팔메토 열매 추출물 등 복합물	전립선 건강의 유지에 도움을 줄 수 있음	705mg/일	(주)한국암웨이	
2008-81	로즈힙분말	관절 및 연골건강에 도움을 줄 수 있음	5g/일	(주)디에스엠 뉴트리션코리아	
2009-1	L-글루타민산 유래 GABA 함유 분말	혈압이 높은 사람에게 도움을 줄 수 있음	20mg/일	(주)롯데삼강	
2009-2	지방산복합물 FAC (Fatty Acid Complex)	관절건강에 도움을 줄 수 있음	1,248mg/일	(주)뉴트라알앤비티	인정취소
2009-3	표고균사체추출물분말	간 건강에 도움을 줄 수 있음	1.8g/일	(주)마그나스후디스	
2009-15	커피만노올리고당분말	① 장내 유익균 증식, 유해균 억제에 도움을 줄 수 있음 ② 배변활동에 도움을 줄 수 있음	1.0g/일	동서식품(주)	
2009-16	구아바잎추출물 등 복합물(BENDU381)	과민반응에 의한 코 상태(코 가려움, 재채기, 콧물) 개선에 도움을 줄 수 있음	800mg/일	(주)벤스랩	
2009-17	보이차추출물	혈중 콜레스테롤 개선에 도움을 줄 수 있음	1g/일	CJ제일제당(주)	
2009-18	다래추출물(PG102)	면역 과민반응 개선에 도움을 줄 수 있음	2g/일	(주)헬릭스미스	
2009-19	홍국쌀	콜레스테롤 개선에 도움을 줄 수 있음	4~8mg/일	(주)에프엔피	
2009-20	중쇄지방산 함유유지 (MCFA)	이 제품은 중쇄지방산을 함유하고 있어 다른 식용유와 비교하였을 때 체지방 증가가 적을 수 있음	일반 식용유 섭취방법과 동일	(주)롯데삼강	
2009-21	디글리세라이드 함유유지	이 제품은 디글리세라이드(Diacylglyceride)를 함유하고 있어 다른 식용유와 비교하였을 때 식후 혈중 중성지방과 체지방 증가가 적을 수 있음	일반 식용유 섭취방법과 동일	CJ제일제당(주)	

2009-22	카제인가수분해물	혈압이 높은 사람에게 도움을 줄 수 있음	1.8~3.6mg/일	(주)한국인삼공사	
2009-25	호프추출물	호프추출물은 관절건강에 도움을 줄 수 있음	1~2g/일	CJ제일제당(주)	
2009-28	프로바이오틱스 (드시모네)	① 유익한 유산균 증식, 유해균 억제에 도움을 줄 수 있음 ② 배변활동 원활에 도움을 줄 수 있음 ③ 장 면역을 조절하여 장 건강에 도움을 줄 수 있음	1.0×10^8 ~ 3.0×10^{12} CFU/일	(주)바이오일레븐	
2009-39	Nopal 추출물	식후 혈당조절에 도움을 줄 수 있음	4.3g/일	인성제약(주)	
2009-40	락추로스 파우더	유익균 증식, 유해균 억제에 도움을 줄 수 있음	650~3,000mg/일	(주)트리언 인터내셔널	
2009-46	피브로인추출물 BF-7	기억력개선에 도움을 줄 수 있음	200~400mg/일	(주)바이오그랜드	
2009-47	콜레우스 포스콜리 추출물	체지방 감소에 도움을 줄 수 있음	500mg/일	CJ제일제당(주)	
2009-49	리프리놀-초록입홍합추출오일	관절건강에 도움을 줄 수 있음	200mg/일	(주)한국파마링크	
2009-50	HK나토배양물	혈액의 흐름을 방해할 수 있는 혈소판응집을 억제하여, 혈액 흐름을 원활히 하는 데 도움을 줄 수 있음	133mg/일	(주)HK바이오텍	
2009-58	액상 다래추출물	면역 과민반응 개선에 도움을 줄 수 있음	2~2.5g/일	(주)헬릭스미스	
2009-66	쌀겨추출물	피부보습에 도움을 줄 수 있음	10~34mg/일	CJ제일제당(주)	
2009-67	동결건조누에분말	혈당조절에 도움을 줄 수 있음	2.7g/일	(사)대한잠사회	
2009-72	아마인	콜레스테롤 감소에 도움을 줄 수 있음	50g/일	네이쳐스메디신(주)	
2009-73	보리 베타글루칸 추출물	혈중 콜레스테롤 개선에 도움을 줄 수 있음	3~8g/일	(주)노바렉스	
2009-76	정제오징어유	① 혈행개선에 도움을 줄 수 있음 ② 혈중 중성지질 개선에 도움을 줄 수 있음	0.5~2g/일	(주)동우산업	
2009-79	인삼가시오갈피 등 혼합추출물	기억력 개선에 도움을 줄 수 있으나 인체시험을 통한 확인이 필요함	5.2g/일	(주)뉴메드	인정 취소
2009-80	자일로올리고당분말	① 장내 유익균 증식, 유해균 억제에 도움을 줄 수 있음 ② 배변활동에 도움을 줄 수 있음	0.7~7.5g/일	HCN	

번호	원료명	기능성 내용	일일섭취량	업체명	비고
2009-81	자일로올리고당액상	① 장내 유익균 증식, 유해균 억제에 도움을 줄 수 있음 ② 배변활동에 도움을 줄 수 있음	0.7~7.5g/일	HCN	
2009-83	깻잎추출물(PF501)	체지방 감소에 도움을 줄 수 있음	2.7g/일	(주)휴메딕스	인정취소
2009-84	파크랜 크랜베리 분말	요로의 유해균 흡착 억제로 요로건강에 도움을 줄 수 있음	500~1,000mg/일	모네이쳐	
2009-87	해태올리고펩티드	May help to regulate blood pressure	1.6g/일	Samohpharm	
2009-97	지초추출분말	피부보습에 도움을 줄 수 있음	2.23g/일	(주)아모레퍼시픽	
2010-1	비즈왁스알코올(Bees Wax Alcohol, BWA)	① 항산화에 도움을 줄 수 있음 ② 위 점막을 보호하여 위 건강에 도움을 줄 수 있음 ③ 관절건강에 도움을 줄 수 있음	① 50mg/일 ② 100mg/일 ③ 50~100mg/일	(주)레이델코리아	
2010-2	연어 펩타이드	혈압이 높은 사람에게 도움을 줄 수 있음	2g/일	(주)대덕약업	
2010-4	스피루리나	면역조절에 도움을 줄 수 있으나 인체에서의 확인이 필요함(생리활성기능 3등급)	총엽록소 67~72mg/일	(주)이에스바이오텍	인정폐지
2010-6	카제인가수분해물	혈압이 높은 사람에게 도움을 줄 수 있음	1.8~3.6mg/일	(주)부국유통	
2010-7	그린마테추출물	체지방 감소에 도움을 줄 수 있음	3g/일	롯데제과(주) 건강사업본부	
2010-3	아티초크추출물	담즙분비를 촉진하여 지방 소화에 도움을 줄 수 있음	1.92g/일	(주)삼오제약	
2010-10	Nopal추출물	식후 혈당조절에 도움을 줄 수 있음	4.3g/일	(주)해나천연물연구소	
2010-20	백수오 등 복합추출물	갱년기 여성의 건강에 도움을 줄 수 있음	514mg/일	(주)내츄럴엔도텍	
2010-21	발효생성아미노산 복합물	지구성 운동 시 피로개선에 도움을 줄 수 있음	4.7~5.0g/일	CJ제일제당(주)	
2010-23	석류 추출물	갱년기 여성의 건강에 도움을 줄 수 있음	6g/일	(주)한일양행	
2010-24	레몬 밤 추출물 혼합분말	체지방 감소에 도움을 줄 수 있음	1,380mg/일	(주)안지오랩	
2010-25	AP 콜라겐 효소분해 펩타이드	① 피부 보습에 도움을 줄 수 있음 ② 자외선으로 인한 피부 손상으로부터 피부건강을 유지하는 데 도움을 줄 수 있음	1,000~1,500mg/일	(주)아모레퍼시픽	
2010-28	피카오프레토 분말 등 복합물	과민반응에 의한 코 상태 개선에 도움을 줄 수 있음	1,350mg/일	한국암웨이(주)	

번호	원료명	기능성	섭취량	업체명	비고
2010-32	보리 베타글루칸 추출물	혈중 콜레스테롤 개선에 도움을 줄 수 있음	3~8g/일	(주)농심	
2010-33	지각상엽 추출 혼합물	혈당 조절에 도움을 줄 수 있음	2.8g/일	퓨리메드(주)	
2010-35	HK표고버섯균사체	간 건강에 도움을 줄 수 있음	350mg/일	(주)HK바이오텍	
2010-38	창녕양파추출액	혈중 콜레스테롤 개선에 도움을 줄 수 있음	150ml/일	우포의 아침(주)	
2010-39	크랜베리 추출물	요로에 유해균 흡착 억제로 요로 건강에 도움을 줄 수 있음	500mg/일	(주)렉스진바이오텍	
2010-40	석류농축액	갱년기 여성의 건강에 도움을 줄 수 있음	40ml/일	(주)에이치엘사이언스	
2010-47	전칠삼추출물 등 복합물	관절건강에 도움을 줄 수 있음	800mg/일	(주)오스코텍	
2010-48	소엽추출물	면역 과민반응 개선에 도움을 줄 수 있으나 인체에서의 확인이 필요함		(주)한국메디	인정폐지
2010-50	L-카르니틴 타르트레이트	체지방 감소에 도움을 줄 수 있음	2g/일	대상주식회사	
2010-51	녹차추출물/테아닌 복합물	성인의 기억력 개선에 도움을 줄 수 있으나 인체에서의 확인이 필요함	1,680mg/일	(주)엘지생활건강	인정폐지
2010-53	서목태(쥐눈이콩) 펩타이드	① 혈당 조절에 도움을 줄 수 있음 ② 혈압이 높은 사람에게 도움을 줄 수 있음 ③ 체지방 감소에 도움을 줄 수 있음	4.5g/일	태경농산(주)	
2010-59	지초추출분말	피부보습에 도움을 줄 수 있음	2,200mg/일	(주)뉴트렉스테크놀러지	
2010-62	복분자 추출분말	간 건강에 도움을 줄 수 있음	3,150mg/일	(주)리즈바이오텍	
2011-2	흑효모배양액분말	뼈 건강에 도움을 줄 수 있으나 관련 인체적용시험이 미흡함	150mg/일	(주)글루칸	인정폐지
2011-3	당귀등추출복합물	노인의 기억력 개선에 도움을 줄 수 있음	800mg/일	대웅 바이오(주)	
2011-6	밀전분유래 난소화성말토덱스트린	장내 유익균의 증식과 유해균의 억제에 도움을 줄 수 있음	8~20g/일	(주)로케뜨코리아	
2011-7	마카 절라틴화 분말	정자운동성 개선에 도움을 줄 수 있음	5.0g/일	(주)이스터비엔프	
2011-15	호박씨추출물 등 복합물	방광의 배뇨기능 개선에 도움을 줄 수 있음	600~1,000mg/일	(주)CJ제이제당	

번호	원료명	기능성 내용	섭취량	업체명	비고
2011-16	동충하초 발효 추출물	지구력 증진에 도움을 줄 수 있음	2.5g/일	뉴스킨코리아(주)	
2011-21	글로빈 가수분해무	식후 혈중 중성지방 개선에 도움을 줄 수 있음	1g/일	(주)헤너스	
2011-22	유산균 발효 다시마추출물	① 알콜성 손상으로부터 간을 보호하는 데 도움을 줄 수 있음 ② 기억력 개선에 도움을 줄 수 있음	1.5g/일	(주)마린바이오프로세스	
2011-23	유산균 발효 다시마추출물	알콜성 손상으로부터 간을 보호하는 데 도움을 줄 수 있음	1.5g/일	(주)한국야쿠르트	
2011-27	인삼가수분해농축액	혈당 조절에 도움을 줄 수 있음	960mg/일	(주)일화	
2011-28	가시오갈피 등 복합추출물	관절 건강에 도움을 줄 수 있음	1.5g/일	(주)뉴메드	
2011-29	갈락토올리고당	장내 유익균 증식, 유해균 억제에 도움을 줄 수 있으나 관련 인체적용시험이 미흡함	2.1~8.4g/일	(유)콘프로덕츠코리아	인정폐지
2011-37	타가토스	혈당 조절에 도움을 줄 수 있음	5~7.5g/일	CJ제일제당 주식회사	
2011-38	마주정추출물	혈당조절에 도움이 될 수 있으나 인체적용시험이 미흡함	900mg/일	동아제약(주)	인정취소
2011-39	크랜베리 추출물	요로에 유해균 흡착 억제로 요로 건강에 도움을 줄 수 있음	500mg/일	CJ제일제당(주)	
2011-40	발효생성아미노산 복합물	지구성 운동 시 피로개선에 도움을 줄 수 있음	4.7~5.0g/일	(주)빅솔반월공장	
2011-42	콜레우스 포스콜리 추출물	체지방 감소에 도움을 줄 수 있음	500mg/일	주영엔에스(주)	
2012-5	콜레우스 포스콜리 추출물	체지방 감소에 도움을 줄 수 있음	500mg/일	사빈사코리아(주)	
2012-7	나토균배양분말	① 혈압이 높은 사람에게 도움을 줄 수 있음 ② 혈소판 응집 억제를 통한 혈행개선에 도움을 줄 수 있음	100mg/일	(주)애니닥터헬스케어	
2012-12	민들레 등 복합추출물	피부보습에 도움을 줄 수 있음	750mg/일	(주)성균바이오텍	
2012-16	지방산복합물	관절건강에 도움을 줄 수 있음	1,248mg/일	(주)에스에프씨바이오	
2012-18	실크단백질 효소가수분해물	혈당조절에 도움을 줄 수 있으나, 관련 인체적용시험이 미흡함	6g/일	월드웨이(주)	인정폐지
2012-19	L-카르니틴 타르트레이트	① 체지방 감소에 도움을 줄 수 있음 ② 운동으로 인한 피로개선에 도움을 줄 수 있음	2g/일	(주)주피터 인터내셔널	

번호	원료명	기능성 내용	섭취량	업체명	비고
2012-22	루테인 에스테르	노화로 인해 감소될 수 있는 황반색소밀도를 유지하여 눈 건강에 도움을 줄 수 있음	18.5~20mg/일	한국암웨이(주)	
2012-24	Collactive 콜라겐펩타이드	피부보습에 도움을 줄 수 있음	2g/일	CJ제일제당(주)	
2012-25	청국장균배양정제물 (폴리감마글루탐산칼륨)	면역기능 증진에 도움을 줄 수 있음(생리활성기능 2등급)	1,000mg/일	(주)바이오리더스	
2012-27	로즈힙분말	관절 및 연골건강에 도움을 줄 수 있음	5g/일	(주)서흥캅셀	
2012-28	씨폴리놀 감태주정추출물	① 혈중 콜레스테롤 수치 개선에 도움을 줄 수 있음 ② 식후혈당 상승 억제에 도움을 줄 수 있음	① 72~360mg/일 ② 360mg/일	(주)보타메디	
2012-30	솔잎증류농축액	건강한 혈당의 유지에 도움을 줄 수 있음	1,350mg/일	파인생명공학	
2012-31	콩발효추출물	식후 혈당상승 억제에 도움을 줄 수 있음	900mg/일	주영엔에스(주)	
2012-32	콩발효추출물	식후 혈당상승 억제에 도움을 줄 수 있음	900mg/일	네이처텍(주)	
2012-33	아쉬아간다 추출물	스트레스로 인한 긴장완화에 도움을 줄 수 있음	125~180mg/일	(주)한국야쿠르트	
2012-36	핑거루트추출분말	① 자외선에 의한 피부손상으로부터 피부 건강을 유지하는 데 도움을 줄 수 있음 ② 체지방 감소에 도움을 줄 수 있음	600mg/일	(주)한국야쿠르트	
2013-1	로즈힙분말	관절 및 연골건강에 도움을 줄 수 있음	5g/일	(주)주안상사	
2013-2	마테열수추출물	체지방 감소에 도움을 줄 수 있으나, 관련 인체적용시험이 미흡함(생리활성기능 3등급)	3g/일	블루그린링크(주)	인정폐지
2013-3	돌외잎주정추출분말	체지방 감소에 도움을 줄 수 있음	450mg/일	(주)비티씨	인정취소
2013-4	발효울금	간 건강에 도움을 줄 수 있으나 관련 인체적용시험이 미흡함(생리활성기능3등급)	3g/일	한국인스팜(주)	
2013-5	핑거루트추출분말 (판두라틴)	① 자외선에 의한 피부손상으로부터 피부 건강을 유지하는 데 도움을 줄 수 있음 ② 체지방 감소에 도움을 줄 수 있음 ③ 피부보습에 도움을 줄 수 있음	600mg/일	(주)뉴트리	

번호	원료명	기능성 내용	일일섭취량	업체명	비고
2013-6	나토균배양분말	혈행 개선에 도움을 줄 수 있음	44~67mg/일	지에프퍼멘텍(주)	
2013-8	돌외잎주정추출분말	체지방 감소에 도움을 줄 수 있음	450mg/일	(주)티지바이오텍	
2013-9	포도씨 효소분해 추출분말	혈압이 높은 사람에게 도움을 줄 수 있음	150~300mg/일	(주)삼진에프앤에이치	
2013-10	미역 등 복합추출물 (잔티젠)	체지방 감소에 도움을 줄 수 있음	600mg/일	(주)노바렉스	
2013-11	과채유래유산균	면역과민반응에 의한 피부상태 개선에 도움을 줄 수 있음(생리활성기능 2등급)	1.0x~1.0xCFU/일	CJ제일제당(주)	
2013-12	유비퀴놀 (Ubiquinol)	항산화에 도움을 줄 수 있으나, 관련 인체적용시험이 미흡함(생리활성기능 3등급)	90~100mg/일	(주)주피터인터내셔널	
2013-13	도라지추출물(DRJ-AD)	노인의 인지능력 개선에 도움을 줄 수 있으나, 인체적용시험이 미흡(생리활성기능 3등급)	3g/일	(주)장생도라지	인정폐지
2013-14	가시오가피숙지황 복합추출물	뼈 건강에 도움을 줄 수 있음	800mg/일	(주)오스코텍	
2013-16	동충하초 주정추출물	면역증진에 도움을 줄 수 있음	1.5g/일	동아제약(주) 달성공장	
2013-17	Lactobacillus sakei Probio65	면역과민반응에 의한 피부상태 개선에 도움을 줄 수 있음	1.0×~1.0×CFU/일	(주)프로바이오닉	
2013-18	로즈힙분말	관절 및 연골건강에 도움을 줄 수 있음	5g/일	(주)뉴트리플랜	
2013-20	락토페린 (우유정제단백질)	체지방 감소에 도움을 줄 수 있음	300mg/일	라이온코리아(주)	
2013-22	들쭉열매추출물	눈 건강에 도움을 줄 수 있으나 관련 인체적용시험이 미흡함(생리활성기능 3등급)	들쭉열매추출물로서 1g/일	동아제약(주) 달성공장	
2013-23	루테인지아잔틴 복합추출물 20%	노화로 인해 감소될 수 있는 황반색소밀도를 유지하여 눈 건강에 도움을 줄 수 있음(생리활성기능 1등급)	10~20mg/일	(주)노바렉스	
2013-25	가시오갈피 등 복합추출물	관절 건강에 도움을 줄 수 있음	1.5g/일	(주)뉴메드	
2013-26	도라지추출물	간 건강에 도움을 줄 수 있음	3g/일	(주)온사이언스	
2013-30	저분자콜라겐펩타이드	① 피부 보습에 도움을 줄 수 있음 ② 자외선에 의한 피부손상으로부터 피부 건강을 유지하는 데 도움을 줄 수 있음	1~3g/일	(주)뉴트리	
2013-31	MR-10 민들레 등 복합추출물	갱년기 남성의 건강에 도움을 줄 수 있음	400mg/일	(주)파미니티	

번호	원료명	기능성	일일섭취량	업체명	비고
2013-32	전칠삼추출물 등 복합물	관절건강에 도움을 줄 수 있음	800mg/일	(주)노바렉스	
2013-34	효모베타글루칸	면역증진에 도움을 줄 수 있음	250mg/일	(주)내츄럴엔도텍	
2013-35	피엘에이지(PLAG, 1-palmitoyl-2-linoleoyl-3-acetyl-rac-glycerol)	인터루킨4 감소를 통한 면역조절에 도움을 줄 수 있음(생리활성기능 2등급)	1g/일	(주)엔지켐생명과학	
2013-36	L.Helveticus 발효물	노화로 인해 저하된 인지력 개선에 도움을 줄 수 있으나 관련 인체적용시험이 미흡(생리활성기능 3등급)	1g/일	(주)일동제약	인정폐지
2014-1	헛개나무과병추출물	알콜성 손상으로부터 간을 보호하는 데 도움을 줄 수 있음	2,460mg/일	(주)뉴메드	
2014-2	강황추출물(터마신)	관절 건강에 도움을 줄 수 있음	1g/일	(주)세광에스티코퍼레이션	
2014-4	스페인감초추출물	위 점막 내 헬리코박터균(helicobacter pylori) 증식을 억제하고 위 점막을 보호하여 위 건강에 도움을 줄 수 있음	150mg/일	(주)바이오벤	
2014-5	Lactobacillus gasseri BNR17	체지방 감소에 도움을 줄 수 있음	1.0×10^{10}CFU/일	(주)바이오니아	
2014-6	중쇄지방산(MCFA) 함유유지	이 제품은 중쇄지방산을 함유하고 있어 다른 식용유와 비교하였을 때 체지방 증가가 적을 수 있음	일반식용유 섭취방법과 동일	대상주식회사	
2014-7	보이차추출물	① 체지방 감소에 도움을 줄 수 있음 ② 혈중 콜레스테롤 개선에 도움을 줄 수 있음	1g/일	(주)주영엔에스	
2014-8	옥수수배아추출물	피부보습에 도움을 줄 수 있음	40~60mg/일	(주)아사히고도	
2014-9	올리브잎주정추출물	건강한 혈압의 유지에 도움을 줄 수 있음	500~1,000mg/일	(주)메디뉴트라	
2014-12	히드록시프로필메틸셀룰로오스	식후혈당상승 억제에 도움을 줄 수 있음	4~8g/일	롯데정밀화학(주) 인천공장	
2014-13	계피추출분말	혈당조절에 도움을 줄 수 있으나 관련 인체적용시험이 미흡함(생리활성기능 3등급)	336mg/일	(주)성원에프아이	
2014-14	상엽추출물	식후혈당상승 억제에 도움을 줄 수 있음	6g/일	(주)바이로메드	

2014-16	프로바이오틱스 ATP	면역과민반응에 의한 피부상태개선에 도움을 줄 수 있으나 관련 인체적용시험이 미흡함(생리활성기능 3등급)	2x10⁹CFU/일	(주)쎌바이오텍 1,2 공장	인정폐지
2014-17	로스힙 분말	관절 및 연골건강에 도움을 줄 수 있음	5g/일	코드바이오	
2014-20	발효식초석류복합물	체지방 감소에 도움을 줄 수 있음 (생리활성기능 2등급)	22 mL/일	(주)대상	인정취소
2014-22	석류농축액	① 갱년기 여성의 건강에 도움을 줄 수 있음 ② 피부보습에 도움을 줄 수 있음 ③ 자외선으로 인한 피부손상으로부터 피부 건강을 유지하는 데 도움	13.3g/일	(주)에이치엘사이언스	
2014-23	보스웰리아 추출물	관절 및 연골건강에 도움을 줄 수 있음	1,000mg/일	(주)프롬바이오	
2014-24	피브로인 효소가수분해물	기억력 개선에 도움을 줄 수 있음 (생리활성기능 2등급)	400mg	(주)브레인온	인정취소
2014-25	카카오분말	혈관이완을 통한 혈행개선에 도움을 줄 수 있음	2.8g/일	롯데제과(주) 건강사업본부	
2014-26	CMO 함유 FAC	관절건강에 도움을 줄 수 있음	893mg/일	(주)티케이엘	
2014-27	UREX 프로바이오틱스	유산균 증식을 통한 여성 질 건강에 도움을 줄 수 있음	9.7mg/일	(주)빅솔 반월공장	
2014-28	와일드망고 종자추출물	체지방 감소에 도움을 줄 수 있음 (생리활성기능 2등급)	300mg/일	(주)프롬바이오	
2014-29	무화과페이스트	배변활동 원활에 도움을 줄 수 있음	300g/일	(주)영암녹색무화과	
2014-30	적포도발효농축액	콜레스테롤 개선에 도움을 줄 수 있음	24mL/일	(주)하이바이오	
2014-31	그린커피빈추출물	체지방 감소에 도움을 줄 수 있음	400mg/일	주영엔에스(주)	
2014-32	식물스타놀에스테르	높은 혈중 콜레스테롤 수치 개선에 도움을 줄 수 있음	2.5~3.4g/일	기문물산(주)	
2014-34	파크랜 크랜베리 분말	요로의 유해균 흡착 억제로 요로건강에 도움을 줄 수 있음	500~1,000mg/일	(주)뉴트렉스 테크놀로지	
2014-35	파크랜 크랜베리 분말	요로의 유해균 흡착 억제로 요로건강에 도움을 줄 수 있음	500~1,000mg/일	(주)서흥	
2014-39	닭가슴연골분말	관절건강에 도움을 줄 수 있음	40mg/일	(주)뉴트리	
2014-40	황기추출물 등 복합물 (HT042)	어린이 키 성장에 도움을 줄 수 있음	1.5g/일	(주)뉴메드	

번호	원료명	기능성	섭취량	업체명	비고
2014-43	호박씨추출물 등 복합물	방광의 배뇨기능 개선에 도움을 줄 수 있음	600~1,000mg/일	(주)삼정	
2014-44	참당귀추출분말 (Nutragen)	① 노화로 저하된 인지기능 개선에 도움을 줄 수 있음 ② 관절건강에 도움을 줄 수 있음	800mg/일	(주)뉴트라젠	
2014-45	L-arabinose	설탕 소화흡수를 완만하게 하여 혈당조절에 도움을 줄 수 있음	6g/일	(주)매디앤바이오	
2014-46	비파엽추출물	기억력 개선에 도움을 줄 수 있음	1.5g/일	한국인스팜(주)	
2014-50	매스틱 검	위 불편감 개선에 도움을 줄 수 있음	1,050mg/일	(주)프롬바이오	
2014-51	구기자추출물	기억력 개선에 도움을 줄 수 있음	1,425mg/일	(주)바이오믹스	
2014-57	발효식초석류복합물	체지방 감소에 도움을 줄 수 있음	22mL/일	대상(주)오산공장	
2014-64	옻나무 추출분말	갱년기 남성의 건강에 도움을 줄 수 있음	1g/일	(주)생명의나무	
2014-65	피니톨 분말	혈당조절에 도움을 줄 수 있으나 관련 인체적용시험이 미흡함 (생리활성기능 3등급)	1.2g/일	(주)디와이내츄럴	인정폐지
2015-1	프로바이오틱스 HY7714	① 피부 보습에 도움을 줄 수 있음 ② 자외선에 의한 피부손상으로부터 피부 건강 유지에 도움을 줄 수 있음	1x10^{10}CFU/일	(주)한국야쿠르트 평택 프로바이오틱스 플랜트	통합
2015-2	프로바이오틱스 HY7714	① 피부 보습에 도움을 줄 수 있음 ② 자외선에 의한 피부손상으로부터 피부 건강 유지에 도움을 줄 수 있음	1x10^{10}CFU/일	(주)한국야쿠르트 평택 프로바이오틱스 플랜트	
2015-6	감태추출물	수면의 질 개선에 도움을 줄 수 있음	500mg/일	(주)에스앤디	
2015-7	뒬외잎추출물	스트레스로 인한 긴장완화에 도움을 줄 수 있음	400mg/일	(주)노바렉스	
2015-9	풋사과 추출물 애플페논 (Applephenon)	체지방 감소에 도움을 줄 수 있음	600mg/일	(주)서흥	
2015-10	콩 보리 발효복합물	피부 보습에 도움을 줄 수 있음	3g/일	샘표식품 주식회사	
2015-11	인삼다당체추출물	면역기능 증진에 도움을 줄 수 있음	6g/일	(주)헬스바이오메드	
2015-14	와일드 망고 종자추출물 (IGOB131)	체지방 감소에 도움을 줄 수 있음	300mg/일	(주)프롬바이오	
2015-16	유단백추출물	뼈 건강에 도움을 줄 수 있음	40mg/일	주영엔에스(주)	

번호	원료명	기능성	일일섭취량	업체명	비고
2015-17	천마 등 복합추출물 (HX106)	기억력 개선에 도움을 줄 수 있음	1.1g/일	(주)헬릭스미스	
2015-18	밀배유추출물	피부 보습에 도움을 줄 수 있음	30mg/일	한국암웨이(주)	
2015-19	L-아르기닌	혈관이완을 통해 혈행 개선에 도움을 줄 수 있음	6g/일	대상(주)군산공장	
2015-22	까마귀쪽나무 열매 주정추출물	관절 건강에 도움을 줄 수 있음	200mg/일	(재)제주테크노파크	
2015-23	까마귀쪽나무 열매 주정추출물	관절 건강에 도움을 줄 수 있음	200mg/일	(주)휴럼	
2015-28	석류추출물	갱년기 여성의 건강에 도움을 줄 수 있음	1.5g/일	비엔지웰푸드	
2016-10	헛개나무과병추출분말	알콜성 손상으로부터 간을 보호하는 데 도움을 줄 수 있음	2,460mg/일	(주)아리바이오	
2016-11	창년양파추출액	혈중 콜레스테롤 개선에 도움을 줄 수 있음	150 ml/일	천호식품(주)	
2016-16	유산균발효마늘추출물	간 건강에 도움을 줄 수 있음	1.5g/일	주식회사 현대바이오랜드	
2016-21	오미자추출물	갱년기 여성의 건강에 도움을 줄 수 있음	783mg/일	(주)바이오믹스	
2017-1	허니부쉬추출발효분말	자외선에 의한 피부손상으로부터 피부 건강 유지에 도움을 줄 수 있음	400~800mg/일	(주)휴온스	인정 취소
2017-3	허니부쉬추출발효분말	자외선에 의한 피부손상으로부터 피부 건강 유지에 도움을 줄 수 있음	400~800mg/일	(주)휴온스내츄럴	
2017-5	호로파종자 등 추출복합물	남성의 갱년기 건강에 도움을 줄 수 있음	400mg/일	(주)두한바이오	
2017-6	Lactobacillus gasseri BNR17	체지방 감소에 도움을 줄 수 있음	1×10^{10}CFU/일	(주)에이스바이옴	
2018-1	곰피추출물	간 건강에 도움을 줄 수 있음	420mg/일	(주)네츄럴웨이	
2018-2	빌베리 추출물	눈의 피로 개선에 도움을 줄 수 있음	160~240mg/일	(주)대덕약업	고시 예정임
2018-3	미강주정추출물	수면의 질 개선에 도움을 줄 수 있음	1g/일	(주)에스앤디	
2018-4	루테인지아잔틴 복합추출물	노화로 인해 감소될 수 있는 황반색소밀도를 유지하여 눈 건강에 도움을 줄 수 있음	10~20mg/일	대한켐텍(주)	
2018-5	세리포리아 락세라타 균사체 배양물	혈당조절에 도움을 줄 수 있음	3g/일	(주)퓨젠셀텍	

번호	원료명	기능성	일일섭취량	업체명	비고
2018-6	그린커피빈 주정추출물	체지방 감소에 도움을 줄 수 있음	500mg/일	대한켐텍주식회사	
2018-7	석류농축분말	자외선에 의한 피부손상으로부터 피부 건강 유지에 도움을 줄 수 있음	1g/일	(주)에이치엘사이언스	통합
2018-8	석류농축분말	① 피부 보습에 도움을 줄 수 있음 ② 자외선에 의한 피부 손상으로부터 피부 건강을 유지하는 데 도움을 줄 수 있음	1g/일	(주)에이치엘사이언스	
2018-9	오미자추출물	근력 개선에 도움을 줄 수 있음	1,582mg/일	(주)바이오포트코리아	
2018-10	키토올리고당	식후혈당 감소에 도움을 줄 수 있음	750mg/일	(주)건풍바이오	
2018-11	루테인지아잔틴 복합추출물	노화로 인해 감소될 수 있는 황반색소밀도를 유지하여 눈 건강에 도움을 줄 수 있음	12~24mg	(주)노바렉스	
2018-12	Lactobacillus rhamnosus IDCC3201 열처리배양건조물	면역과민반응에 의한 피부상태 개선에 도움을 줄 수 있음	400mg/일	일동제약(주) 안성공장	
2018-13	우슬 등 복합물 (HL-Joint100)	관절 및 연골건강에 도움을 줄 수 있음	1,000mg/일	(주)에이치엘사이언스	
2018-14	시서스추출물	체지방 감소에 도움을 줄 수 있음	300mg/일	(주)뉴온	
2019-1	옻나무추출분말	남성의 갱년기 건강에 도움을 줄 수 있음	1g/일	(주)씨앤엘바이오	
2019-2	인삼추출물	뼈 건강에 도움을 줄 수 있음	3~80mg/일	농촌진흥청	고시 예정임
2019-3	깻잎추출물(PF501)	체지방 감소에 도움을 줄 수 있음	2.7g/일	(주)휴온스내추럴	
2019-4	Lactobacillus 복합물 HY7601 + KY1032	체지방 감소에 도움을 줄 수 있음	1x10^{10}CFU/일	(주)한구야쿠르트 평택 플랜트	
2019-5	연어이리추출물 (PRP연어핵산)	관절 건강에 도움을 줄 수 있음	500mg/일	(주)파마리서치 프로덕트	
2019-6	루바브뿌리추출물	갱년기 여성의 건강에 도움을 줄 수 있음	4mg/일	한국암웨이(주)	
2019-7	스페인감초추출물	위 점막 내 헬리코박터균(Helicobacter pylori) 증식을 억제하고 위 점막을 보호하여 위 건강에 도움을 줄 수 있음	150mg/일	(주)뉴트리	
2019-8	상황버섯등 추출복합물	혈관이완을 통한 혈행개선에 도움을 줄 수 있음	900mg/일	풀무원생활건강(주)	
2019-9	우뭇가사리추출물	체지방 감소에 도움을 줄 수 있음	1,000mg/일	(주)뉴트리	

2019-10	빌베리추출물	눈의 피로 개선에 도움을 줄 수 있음	160~240mg/일	아사히고도(주)	
2019-11	오가피열매추출물	혈압조절에 도움을 줄 수 있음	2.0g/일	대화제약(주)	
2019-12	피쉬 콜라겐펩타이드	① 자외선에 의한 피부손상으로부터 피부건강을 유지하는 데 도움을 줄 수 있음 ② 피부보습에 도움을 줄 수 있음	3,270mg/일	주영엔에스(주)	
2019-13	쑥부쟁이추출분말	면역과민반응에 의한 코상태 개선에 도움을 줄 수 있음	2g/일	국립농업과학원	
2019-14	인동덩굴꽃봉오리추출물 (그린세라-F)	위 점막을 보호하여 위 건강에 도움을 줄 수 있음	250mg/일	(주)녹십자웰빙	
2019-15	호로파종차추출물 (Testofen)	남성의 갱년기 건강에 도움을 줄 수 있음	600mg/일	(주)비티씨	
2019-16	루테인지아잔틴 복합추출물	노화로 인해 감소될 수 있는 황반색소밀도를 유지하여 눈 건강에 도움을 줄 수 있음	10~20mg/일	고려은단(주)	
2019-17	차즈기추출물	눈의 피로 개선에 도움을 줄 수 있음	500mg/일	코스맥스바이오(주)	
2019-18	쇠비름주정추출분말	배변활동 원활에 도움을 줄 수 있음	480mg/일	고려제약(주)	
2019-19	댕댕이나무열매추출분말	비알콜성 간 손상으로부터 간 건강에 도움을 줄 수 있음	1,960mg/일	(주)아리바이오	
2019-20	저분자콜라겐 펩타이드NS	① 자외선에 의한 피부손상으로부터 피부건강을 유지하는 데 도움을 줄 수 있음 ② 피부보습에 도움을 줄 수 있음	1.65g/일	태경농산(주)	
2019-21	풋사과 추출물 애플페논 (Applephenon)	체지방 감소에 도움을 줄 수 있음	600mg/일	(주)유니젠	
2019-22	Lactobacillus acidophilus YT1(HU038)	갱년기 여성의 건강에 도움을 줄 수 있음	1×10^8 CFU/일	(주)휴온스푸디언스	
2019-24	자몽추출물 등 복합물 (Sinetrol)	체지방 감소에 도움을 줄 수 있음	900mg/일	(주)알피바이오	
2019-25	로즈마리자몽추출복합물 (Nutroxsun)	자외선에 의한 피부손상으로부터 피부 건강 유지에 도움을 줄 수 있음	100~250mg/일	(주)비엘헬스케어	
2019-26	리스펙타(Respecta) [프로바이오틱스 등 복합물]	질내 유익균 증식 및 유해균 억제에 도움을 줄 수 있음	124.35mg/일	코스맥스엔에스(주)	

번호	원료명	기능성 내용	섭취량	업체명	비고
2019-27	포도과피 효소발효추출물 (KL-GEFE)	건조한 눈을 개선하여 눈 건강에 도움을 줄 수 있음	800mg/일	(주)키토라이프	
2019-28	L. plantarum IM76과 B. longum IM55 복합물(NVP1703)	면역과민반응에 의한 코 상태 개선에 도움을 줄 수 있음	1×10^{10} CFU/일	(주)네비팜	
2019-29	대두추출물 등 복합물	갱년기 여성의 건강에 도움을 줄 수 있음	190mg/일	풀무원건강생활(주)	
2019-30	포도블루베리추출 혼합분말	기억력 개선에 도움을 줄 수 있음	600mg/일	(주)콜마비앤에이치	
2019-31	돈태반 발효추출물	피로 개선에 도움을 줄 수 있음	320mg/일	(주)엘지생활건강	
2020-1	콘드로이친	관절 건강에 도움을 줄 수 있음	1,200mg/일	주영엔에스(주)	
2020-2	유단백가수분해물 (락티움)	수면의 질 개선에 도움을 줄 수 있음	300mg/일	(주)노바렉스	
2020-3	작약추출물 등 복합물 (HT074)	위 점막을 보호하여 위 건강에 도움을 줄 수 있음	700mg/일	(주)뉴메드	
2020-4	배초향 추출물(Agatri)	① 피부 보습에 도움을 줄 수 있음 ② 자외선에 의한 피부손상으로부터 피부건강을 유지하는 데 도움을 줄 수 있음	1g/일	코스맥스엔비티(주)	
2020-5	배초향 추출물(Agatri)	자외선에 의한 피부손상으로부터 피부 건강 유지에 도움을 줄 수 있음	1g/일	코스맥스엔비티(주)	인정 폐지
2020-6	MS-10 엉겅퀴 등 복합추출물	갱년기 여성의 건강에 도움을 줄 수 있음	300mg/일	(주)파미니티	
2020-7	수국잎열수추출물 (리세린지)	① 피부 보습에 도움을 줄 수 있음 ② 자외선에 의한 피부손상으로부터 피부건강을 유지하는 데 도움을 줄 수 있음 ③ 체지방 감소에 도움을 줄 수 있음	300~600mg/일	코스맥스바이오(주)	
2020-8	수국잎열수추출물 (리세린지)	자외선에 의한 피부손상으로부터 피부 건강 유지에 도움을 줄 수 있음	300~600mg/일	코스맥스바이오(주)	인정 폐지
2020-9	풋사과 추출물 애플페논 (Applephenon)	체지방 감소에 도움을 줄 수 있음	600mg/일	(주)비티씨	
2020-10	베타글루칸분말	면역기능 증진에 도움을 줄 수 있음	412mg/일	네이처런스(주)	
2020-11	해국추출물	체지방 감소에 도움을 줄 수 있음	700mg/일	(주)뉴트리	
2020-12	발효우슬 등 복합물	관절 건강에 도움을 줄 수 있음	1g/일	현대바이오랜드(주)	

2020-13	갈락토올리고당 분말 (Bimuno GOS Powder)	장내 유익균 증식에 도움을 줄 수 있음	5.5g/일	(주)비티씨	
2020-14	미숙여주주정추출분말	식후 혈당 상승 억제에 도움을 줄 수 있음	2.4g/일	콜마비앤에이치(주)	
2020-15	밀 추출물(Ceratiq)	피부 보습에 도움을 줄 수 있음	350mg/일	(주)노바렉스	
2021-1	식크단백질 산가수분해물 (Sil-Q1)	면역기능 증진에 도움을 줄 수 있음	7.5g/일	월드웨이(주)	
2021-2	복분자 추출물(RE-20)	혈중 콜레스테롤 개선에 도움을 줄 수 있음	600mg/일	(주)비엔텍	
2021-3	사군자추출분말	전립선 건강의 유지에 도움을 줄 수 있음	1~2g/일	(주)휴온스푸디언스	
2021-4	발효율피추출분말	체지방 감소에 도움을 줄 수 있음	1g/일	(주)현대바이오랜드	
2021-5	B. breve IDCC 4401(BBR4401) 열처리배양건조물	혈중 콜레스테롤 개선에 도움을 줄 수 있음	20~200mg/일	일동제약(주) 안성공장	
2021-6	풋사과추출물 애플페논 (Applephenon)	체지방 감소에 도움을 줄 수 있음	600mg/일	콜마비앤에이치(주)	
2021-7	모로오렌지추출분말 (Morosil)	체지방 감소에 도움을 줄 수 있음	400mg/일	(주)비엘헬스케어	
2021-8	갈락토올리고당 분말 (네오고스-P70)	자외선에 의한 피부손상으로부터 피부 건강 유지에 도움을 줄 수 있음	2g/일	(주)네오크레마	
2021-9	보스웰리아추출물 등 복합물(Flexir)	관절 및 연골건강에 도움을 줄 수 있음	200~400mg/일	(주)뉴온	
2021-10	인삼	간 건강에 도움을 줄 수 있음	2.4g/일	(재)금산인삼약초산업진흥원	
2021-11	들깨쇠비름 혼합추출물	면역기능 증진에 도움을 줄 수 있음	1,080mg/일	(주)산에들	
2021-12	구절초추출물	관절 및 연골건강에 도움을 줄 수 있음	250mg/일	(주)녹십자웰빙	
2021-13	쑥부쟁이 추출분말	면역과민반응에 의한 코 상태 개선에 도움을 줄 수 있음	2g/일	주식회사 휴럼	
2021-14	참깨박추출물	기억력 개선에 도움을 줄 수 있음	1.5g/일	극동에치팜 주식회사 2공장	
2021-15	뽕나무가지주정 추출분말	혈당 조절에 도움을 줄 수 있음	2g/일	(주)이비채	
2021-16	꾸지뽕잎추출물	위 불편감 개선에 도움을 줄 수 있음	100mg/일	주식회사 에치와이	

2021-17	루바브뿌리추출물 (ERr731)	갱년기 여성의 건강에 도움을 줄 수 있음	4mg/일	콜마비앤에이치(주)	
2021-18	로즈마리추출물 등 복합물	자외선에 의한 피부손상으로부터 피부 건강 유지에 도움을 줄 수 있음	225mg/일	대한켐텍(주)	
2021-19	개똥쑥추출분말	간 건강에 도움을 줄 수 있음	686mg/일	(주)성균바이오텍	
2021-20	개똥쑥추출분말	간 건강에 도움을 줄 수 있음	686mg/일	(주)지앤피바이오사이언스	
2021-21	루테인지아잔틴 추출복합물	노화로 인해 감소될 수 있는 황반색소밀도를 유지하여 눈 건강에 도움을 줄 수 있음	12mg/일	(주)디에스엠 뉴트리션코리아	
2021-22	굴가수분해물	자외선에 의한 피부손상으로부터 피부 건강 유지에 도움을 줄 수 있음	1.0g/일	경상국립대학교 산학협력단	
2021-23	Lactobacillus plantarum Q180	식후 혈중 중성지방 개선에 도움을 줄 수 있음	4×10^9 CFU/일	(주)종근당바이오	
2021-24	병풀추출분말	노화로 인해 감소될 수 있는 황반색소밀도를 유지하여 눈 건강에 도움을 줄 수 있음	300mg/일	주식회사 제넨셀	
2022-1	들쭉열매 추출분말	자외선에 의한 피부손상으로부터 피부 건강 유지에 도움을 줄 수 있음	980mg/일	CH Labs	
2022-2	타히보 추출물 (Tabetri®)	관절 및 연골건강에 도움을 줄 수 있음	600mg/일	코스맥스엔비티(주)	
2022-3	천심련추출물 (ParActin)	관절 및 연골건강에 도움을 줄 수 있음	300mg/일	(주)비엘헬스케어	
2022-4	황국(Aspergilus 발효물 MK01)	혈중 콜레스테롤 개선에 도움을 줄 수 있음	700mg/일	대상(주)	
2022-5	저분자콜라겐 펩타이드SH	피부 보습에 도움을 줄 수 있음	2g/일	(주)서흥	
2022-6	저분자콜라겐 펩타이드GT	피부 보습에 도움을 줄 수 있음	2g/일	(주)젤텍	
2022-7	사삼추출물	체지방 감소에 도움을 줄 수 있음	750mg/일	(주)동일팜텍	
2022-8	발아발효콩추출물	갱년기 여성의 건강에 도움을 줄 수 있음	1g/일	(주)휴바이오	
2022-9	블랙라즈베리 추출물	혈압 조절에 도움을 줄 수 있음	2,500mg/일	한국식품산업 클러스터진흥원	
2022-10	블랙라즈베리 추출물	혈압 조절에 도움을 줄 수 있음	2,500mg/일	(재)베리앤바이오 식품연구소	

번호	원료명	기능성 내용	섭취량	업체명
2022-11	섬쑥부쟁이 추출분말	노화로 저하된 인지능력 개선에 도움을 줄 수 있음	960mg/일	고려은단(주)
2022-12	가자추출물 (AyuFlex)	관절 및 연골건강에 도움을 줄 수 있음	500mg/일	(주)뉴온
2022-13	레몬버베나 추출물 등 복합물	체지방 감소에 도움을 줄 수 있음	500mg/일	(주)노바웰스
2022-14	유산균복합물 (AB-LIFE)	혈중 콜레스테롤 개선에 도움을 줄 수 있음	1.2×10^9 CFU/일	(주)서흥
2022-15	유산균복합물 (AB-LIFE)	혈중 콜레스테롤 개선에 도움을 줄 수 있음	1.2×10^9 CFU/일	(주)사노피아벤티스코리아
2022-16	Bacillus coagulans Unique IS-2 프로바이오틱스	배변활동 원활에 도움을 줄 수 있음	2xCFU/일	(주)뉴트리원
2022-17	보스웰리아추출물 (Serratrin)	관절 및 연골건강에 도움을 줄 수 있음	400mg/일	(주)바이오벤
2022-18	감잎주정추출분말	건조한 눈을 개선하여 눈 건강에 도움을 줄 수 있음	600mg/일	환인제약(주)
2022-19	L-글루탐산발효 가바분말	수면의 질 개선에 도움을 줄 수 있음	375mg/일	(주)아모레퍼시픽
2022-20	Weissella cibaria JW15 프로바이오틱스	면역 기능 증진에 도움을 줄 수 있음	1×10^{10} CFU/일	국립농업과학원
2022-21	Lactobacillus plantarum HAC01 프로바이오틱스	식후 혈당 상승 억제에 도움을 줄 수 있음	4×10^9 CFU/일	(주)에이투젠
2022-22	레몬밤민들레 추출복합물(LD100)	간 건강에 도움을 줄 수 있음	500mg/일	(유)파이토뉴티리메디
2022-23	레몬밤민들레 추출복합물(LD100)	간 건강에 도움을 줄 수 있음	500mg/일	(주)한국씨엔에스팜
2022-24	증숙생강추출분말 (GGE03)	위 점막을 보호하여 위 건강에 도움을 줄 수 있음	480mg/일	(주)에스디생명공학
2022-25	전호잎추출물	관절 건강에 도움을 줄 수 있음	500mg/일	(주)네츄럴큐어
2022-26	산수유추출물등복합물	체지방 감소에 도움을 줄 수 있음	1,600mg/일	(주)나인비
2022-27	아쉬아간다 추출물 (Shoden®)	수면건강에 도움을 줄 수 있음	120mg/일	코스맥스엔에스(주)
2022-28	루바브뿌리추출물	갱년기 여성 건강에 도움을 줄 수 있음	4mg/일	(주)오나트라
2022-29	루테인지아잔틴 추출복합물	노화로 인해 감소될 수 있는 황반색소밀도를 유지하여 눈 건강에 도움을 줄 수 있음	12mg/일	안국건강 주식회사

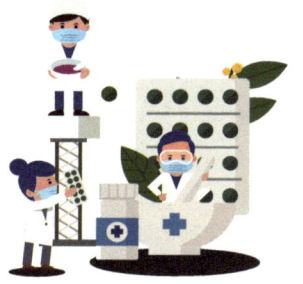